Bertram von der Stein
Ältere Menschen in der Psychotherapie

Therapie & Beratung

Bertram von der Stein

Ältere Menschen in der Psychotherapie

Chancen, Tabus und Fallstricke

Psychosozial-Verlag

Bibliografische Information der Deutschen Nationalbibliothek
Die Deutsche Nationalbibliothek verzeichnet diese Publikation
in der Deutschen Nationalbibliografie; detaillierte bibliografische Daten
sind im Internet über http://dnb.d-nb.de abrufbar.

Originalausgabe

info@psychosozial-verlag.de
www.psychosozial-verlag.de

Umschlaggestaltung und Innenlayout nach Entwürfen von Hanspeter Ludwig, Wetzlar
ISBN 978-3-8379-3216-4 (Print)
ISBN 978-3-8379-7944-2 (E-Book-PDF)

Meiner Frau Gabi und meiner Mutter Irma

Für gute Anregungen möchte ich mich bei
Eike Hinze, Johannes Kipp †, Reinhard Lindner,
Meinolf Peters, Hartmut Radebold †, Astrid Riehl-Emde,
Christiane Schrader und Werner Vogel
bedanken.

Inhalt

Einleitung 9

Das Alter und die Psychotherapie 13
Zur Geschichte der Alterspsychotherapie 13
Altersbilder und Altersstereotype 16
Die Rolle der Therapeuten
in der unbewussten Beziehungsdynamik 19
Psychohistorische Kompetenz 34
Lebensphasen im Alter 45

Krankheitsbilder und häufig auftretende Symptome 69
Körperliche Erkrankungen und deren Folgen 69
Psychosomatische Störungen: Der Körper als Kompass 72
Depressive Störungen 84
Zwänge 90
Angststörungen 93
Persönlichkeitsstörungen 99
Sucht 105
Traumata 112
Psychosen 122
Dementive Entwicklungen 129

Grenzsituationen, Tabus und Unbehagen 135
Sexualität im Alter 135
Suizidalität im Alter 143
Tod und würdevolles Sterben:
Spiritualität und Religion als therapeutische Hilfe? 151
Scheitern in der Therapie
und häufige Behandlungsfehler mit Älteren 162

Psychodynamische Psychotherapie im Alter 179
Psychoanalyse und verwandte Verfahren 179
Analytische Gruppenpsychotherapie mit Älteren 181
Neuere Behandlungskonzepte 186

Schlussbemerkung und Ausblick 199

Literatur 205

Einleitung

Warum dieses Buch?

Altern, ein zeitabhängiger biologischer Vorgang aller höheren Organismen, führt zu Veränderung lebendiger Systeme über Funktionsverluste von Zellen, Geweben und Organen schließlich zum Tod. Warum Organismen altern, ist bis heute ungeklärt. Mit dem biologischen Altern rücken Leistungsverluste, Krankheiten und Gebrechen ins Bewusstsein und werden zum Gegenstand persönlicher Sorgen um die eigene Gesundheit. Spätestens im Lebensabschnitt zwischen mittlerem Lebensalter und Tod wird jeder mit der Endlichkeit konfrontiert. Der Körper ist dabei Indikator der Zeitlichkeit (Heuft, 1997). Gleichwohl eröffnen sich auch neue Perspektiven. Mit steigender Lebenserwartung sind Alter und Altern immer mehr zum öffentlichen Thema geworden. Viele Sendungen und Publikationen, wie *Das Methusalem-Komplott* von Schirrmacher (1994) *Die Spätzünder* (2013) mit bekannten Darstellern, die im hohen Alter einen Aufstand im Altenheim anzetteln und eine erfolgreiche Band gründen, machen das Thema populär. Die gewachsenen Chancen des Alters und die Aufbruchstimmung für die Jüngeren (zwischen 60 und 75 Jahre alt) bestimmen ebenso die öffentliche Gefühlslage wie die Angst vor Demenz und Pflegebedürftigkeit.

Die Psychoanalyse, eine Forschungsmethode, eine Entwicklungstheorie und eine Behandlungsmethode unbewusster Prozesse in biopsychosozialen Kontexten, erscheint zu Unrecht als anachronistisch und wenig praxisrelevant. Relativ spät, seit den 80er Jahren des vorigen Jahrhunderts, hat sie sich im größeren Umfang mit dem Alter beschäftigt. Die Wichtigkeit der Auseinandersetzung mit Aufgaben früherer Lebensabschnitte und psychohistorischen Einflussfaktoren für seelische Störungen im Alter wird von der Psychoanalyse (Egle et al., 1991; Franz et al., 1995; 1999; Kruse, 2005; Lehr, 1980; Radebold, 2001; Radebold & Schweizer, 2001; Schepank, 1987; Tress, 1986; Thomae, 1996; 1998) betont.

Die meisten Menschen überblicken maximal vier Generationen. In Bezug auf das Alter hat sich die Einteilung in drittes (60 bis 75 Jahre) und viertes Lebensalter (75 Jahre und älter) bzw. in junge Alte und Hochbetagte durchgesetzt. Viele Menschen sind heute schon im Alter angekommen, wenn die Eltern sterben.

Psychotherapie im Alter umfasst die Bewältigung und Verarbeitung des normalen körperlichen Alterungsprozesses, sie beschäftigt sich mit psychischen Störungen und Persönlichkeitsstörungen im Alter, mit Somatisierungsstörungen, mit den Folgen von Traumatisierungen und deren oft später Aufarbeitung, mit den Auswirkungen körperlicher Erkrankungen auf die Psyche und reflektiert Anpassungsprozesse im Zusammenhang mit im Alter auftretenden Verlusten oder Gewinnen. Gerade deswegen sollte der Entwicklungsaspekt dieser Lebensphase im Vordergrund stehen.

Trotz vieler Publikationen über psychodynamische Behandlungen Älterer ist das praktische Potenzial psychoanalytischen Denkens vielen professionellen Helfern[1] wenig bekannt. Dieses Buch versucht einen Brückenschlag zwischen Theorie und Alltagspraxis für psychosoziale Berufe. Triebtheorie, Ich-Psychologie, Objektbeziehungstheorie, Selbstpsychologie, Bindungstheorie und Mentalisierungskonzepte geben Impulse für die Alltagspraxis psychodynamischer Behandlungen Älterer. Dies erscheint mir über Kasuistiken am anschaulichsten zu verdeutlichen. Deshalb habe ich überarbeitete Beschreibungen von Patienten aus eigener Erfahrung in Klinik, Praxis und aus Supervisionen ausgewählt. Hierbei sei bemerkt, dass sich die Fälle weitestgehend aus Patienten einer psychoanalytisch-psychotherapeutischen Praxis rekrutieren. Die Praxis am Stadtrand von Köln, in mittlerer Wohnlage in einem dörflich-städtischen Übergangsbereich gelegen, ist somit Spiegel eines Mikrokosmos, in dem sich gesellschaftliche Tendenzen, Zeitkrankheiten und soziale Probleme wiederfinden. Im Einzugsbereich finden sich verschiedene soziologische Gruppen wieder: einheimische ländliche Bevölkerung, die hier seit Generationen lebt, Nachkommen von Kleinbauern, Rheinfischern und Handwerkern; ehemalige Flüchtlinge aus den deutschen Ostgebieten, die nach dem Zweiten Weltkrieg die einheitlich rheinisch-katholische Gesellschaft auflockerten; sogenannte ehemalige Gastarbeiter – zumeist aus der Türkei, Italien, dem

1 Für eine vereinfachte Lesbarkeit wird in diesem Buch bei Personenbezeichnungen die männliche Form verwendet, wobei Personen anderen Geschlechts selbstverständlich mitgemeint sind.

ehemaligen Jugoslawien und Spanien; sogenannte Spätaussiedler, hauptsächlich aus Oberschlesien und sogenannte Russlanddeutsche, die ab Anfang der 1970er Jahre kamen, sogenannte jüdische Kontingentflüchtlinge, die zumeist um die Jahrtausendwende in größerer Zahl aus den Ländern der ehemaligen Sowjetunion kamen, und schließlich eine hohe Anzahl Geflüchteter aus Syrien und Nachbarländern sowie jetzt neuerdings aus der Ukraine.[2] Unter ihnen sind immer auch Ältere. Die Patienten und ihre oft transgenrational verwickelten Vorgeschichten muss man nicht suchen, sie kommen automatisch. So gesehen muss der ambulante Psychotherapeut nur ein großes Fischernetz auswerfen. Diversität in der multikulturellen Gesellschaft findet sich deshalb auch in Bezug auf ältere Menschen in einer Stadtrandpraxis, die ebenso in München, Hamburg oder Berlin liegen könnte. Aufgrund der Mehrdimensionalität der Störungen, die immer auch einen biopsychosozialen Hintergrund haben, sind die Fallvignetten auch als Einstieg für Angehörige benachbarter psychosozialer Berufe gedacht. Sozialarbeiter, Krankenpfleger, Psychologen, Lehrer, Polizisten und Vertreter verwandter Berufsgruppen haben es je nach Setting und Situation in abgewandelter Form mit gleichen psychodynamischen Mechanismen zu tun. Übertragung, Gegenübertragung, Regression und Wiederholungszwang sind nicht an die psychotherapeutische Praxis gebunden. Deshalb ist vieles, was in diesen Kasuistiken beschrieben wird, übertragbar. Das große Potenzial all dieser Berufe gerade zur Unterstützung Älterer ist keineswegs ausgeschöpft. Freud (1926e) hatte schon früh den Wert der Laienanalyse und der angewandten Psychoanalyse in breiten Lebensbereichen erkannt. So ist dieses Buch auch als Brückenschlag und Einladung zu verstehen miteinander ins Gespräch zu kommen über viele Facetten der Psychotherapie im Alter, bei der Nachholbedarf für Vernetzung (Rauchfleisch, 1999) vorhanden ist.

Die Anonymität der Patienten wurde durch Änderung von Details wie Alter, Berufstätigkeit und Ort gewahrt. Angelehnt an Freuds Falldarstellungen hat jeder Fall eine eigene Überschrift. Jeder Darstellung folgt eine kurze Diskussion über Psychodynamik und konkrete Behandlungsperspektiven. Eine gewisse Ambiguität und Skepsis des Lesers ist unvermeidlich, unterschiedliche Auffassungen wurden ohnehin bei der Diskussion mit Kollegen deutlich. Für einige Fälle liegen katamnestische Daten vor.

2 Die Formulierung »sogenannte« bezieht sich darauf, dass all diese Gruppenbezeichnungen schnell einen diskriminierenden Unterton bekommen haben.

Es wäre erfreulich, wenn in einer Zeit, in der eine kritische Haltung gegenüber Psychoanalyse dominiert, gerade durch ihre praktische Anwendung in der Behandlung Älterer ihr Wert neu entdeckt würde. Dieses Buch ist keine systematische Übersicht über Psychotherapie im Alter, sondern eher die Summe langjähriger Erfahrungen in Klinik und Praxis. Dementsprechend wird unter Berücksichtigung subjektiver Einengungen kein Anspruch auf Vollständigkeit erhoben, dennoch aber eine anregende Brücke zur Theorie geschlagen. Die Fallbeispiele in diesem Buch stammen aus meiner Praxiserfahrung: Sie basieren darauf, welche konkreten Patienten einem Therapeuten in einer über 35-jährigen Tätigkeit begegnet sind. Es ist unmöglich, alles, was es gibt, tatsächlich erlebt zu haben. Deshalb äußert sich der Autor nicht zu Themen oder Konstellationen, die er nicht persönlich erlebt hat.

Das Alter und die Psychotherapie

Zur Geschichte der Alterspsychotherapie

Bis ca. 1980 war, gemäß Aussagen Freuds (1904a), gängige Meinung, dass für Menschen ab dem fünften Dezennium eine Kontraindikation für eine Psychoanalyse bestehe. Aufgrund eines anderen Aufbaus der Bevölkerung war die Gruppe der Alten nicht so präsent wie heute. Die von Freud behandelten älteren Patienten waren meist zwischen 40 und 50 Jahre alt und galten bei kürzerer Lebenserwartung und der Chronizität der Symptomatik als unbehandelbar. Sehr wenige wurden 70 Jahre und älter. Im Briefwechsel mit Max Schur berichtete er, dass er selbst unter Ängsten vor dem Alter litt, bezeichnete sich bereits mit 45 bis 50 Jahren als alt und hatte Angst vor dem Siechtum (Schur, 1973, S. 310). Seine Haltung und das Interesse der Gründungsgeneration der Psychoanalyse an Kindheit und Jugend mögen auch zur späten Beschäftigung der Psychoanalyse mit dem Alter beigetragen haben. Zudem hielt man die psychosexuelle Entwicklung mit Erreichen des Erwachsenenalters für abgeschlossen.

Dennoch hat sich Freud immer wieder mit den Altersthemen beschäftigt: In seiner Selbstanalyse 1897 begann er, Todeserwartungen auf persönliche Ambivalenzkonflikte und auf Schicksalsdaten nahestehender Personen zu beziehen. Mit 59 Jahren stellte er in »Zeitgemäßes über Krieg und Tod« (1915b) fest, dass der Einzelne unbewusst an seine Unsterblichkeit glaube, während er später über Vergänglichkeit (1916a) und in *Jenseits des Lustprinzips* (1920g) über Synergie und Antagonismus von Eros und Thanatos schrieb.

Wenige psychoanalytische Autoren (Abraham, 1919; Ferenczi, 1939 [1921/1922]; Kaufmann, 1937; Deutsch, 1945; Gitelson, 1948; Erikson, 1950; Grotjahn, 1955; Goldfarb, 1956; Gillespie, 1963; Levin, 1963) beschäftigten sich mit Älteren – dann meistens im Kontext schwerer Pathologien. Ein sehr hellsichtiger Artikel von Bibring (1969) blieb weitgehend unbeachtet. Das Treppenbild der psychosozialen Krisen nach Erikson (1982; 1973) sieht für das Alter die polare Entwicklung zwischen Integrität versus Verzweiflung und Hochmut versus Weisheit vor. Damit beschreibt er eine potenzielle Aufwärtsentwicklung im Alter – ein Fortschritt gegenüber traditionellen Halbkreismodellen, die ab dem 50. Lebensjahr von einer absteigenden Lebenskurve ausgehen. Anders als Erikson bleibt Lidz (1974 [1968]) jedoch dem Regressions- und Halbkreismodell verhaftet. Er beschreibt eine Umkehrung der entscheidenden Entwicklungsprozesse (ebd., S. 657) und begründet diese mit dem Nachlassen der Impulse aus dem Es. Vor diesem Hintergrund sei bemerkt, dass an Triebtheorien orientierte Entwicklungsmodelle unweigerlich in Halbreis- und Involutionsvorstellungen vom Alter enden. Das von Lidz formulierte Involutionsmodell wird ergänzt durch ein Nachlassen der Ich-Funktionen infolge seniler Hirninvolution. Hier unterstützt er die bis heute geltenden Vorurteile, die Alter mit Demenz gleichsetzten.

Andererseits kann ein unklarer Weisheitsbegriff des Erikson'schen Modells zur Idealisierung des Alters führen. Dies kann ein unbewusster Versuch sein, tabuisierend mit Selbstwertkrisen im Alter umzugehen (Wolf, 1996), wozu auch das fragwürdige Idealbild des kontemplativen, trieb- und konfliktfreien weisen Alten (Radebold, 1994) gehört.

Im deutschen Sprachraum beschäftigte man sich nach Krieg und Nationalsozialismus im Nachklang des Booms der Psychoanalyse nach 1970 mit der Psychotherapie im Alter – eine Entwicklung, die Radebold als »mühseligen Aufbruch« bezeichnete. Er hatte in den 1980er Jahren über Psychoanalysen mit Älteren berichtet und lenkte somit das Interesse auf Ältere. Es galt, neben traditionellen Widerstandsreflexen in der Psychoanalyse auch allgemeine Widerstände zu überwinden: So konfrontieren ältere Patienten Therapeuten mit abgewehrten eigenen Ängsten vor Alter und Tod. Die umgekehrte Übertragungssituation erinnert viele an Konflikte mit den eigenen Eltern. Deshalb gibt es auch heute viele Abwehrreaktionen wie Nichtannahme, unreflektierte Pharmakotherapie oder die Verschiebung auf karitative Angebote. Ferner scheitern immer noch viele von anderen Personen geschickte ältere Patienten an dem Postulat, dass für eine Psychoanalyse und Psychotherapie nur eine von Einsicht und Leidensdruck eindeutig reflektierte Behandlungsmotivation tragfähig sei. Auch gibt es Widerstände vonseiten der Älteren: Nur ein geringer Anteil der Kriegskinder ist für eine psychoanalytische Behandlung motiviert, zumal noch immer viele zur sprachlosen Generation derer gehören, die im Sinne einer nationalsozialistisch beeinflussten Erziehung keine Gefühle zulassen durften. Bei den Älteren späterer Jahrgänge um 1940 und 1950 sowie schließlich bei denen der Babyboomer-Generation zeigt sich auch in Zukunft noch der Aspekt der transgenerationellen Weitergabe.

1996 erschien erstmals das *Lehrbuch für Gerontopsychosomatik und Alterspsychotherapie*. Mittlerweile ist von psychoanalytischen Autoren einiges zum Thema erschienen (Bechtler, 2000; Hinze, 1996; Hirsch & Hespos, 2000; Kipp & Jüngling, 2000; Kruse, 1997; Radebold, 1997; Wenglein, 1997). Inzwischen gibt es Standardwerke zur Gruppentherapie (Bechtler, 2000), zur Suizidalität im Alter (Teising, 1992) und über stationäre Psychotherapie im Alter (Bäuerle et al., 2000). Ausbildungsmöglichkeiten gibt es nur auf entsprechenden Arbeitstagungen in Bonn seit 1988, in Kassel seit 1988, in Münster seit 1996 und in Münsterlingen in der Schweiz seit 1999. An drei Universitäten finden entsprechende Forschungen statt.

Mittlerweile hat sich durchgesetzt, bei der ca. 30 bis 40 Jahre umfassende Lebensphase des Alters (60. bis 90. Lebensjahr) zwischen drittem und vierten Lebensalter, das heißt zwischen frühem Alter (60 bis 75) und spätem Alter (ab 75 Jahren) zu unterscheiden. Dabei sollten auch jene Patienten in sehr hohem Alter und Behinderte nicht vergessen werden, die auf eine aufsuchende Behandlung angewiesen sind (Lindner, 2014). In diesem Kontext gilt es auch, traditionelle Abstinenz- und Neutralitätskonzepte zu hinterfragen.

Der Weg von der Identifizierung über die Nachahmung zur Einfühlung in das Seelenleben anderer wurde von Freud (1910k, S. 121) aufgezeigt. Zur Empathie haben dann selbstpsychologische Autoren (Kohut, 1977; Schwaber, 1981; Lichtenberg et al., 1992) Anmerkungen gemacht. Körner (1998) hob sozial erlernbare Kompetenzen wie die der Perspektivenübernahme und die Fähigkeit, den Kontext sozialer Situationen zu verstehen, hervor. Konzepte wie das szenische Verstehen (Lorenzer, 1970), das der Body-Empathie (Spitz, 1965; Benedetti, 1983), der emotionalen Einsicht und der therapeutischen Ich-Spaltung nach Sterba (1934) stehen als traditionelle Modelle den Mentalisierungskonzepten nahe und heben die Fähigkeit, sich und andere als Wesen mit geistig-seelischen Zuständen zu betrachten (Gergely, 2002), hervor. Mentalisierungsfähigkeit bedeutet konkret, dass neben dem unmittelbaren Erleben eine zweite Spur mitlaufe, die den Umgang mit dem Erleben vertieft reflektiert. Dieser habituell gewordene Stil des Nachdenkens über sich selbst und andere, der Parallelität von Erleben und selbstbeobachteter Verarbeitung des Erlebens lässt sich konkret auf den psychotherapeutischen Umgang mit alten Menschen übertragen.

Viele Autoren stellen die Heterogenität von Altersformen (Baltes & Baltes, 1994; Lehr, 2000; Thomä, 1987a; 1987b) in den Vordergrund. Gerontologische Längsschnittstudien belegten, dass individuelle Unterschiede mit dem Alter nicht abnehmen, und erwähnen Einflüsse von Sozialschicht, Schulbildung und Berufstätigkeit. Nach Ansätzen auf der Grundlage von Idealtypenbildung werden Lebensläufe als Bündel paralleler Verlaufsoptionen innerhalb eines Biografiemusters gesehen, die individuell variieren können. Die Bedeutung der Konfliktbewältigung in früheren Lebensabschnitten und von Persönlichkeitsfaktoren für die Bewältigung altersspezifischer Aufgaben wird hervorgehoben (Lehr, 1980; Thomae, 1996; Kruse, 2005), wobei reale Altersveränderungen Berücksichtigung finden. Nach Thomae (1998) ist der Begriff der »Kompetenz« als Ordnungsprinzip für Altersformen anwendbar. Hierbei wird zwischen kognitiver, motorischer, sozialer und emotionaler Kompetenz unterschieden. Psychotherapeuten sind für die Diversität, für die Gleichzeitigkeit des Ungleichzeitigen im Alter zu sensibilisieren. Das Alter ist kein monolithischer Block.

Im Mikrokosmos psychotherapeutischer Kliniken und Praxen zeigt sich diese Heterogenität: Viele unterschiedliche ethnische und soziologische Herkunftsmilieus, Bildungs- und Berufswege sowie differenzielle Partnerschaftsentwicklungen prägen das Spektrum älter Patienten. Die Psychoanalyse betont den individuellen narrativen Zusammenhang des eigenen Lebens und hält Lebensgeschichte für eine rückwärtsgewandte Konstruktion des Bewusstseins, die differenziert gewürdigt werden sollte. Somit ist es für Alterstherapeuten zentral, eine Kompetenz in psychohistorischer Empathie zu entwickeln. Neuere Entwicklungen der Psychotherapie im Alter haben Mentalisierungstheorien theoretisch integriert und in Ergänzung und Überlappung mit älteren Strukturmodellen (Riemann, 1961; König, 1995, S. 201) die Theorie sekundärer, im Laufe des Alters erworbener Strukturdefizite (Peters, 2021) entwickelt. Der zunehmenden Gebrechlichkeit im vierten Lebensalter ist auch das Konzept der aufsuchenden Psychotherapie (Lindner, 2014) verpflichtet.

Altersbilder und Altersstereotype

Entwicklungspsychologisch und biologisch gibt es keinen Stichtag, mit dem das Alter beginnt. Alter ist auch eine gesellschaftliche Kategorie, sind doch die meisten gezwungen, mit dem Eintritt ins Rentenalter ihre Berufsrollen aufzugeben. Beim Altern liegt ein natürlicher Prozess vor, der individuell sehr unterschiedlich verläuft und bei dem die körperliche Leistungsfähigkeit und Anpassungsfähigkeit gegebenenfalls nur allmählich abnehmen. Durch eine adäquate Lebensführung können sie länger erhalten bleiben und im seelisch-geistigen Bereich kann im höheren Lebensalter sogar ein Zuwachs an Kompetenz erfolgen. Somit werden Grobkategorisierungen über das Alter zunehmend obsolet, obgleich sie immer noch großen Einfluss haben. Altersbilder sind geprägt von soziokulturellen Einflüssen.

Auf der einen Seite wird Alter immer noch mit Erstarrung, Konservativismus und Rigidität gleichgesetzt; andererseits gibt es ebenso undifferenzierte idealisierende Stereotype. Stereotype sind einseitige, negativ oder positiv akzentuierte Grundeinstellungen, die starr und vergröbert unzulässige Verallgemeinerungen beinhalten. Oft wird dabei der sogenannte »gesunde Menschenverstand« bemüht.

Individuelle Altersbilder sind dabei auch abhängig von oft zwiespältigen persönlichen Erfahrungen mit den eigenen Eltern und Großeltern. Hinzu kommt, dass zwar das eigene Älterwerden akzeptiert wird, aber selten das eigene Alter. So werden bis ins vierte Lebensalter meist die noch Älteren als die wirklich Alten betrachtet.

Nach Baltes (2004) und Kruse (Kruse et al., 2003) wird in Deutschland im Vergleich zu anderen Ländern die durchschnittliche Gesundheit älterer Menschen als schlechter empfunden, was mit stärkeren Vorbehalten gegenüber dem Alter und mit dem Fehlen eines kulturellen Entwurfes für das Alter zusammenhänge. Für Psychoanalyse und Psychotherapie bedeutet dies, dass eine Beschäftigung mit gesellschaftlich verankerten Altersbildern und deren Einfluss auf das Selbstkonzept der Patientenbeschäftigen nötig ist. Kessler (2012) stellte heraus, dass in der Gesellschaft noch immer pejorative Altersbilder überwiegen.

Konträr zu abwertenden Altersbildern existieren auch tief verwurzelte Klischees von Eigenschaften wie Weisheit, Würde und Gelassenheit. Das Bild des alten Weisen ist eine Schablone, in dem das kollektive Unbewusste sich seine Altershelden sucht. Nach Maerker (2002) erleichtert Lebenserfahrung die psychotherapeutische Behandlung bei Älteren. Gleichwohl hat die Weisheitsforschung gezeigt (Baltes & Staudinger, 2000), dass die Urteilsfähigkeit in schwierigen Lebensfragen mit höherem Lebensalter nicht ansteigt und meist mit Erreichen des vierten Lebensalters abfällt. Längeres Leben ist kein Garant für größere Weisheit.

Eng verbunden mit dem Klischee vom alten Weisen sind bisher traditionell kirchlich-religiöse Vorstellungen vom Alter. Hiernach hat sich der alte Mensch, fernab jeglicher Triebregung, aufgrund seiner größeren zeitlichen Nähe zum Tod mit religiösen Themen kontemplativ zu beschäftigen, wobei der Tod im christlichen Sinne das Eingangstor zum ewigen Leben sei, dessen Unvermeidlichkeit man demütig annehmen müsse: Wer über Verluste im Alter klagt und den Tod nicht annimmt, sei nicht weise; wer nicht sterben kann, könne nicht leben. Wegner (2013) stellt fest, dass nach wie vor mit zunehmendem Alter das kirchliche und religiöse Interesse steigt, auch wenn dies angesichts der mobileren und gesünderen Lebenssituation der neuen jungen Alten immer später erfolgt. Es gebe einen Paradigmenwechsel in religiös akzentuierten Altersbildern, sodass das Alter mehr als Gestaltungsaufgabe gesehen werde. Es sei eine Lebensphase, in der keine neuen Wesensmerkmale hinzuträten, vielmehr komme es zu einer »Radikalisierung der geschöpflichen Grundsituation vor Gott« (Mulia, 2011, S. 339).

Kruse und Schmitt (2005) haben Kategorien ermittelt, mit denen in unserer Gesellschaft »Alter« gewöhnlich charakterisiert wird: Dabei stehen Gewinne und Chancen, sich auch im Alter weiterzuentwickeln, Verlusten und Risiken wie Krankheiten und sozialen Einbußen gegenüber.

Eine etwas andere Kategorisierung haben Hummert et al. (1994) aus dem amerikanischen Raum vorgenommen, die bedingt auf Verhältnisse in Deutschland übertragbar ist. Sie beschreiben sieben Prototypen alter Menschen: »perfect grandparent« (familienorientiert, fürsorglich, vertrauenswürdig), »golden ager« (zukunftsorientiert, unabhängig, gut informiert, kreativ, gesundheitsbewusst, erfolgreich), »John Wayne conservative« (hart, patriotisch, religiös, nostalgisch), »severly impaired« (inkompetent, senil, krank, arm), »shrew/curmudgeon« (unflexibel, verbittert, selbstbezogen, fordernd, verstockt), »despondent« (ängstlich, depressiv, einsam, hypochondrisch), »recluse« (zaghaft, frustriert, besorgt).

Der Strukturwandel der Bevölkerung mit ansteigender Anzahl alter Menschen hat Einfluss auf das individuelle Erleben des Alters. Die gesellschaftlichen Anforderungen nehmen durch die Zunahme alter Menschen im Sinne einer neuen Generationengerechtigkeit zu. Trotz negativer Sichtweisen, zum Beispiel die Wahrnehmung Älterer als Belastung, wird das Alter nicht mehr wie in früheren Jahrzehnten hauptsächlich defizitorientiert betrachtet.

Über den Lebenslauf hinweg verankern sich stereotype Vorstellungen vom Alter. Sie wirken dann auch als innere Hemmnisse, sich im Alter Hilfe von Psychotherapie zu erhoffen, und fördern eine »selbstverschuldete« Passivität. Wenn Ältere Konflikte und Krankheitssymptome, die behandlungsbedürftig sind, als »Alterserscheinung« abtun, betreiben sie eine Selbststereotypisierung. Besonders deutlich wird dies an einer ironisierenden Betrachtung hochaltriger Menschen mit Paarkonflikten.

Kessler (2013) und Schmitt (2013) argumentieren, dass sich ein negatives Altersbild im Sinne einer sich selbst erfüllenden Prophezeiung auswirken kann, wenn Antriebsmangel und depressive Stimmung als Begleiterscheinung des Alters wahrgenommen werden. Stereotype Vorstellungen über das Alter von älteren Menschen selbst haben Folgen für die Selbstwahrnehmung.

Aber auch aufseiten der Psychotherapeuten sind Altersstereotype keine Seltenheit. Viele Therapeuten empfehlen älteren Menschen mit psychischen Symptomen seltener eine Psychotherapie (Bouman & Arcelus, 2001). In Psychoanalyse und Psychotherapie finden sich Altersstereotype wieder, die Übertragung und Gegenübertragung bestimmen. Die Dominanz negativer Altersbilder ist immer noch für erhebliche Defizite in Therapie und Forschung mitverantwortlich. Selbstreflexion der Therapeuten über sich wandelnde Vorstellungen im Laufe des eigenen Alternsprozesses ist unabdingbar; auch Psychoanalytiker haben Altersstereotype als kollektive Deutungsmuster verinnerlicht.

Die Rolle der Therapeuten in der unbewussten Beziehungsdynamik

Die bewusste Auseinandersetzung mit Altersklischees und Vorbehalten aufseiten der Behandler, wozu auch Ängste vor dem eigenen Alter gehören, ist notwendig. Je nach Fixierungsstelle können in der Beziehung zum Analytiker orale Versorgungswünsche, anale Machtkonflikte und ödipal-libidinöse Wünsche wiederbelebt werden. Die Übertragungsbeziehung der Patienten spiegelt Hoffnungen, Enttäuschungen und Wünsche wider, die die Beziehung zu wichtigen Personen in der Vergangenheit geprägt haben oder weiterhin prägen. Dazu gehören auch Tabubereiche wie erotisierende Beziehungen und die Übertragungsliebe, die das Inzesttabu tangieren. Die Kombination von jungen Therapeuten und älteren Patienten kann im Falle der erotisierten Übertragung und Übertragungsliebe Scham auf beiden Seiten sowie Fluchttendenzen auslösen.

Es spielt eine Rolle, wie Großeltern und Eltern erlebt wurden und wie man mit dem eigenen Alterungsprozess umgeht. Dieser setzt bekanntermaßen schon bei jungen Menschen ein. Heuft (1990) brachte Gefühle des Therapeuten mit dessen Geschichte mit Älteren zusammen und formierte das Konzept der Eigenübertragung, womit Konflikte des Behandlers berührt werden.

Die Therapeutenrolle ist, wenn man selbst älter wird, auch ein Weg durch eigene Lebensphasen. Die notwendigen Kompetenzen des Therapeuten umfassen vor allem Empathiefähigkeit, aber auch solide psychohistorische Kenntnisse und den reflektierten Umgang mit Gegenübertragung und umgekehrter Übertragung.

Lange Zeit setzte man Alter mit Involution gleich. Nach dieser Auffassung lösen sich Triebkonflikte einschließlich präödipaler Konflikte durch Nachlassen der Vitalkräfte automatisch auf. Welch eine Fehleinschätzung! Das Fortbestehen von Triebwünschen im Alter ist unabhängig vom körperlichen Zustand und beeinflusst Übertragung und Gegenübertragung: Der Therapeut kann in der Behandlung Älterer zum Objekt triebhafter Wünsche werden. In üblichen Psychotherapien ist der Therapeut meist gleich alt oder älter als die Patienten, was anfangs meist zu Tochter- oder Sohnesübertragungen bzw. zu Geschwisterübertragungen führen kann.

Umgekehrte Übertragung

Bei der Behandlung älterer Patienten durch jüngere Therapeuten wird der Therapeut zu Beginn der Behandlung oft wie ein Sohn oder eine Tochter wahrgenommen. Radebold (1973; 1992) bezeichnet dies als umgekehrte Übertragung. Komplementär kann es als Gegenübertragungsreaktion des Therapeuten zu Eltern- oder Großelternübertragungen kommen. Die Psychoanalyse hat zu einer beziehungsorientierten und aktiveren Haltung gefunden, die auch die Gegenübertragung berücksichtigt. Gerade die umgekehrte Gegenübertragung und Gegenübertragungsagieren können im regressiven Sog für destruktive Verwicklungen sorgen.

Die sadistische Großmutter

Eine Therapeutin verwickelte sich mit einer 80-jährigen sehr religiösen Patientin, die einen Suizidversuch unternommen hatte. In der Supervision stellte sich heraus, dass die Therapeutin ablehnend auf die Patientin reagierte, da diese sie an die eigene Großmutter erinnerte, die strenge bigotte Religiosität mit sadistischen Tendenzen verband und sie als Kind gezwungen hatte, kniend Gebete zu verrichten, bis ihr die Knie schmerzten.

Die ödipal anmutende Verstrickung mit Vätern und Müttern in Übertragung und Gegenübertragung ist selbstkritisch zu reflektieren. Dazu gehört, nicht via projektiver Identifikation ins Gegenübertragungsagieren zu verfallen. So ist wie im beschriebenen Fall das Gegenübertragungsagieren der Therapeutin in der Großmuttergegenübertragung nicht hilfreich.

Es gilt auch bei aggressiv entwertenden alten Männern nicht in rivalitätsgetöntes Gegenübertragungsagieren zu verfallen und via projektiver Identifikation als Sohn in der Übertragung Kraftmeiereien zu inszenieren oder die Rollenerwartung einer passiv-brav-versorgenden Tochter umzusetzen. Die Verführung, von Patienten als ideales Kind aufgewertet zu werden, ist groß und birgt die Gefahr, dass nach Idealisierung Enttäuschung und Entwertung zum Therapieabbruch führen.

Alte Menschen darf man nicht kritisieren

Eine junge Ärztin mit fünfjähriger Berufserfahrung ist mit einer älteren depressiv erscheinenden Ärztin als Privatpatientin konfrontiert. In der der Enkelübertragung korrespondierenden Gegenübertragung lässt sie sich von der älteren Kollegin, die sich mit der Patientenrolle nicht identifizieren kann, die Medikation vorschreiben und übersieht dabei die Suchtproblematik der Patientin. Erst in einem Gespräch mit dem Chefarzt wird deutlich, wie sehr sich die junge Ärztin – zum Nachteil der Patientin – in die infantile Position einer unreifen Enkelin manövriert hat. Eltern und Großeltern dürfe man nicht widersprechen.

Diese Idealisierungen werden jedoch im Verlauf der Therapie durch andere Übertragungen abgelöst. Die umgekehrte Übertragung erleichtert oder erschwert je nach Patient und therapeutischem Geschick die Etablierung einer tragfähigen und genügend guten therapeutischen Beziehung.

Oft wird in Lehrbüchern der Alterspsychotherapie die umgekehrte Übertragung in den Vordergrund gestellt. Hiermit scheint die Konstellation von jungem Therapeuten und altem Patienten die Standardsituation zu sein. Die Anpassungsbereitschaft von Jüngeren an die Bedürfnisse Älterer ist groß, allerdings nach Thimm (2000) dann zeitlich limitiert. Deshalb könnte es zur Bevorzugung von Kurztherapien kommen, bei denen in einem auf Harmonie bedachten oberflächlichen Kontaktmodus Konflikte eher vermieden werden – ein intergenerationelles Verhaltensmuster, das in vielen Familien praktiziert wird und von Peters (2019) in die Nähe des unsicher-vermeidenden Bindungsstils gerückt wird.

Aber stimmt das wirklich in den meisten Fällen und ist dies durchgängig der Fall? Hinze (1987) wies darauf hin, dass sich nach initialer umgekehrter Übertragung ein übliches Übertragungsmuster einstelle, bei dem Ältere im Sinne der Regression auch bei jüngeren Therapeuten in eine Elternübertragung geraten.

Andere Arbeitsrealitäten

Die Altersverleugnung von Therapeuten, insbesondere von niedergelassenen selbstständigen, kann zuweilen den Blick auf andere Arbeitsrealitäten verstellen. Sowohl die Mitglieder der Arbeitsgruppe »Psychoanalyse im Alter« als auch generell niedergelassene Therapeuten sind im Schnitt älter geworden, sodass ältere Patienten auch zunehmend von älteren Therapeuten behandelt werden. Hinzu kommt eine teilweise divergierende Tendenz der Arbeits- und Lebensbedingungen von Patienten und Therapeuten.

Radebold bezeichnete Psychoanalytiker als Vertreter eines aktiven Alters (2010, S. 100ff.). Bereits 2008 ist die Altersgrenze für kassenärztliche Tätigkeiten gefallen und die Erwerbstätigkeit der Psychoanalytiker über das 69. Lebensjahr hinaus ist sehr hoch (Schief, 2004). Es gilt, wenn auch manchmal kritisch hinterfragt, das Ideal der neo-sozialen Aktivierungsgesellschaft (Lessenich, 2008) verbunden mit viel verwendeten Begriffen wie »aktive Alte«, »junge Alte« und »lebenslanges Lernen« (Dyk & Lessenich, 2009). Freud schrieb in einem Brief an Oskar Pfister (Noth, 2014), dass er sich ein Leben ohne Arbeit nicht recht behaglich vorstellen könne. Hinze (2021) unterstreicht den narzisstischen Gewinn, im Alter immer noch gebraucht zu werden, als Gefahr, die notwendige analytische Haltung zu verlieren. Die privilegierte Position von Psychotherapeuten bestehe auch darin, dass sie Erfahrungswissen, das nicht so schnell verfällt, noch lange anwenden können. Ferner bestehe die Möglichkeit, das Ende der Berufstätigkeit selbst zu bestimmen. Hinze betont das Privileg des Therapeutenberufes, trotz wachsenden Alters weiterhin jüngere Patienten zu behandeln, womit eine Illusion ewiger Jugend und kreativer Omnipotenz gefördert werde (Hinze, 1987, S. 251). Gleichwohl erwähnt er den irreversiblen psychosomatischen Prozess des Alters, der oft kleinschrittig stattfindet und gerne verleugnet wird (Hinze, 2021, S. 195). Hierzu zählen eine allgemeine Verlangsamung, passagere Unkonzentriertheit mit der Tendenz zum Verlegen von Gegenständen, häufigere Toilettengänge, die diskrete Abnahme der Gedächtnisleistung – mit der Folge, dass man manchmal Namen vergisst bzw. sich deshalb stärker konzentrieren muss, sodass alles noch anstrengender wird –, das Nachlassen des Hörvermögens mit der Folge, dass Gruppentherapiestunden anstrengender werden, und eine Tendenz, schneller müde zu werden. All dies hat kumulative Wirkungen, die im dritten Lebensalter beginnen und sich im vierten Lebensalter verstärken (Luft, 2003; 2013). Diese Prozesse sind jedoch in der Rolle des Psychotherapeuten im Vergleich mit anderen Berufsgruppen lange Zeit besser zu kompensieren.

Im Gegensatz dazu ist, jedenfalls aus Erfahrungen aus der Praxis und Rehakliniken, festzustellen, dass weiterhin eine altersselektive Beschäftigungspolitik zuungunsten der älteren Arbeitnehmer (Irle & Winnefeld, 2004) vorherrscht und eine noch vielfach vorherrschende Defizitperspektive des Alters im Alltag auch andere schlecht kompensierbare Situationen schafft.

Hochqualifiziert, aber trotzdem altes Eisen?

Ein 62-jähriger Informatiker brachte es auf den Punkt: »Ich verstehe nach wie vor strukturelle Gesichtspunkte bei verschiedenen Programmen, Updates und Systemmodifikationen, aber wenn sich eine Oberfläche ändert, tippe ich oft den falschen Button. Dazu kommt natürlich, dass mein Sehvermögen abgenommen hat und dass ich motorisch nicht mehr so flink bin. Meine Umstellungsfähigkeit, zum Beispiel Änderungen zu verinnerlichen und umzusetzen, hat abgenommen. Ich merke deutlich, dass Jüngere schneller sind. In unserem IT-Team nimmt man keine Rücksicht darauf. Manchmal behandelt man mich mitleidig wie einen Dementen. Obwohl meine Vorgesetzten gebildet sind und den Unterschied von fluider und kristalliner Intelligenz kennen, nehmen sie auf mich keine Rücksicht. Oft bin ich verspannt und habe Rückenschmerzen. Früher hätte ich nie gedacht, dass ich den Zeitpunkt meiner Berentung herbeisehne.«

Der diskrete Charme der Autoindustrie

Einem 60-jährigen Elektroingenieur in der Autoindustrie wurde eine großzügige Vorruhestandsregelung eingeräumt. Als er signalisierte, lieber noch an einer Fortbildungsmaßnahme an der Umgestaltung seines Unternehmens bei der Umstellung auf Elektromobilität teilnehmen zu wollen, wandelte sich der sanfte Druck, in den Ruhestand zu gehen, zu der Aussage, dass man ihm eine Umstellung auf die neuen Technologien nicht mehr zutraue. Ebenso wurden ihm Fehltage aufgrund einer Operation vorgerechnet. Trotz des hohen finanziellen Niveaus war die Kränkung unvermeidlich. Der aggressionsgehemmte Spezialist verzichtete darauf, wegen Altersdiskriminierung gegen seine vorzeitige Berentung vorzugehen.

Diese Beispiele sollten bei Arbeitsplatzkonflikten im dritten Lebensalter und bei der Konfrontation mit Menschen, die einen Rentenwunsch haben, manche Ärzte und Psychotherapeuten nachdenklicher machen.

Existenzielle Themen

Existenziell bedrohliche Situationen wie die Nähe zum Tod, aber auch aus dieser Not resultierender Druck zum Handeln setzen Therapeuten in Zwänge, die nicht nur in der umgekehrten Übertragung dazu führen können, dass man sich mit zu wenig Distanz auf die Wünsche der Patienten einstellt oder dem anderen Extrem folgend sich übermäßig abgrenzt (Peters & Lindner, 2019). Ferner besteht nach Hirsch (2008) die Gefahr der emotionalen Infektion bei existenziellen Themen. Diese steigert sich bei Todesnähe. Der Therapeut steht vor der schwierigen Aufgabe sich konkordant in Erfahrungen einzufühlen, die er altersbedingt parallel auch macht. Hier kann die Geschwisterübertragung im Vordergrund stehen.

Parallele Ängste und Wiederkehr des Verdrängten

Die Todesangst eines 75-jährigen Beamten, der an schweren Herzrhythmusstörungen litt und mehrfache erfolglose und beängstigende Kardioversionen und Ablationen hinter sich hatte, mobilisierte bei einem 63-jährigen Psychoanalytiker, der unter passagerem Vorhofflimmern litt, alte Ängste, die verstärkt durch kardiologische Eingriffe aufgetreten waren.

Situationen wie die in diesem Beispiel beschriebene kennen viele Therapeuten, die sich selbst im dritten oder vierten Lebensalter befinden und deren Gesundheit nicht mehr so stabil ist wie in jüngeren Jahren. Die Gefahr des Zusammentreffens solcher Krankheitsthemen ist vor allem bei gängigen Erkrankungen hoch: Herzinfarkt, Schlaganfall, Mammakarzinom, Prostatakarzinom, Arthrose, Diabetes und viele andere.

Eigene Charakterakzentuierungen

Die Beschäftigung mit psychischen Störungen berührt auch den Tabubereich, inwieweit Therapeuten selbst davon betroffen sein könnten. Es genügt eben nicht, Gegenübertragung, Eigenübertragung oder – bezogen auf einen erfolglosen Therapieverlauf und den damit verbundenen Begriff der negativen therapeutischen Reaktion – sich allein auf patientenzentrierte Faktoren zu konzentrieren. Die Schwäche des Therapeuten ist oft unübersehbar. Riemann (1961; 1964) betont die Wechselwirkung zwischen zwei »ganz bestimmten« Menschen, die persönlichkeitsstruktureller Ursache sei und nicht weganalysiert werden könne. Er unterstreicht unter Vermeidung von pathologisierenden Begriffen das natürliche Kontinuum im Übergang von Charaktereigenschaft und Persönlichkeitsstörung.

Überspitzungen des Charakters werden oft dann deutlich, wenn daraus erhebliche Konflikte werden und dadurch der Leidensdruck an den Verursacher zurückgegeben wird. Diskretere Akzentuierungen bleiben oft ichsynton (Hoffmann, 1979; Shapiro, 1991), äußern sich dann aber, vor allem, wenn sie bei Therapeuten vorliegen, oft unbeachtet mit destruktiver Potenz. In Anlehnung an König (2010), der psychosexuelle Entwicklungsstadien und deren Einfluss auf den Charakter beschrieb, kann das ichsyntone Charakterverhalten des Alternstherapeuten beim Kontakt mit spezifischen Patienten ichdyston werden und für beide Seiten zu Leidenszuständen führen. Nicht selten begegnen sich neurotische Interaktionspartner, die dann unverstanden destruktive Kollusionen eingehen.

Einteilungen des Charakters orientieren sich in der Psychoanalyse an den psychosexuellen Entwicklungsstufen und flossen in die Klassifikationssysteme ICD und DSM ein ebenso wie deskriptive Beschreibungen sogenannter Psychopathien in der Psychiatrie (Schneider, 1943), sodass als Arbeitsbegriffe oft »zwanghaft«, »phobisch«, »schizoid«, »narzisstisch« und »depressiv« verwendet werden. In praktischen Erwägungen findet man in Beschreibungen meist ein Konglomerat überlappender Reflexionen. Dieser Gedanke wurde von König (1995) weiterentwickelt. Klüwer (1983) empfahl eigene Charaktereigenschafteten im Wechselspiel von rezeptiven und interpretierenden Modi in ihrer Wirkung auf Patienten zu reflektieren. Charaktereigenschaften werden durch individuelle Lebens- und Leidensgeschichten geformt und sind zunächst nicht pathologisch. Gleichwohl bedeutet Patienten- und Eigenschutz, eigene Sollbruchstellen zu kennen.

So können sich depressiv akzentuierte Alterstherapeuten empathisch auf leidgeprüfte und verlassene ältere Patienten einstellen. Da sie Trennungen und Liebensverluste meiden, fällt ihnen auch die Ablösung von den eigenen Eltern schwer. Sie betrachten alte Menschen eher unter der Opferperspektive und betonen schicksalhafte Einflüsse über. Dabei laufen sie Gefahr, den aggressiven und destruktiven Charakter von Passivität, forderndem Verhalten und Destruktivität zu übersehen. Bei Arbeitsplatzkonflikten jüngerer Alter wird dann der Eigenanteil oft übersehen.

> **Der blinde Fleck**
> Eine 50-jährige Therapeutin betonte den Status als Mobbingopfer eines 60-jährigen Busfahrers im öffentlichen Dienst, der von Vorgesetzten und jüngeren Kollegen gemieden wurde. Sie übersah dabei seine Suchtkarriere, einen Alkoholexzess innerhalb der Rehaklinik und zuletzt die passagere Einnahme von Cannabis. Das fremdgefährdende Potenzial des uneinsichtigen Patienten, der zudem versuchte, durch die Bestätigung einer Suchterkrankung früher in Rente zu gehen, übersah sie.

Gehorsam gegenüber Eltern sowie Konfliktscheue gegenüber Geschwistern und Mitschülern führen in Therapien oft dazu, dass die Behandelnden das notwendige konfliktbezogene Durcharbeiten zugunsten agierender Versorgungshandlungen unterlassen und zum Beispiel voreilig Rentenanträge unterstützen. Eine solche Haltung resultiert nicht selten in distanzverleugnendem Überengagement und Erschöpfungssyndromen. Es sei hierbei ausdrücklich auf die auch heute noch tabuisierte Gefahr hingewiesen, sich als hilfloser Helfer im Sinne von Schmidtbauer (1992 [1977]) – durch die agierende Umsetzung des Abwehrmechanismus der altruistischen Abtretung – unter Missachtung eigener Grenzen für Bedürfnisse der Patienten zu verausgaben.

Grenzenlose Aufopferung

Eine 55-jährige Alternstherapeutin, die selbst schwer depressiv erkrankt war, ließ sich an Sonn- und Feiertagen von Patienten anrufen bzw. stellte Termine zur Verfügung. Selbstverständlich waren die Gründe für ihre Erkrankung multifaktoriell, so nutzte die reflektierte Kollegin, Tochter eines alkoholkranken Vaters, den eigenen Beruf als Selbstheilungsversuch. Deutlich waren indes die typisch depressive Vernachlässigung eigener Bedürfnisse sowie eine depressiv getönte falsche Bescheidenheit in Bezug auf die Qualität eigener Leistungen.

Zwanghaft akzentuierte Therapeuten bieten vereinsamten Älteren, deren Vereinsamung die Wiederholung früher Nichtbeachtung sein kann, einen zuverlässigen Rahmen und sorgfältige Würdigung biografischer Details. Andererseits wenden sie oft, wie von Peters (2021) in Bezug auf Verhaltenstherapien beschrieben, rigide bestimmte Übungen, Hausaufgaben und Aktivitätslisten an oder sind starr an bestimmte Konzepte gebunden.

Es ist nicht immer die Kindheit

Warum sollte bei einer 75-jährigen Frau, die Opfer eines Einbruches geworden war, dieser Aktualkonflikt gegen den Willen der Patientin zwingend auf dem Hintergrund des Wiederholungszwanges betrachtet werden? Die Patientin hatte biografisch berichtet, als Oberschlesierin die Besitznahme ihres Elternhauses durch Menschen aus Ostpolen erlebt zu haben. Sie stellte jedoch die aktuelle Hilflosigkeit und ihr beschädigtes Sicherheitsempfinden in den Vordergrund und wollte über Folgen des Zweiten Weltkrieges nicht sprechen.

Eine zwanghafte Bearbeitung eines repetitiven Traumas ist, selbst wenn die Therapeutin psychodynamisch durchaus berechtigte Aspekte erkannt hat, ein intrusiver Übergriff auf ältere Patienten. Eine starre Fixierung auf therapeutische Konzepte verhindert bei zwanghaft akzentuierten Therapeuten oft, dass sie sich auch bei Älteren auf Aspekte einlassen, die jenseits der eigenen Vorstellungswelt liegen.

Phobisch akzentuierte Therapeuten versuchen, Älteren ein steuerndes Objekt zu sein oder ältere unbewusst als Ersatzeltern in eigenen Schwierigkeiten zu benutzen. Eigene Angstbezogenheit führt bei Behandelnden oft dazu, dass sie bei Älteren den Sicherheitsaspekt vor Autonomiebestrebungen stellen. Ebenso wie zuweilen bei zwanghaften Therapeuten wird gesunde Risikobereitschaft mit Leichtsinn, Autodestruktivität und Suizidalität verwechselt:

> **Ängstliche Überbehütung**
> Eine 45-jährige Psychologin versuchte, eine 74-jährige griechischstämmige multimorbide und dialysepflichtige Patientin davon abzubringen, ihren 75. Geburtstag in ihrem Heimatort auf Kreta zu feiern. Als Argument führte sie die fehlende Notfallversorgung an, obwohl von den Kindern im Voraus die Dialysesicherheit geklärt worden war. Die Therapeutin stellte in der Supervision verdeckt suizidale Absichten der mittelgradig depressiven Patientin zur Diskussion, die von den übrigen Teilnehmern zu Recht verneint wurden. Die Patientin kehrte unbehelligt von dem ihr sehr wichtigen Heimaturlaub zurück.

Im Gegensatz dazu neigen kontraphobisch akzentuierte Alterstherapeuten dazu, Aufgaben in Angriff zu nehmen, denen ein Patient nicht gewachsen sein kann. Nachvollziehbare reale Risiken Älterer werden dann oft ignoriert.

> **Die Kollusion der Kontraphobiker**
> Ein 75-jähriger schwer herzkranker berenteter Bäckermeisters hatte schon drei Herzinfarkte hinter sich und wurde in der Therapie von einem in Supervisionen oft kontraphobisch agierenden 35-jährigen Psychologen darin bestärkt, als Seniorentwicklungshelfer in den Anden in der Nähe von Cusco auf 3.000 Metern Höhe ein Entwicklungsprojekt zu betreuen. Durch kritische Reflexion in der Supervision gelang es dem zunächst irritierten Therapeuten, den Patienten für Entwicklungsprojekte mit einer geringeren Belastung für das Herz-Kreislauf-System zu motivieren.

Bei diesen Extremen darf nicht übersehen werden, dass gefahrenbewusste Therapeuten manche ältere Patienten vor unkalkulierten Risiken, wie zum Beispiel die unüberlegte Übersiedlung polymorbider Rentner in Länder mit schlechter medizinischer Versorgung, bewahren können.

Therapeuten mit narzisstischer Struktur oder solche, die selbst spätadoleszenten Höhenflügen verhaftet sind, können dazu tendieren, von Patienten spektakuläre Therapieerfolge zu erwarten, und sind dann entwertend von ihnen enttäuscht, wenn diese sie nicht erbringen.

Überflieger und Bruchpiloten?

Ein sehr erfolgsorientierter junger Assistenzarzt einer Universitätsklinik war über die Schwierigkeiten in einer tiefenpsychologisch fundierten Psychotherapie mit einer sehr wachen Akademikerin enttäuscht, als diese sich nicht von ihm verstanden fühlte, nachdem sie eine mit viel Energie begonnene Promotion in Kunstgeschichte aufgegeben hatte. In der Therapie reinszenierte sich der Erfolgsdruck, der einst vom ehrgeizigen Vater ausging, der ihr nie verziehen hatte, dass sie damals zugunsten einer Familiengründung und wegen eigener Überforderung die Promotionsarbeit aufgegeben hatte. Die Analyse seines Gegenübertragungsagierens machte dem Therapeuten deutlich, dass seine eigene Gegenübertragung den Enttäuschungsvorwurf des Vaters der Patientin wiederholte. In der Wiederholung lagen offenbar auch strukturelle Gegebenheiten des Therapeuten, die dieser jedoch selbstkritisch erkannte.

Kreative Größenfantasien auch von Therapeuten können bei resignierten Älteren Energien zu neuen Aufbrüchen aktivieren (Kraft, 2001). Eine weitere Verwicklungsmöglichkeit von jüngeren Therapeuten, allerdings mit negativem Narzissmus, kann darin bestehen, dass eigene Selbstzweifel von narzisstischen Älteren aufgegriffen werden.

Negativer Narzissmus und Schüchternheit

Die Therapie mit einer 90-jährigen, spielsüchtigen, sehr narzisstischen Gymnasiallehrerin durch eine etwas schüchterne Assistenzärztin scheiterte nicht nur an der nicht erkannten umgekehrten Übertragung, sondern auch daran, dass in der Supervision deutlich wurde, dass die junge Ärztin annahm wegen fehlender Lebenserfahrung ebenso wenig für die Patientin zu bieten zu haben wie das Leben mit 90 Jahren. Die erhöhte Anspruchshaltung der körperlich weitgehend gesunden 90-Jährigen, die zumindest auf ein erfolgreiches Berufsleben zurückblicken konnte, kam daher nie zur Sprache.

Passiv resignierte ältere Patienten können durch hysterisch akzentuierte Therapeuten in der positiven Übertragung revitalisiert werden und dazu motiviert werden, mehr Außenkontakte einzugehen und Abwechslung zu wagen.

Da muss was geschehen!

Wenn auch die etwas unbedachte Äußerung eines sehr impressionistisch denkenden 40-jährigen Psychologen, sehr handlungsorientiert vorzugehen, kritisiert werden kann, führte die Ermutigung einer in pathologischer Trauer verhafteten 70-jährigen Patientin, sich sieben Jahre nach dem Tod ihres Mannes per Internet einen neuen Partner zu suchen, nach einigen Fehlversuchen zu nachhaltigem Erfolg.

Anderseits können überakzentuierte Therapeutenneigungen zu Spontanität, zum impressionistischen und klischeehaften Denken zu voreiligen Generalisierungen führen. Das wiederum begünstigt gravierende Fehlgriffe in Diagnostik und Therapie.

Impressionistisches Gegenübertragungsagieren

Ein selbstkritischer 70-jähriger Polizist suchte nach dem Tod der Ehefrau wegen prolongierter Trauer und eines von ihm angesprochenen erhöhten Alkoholkonsums eine 36-jährige Therapeutin auf. Diese übersah den Unterschied zwischen Alkoholmissbrauch und -abhängigkeit; was noch schwerer wog, war jedoch ihre spontane Vaterübertragung. Ihr Vater war ein jähzorniger alkoholabhängiger Polizist. Dies versperrte ihr den Blick auf den völlig anders konstellierten Patienten. Eine sorgfältigere biografische Anamnese, eine präzise Suchtdiagnostik und eine gründlichere Gegenübertragungs- und Selbstreflexion halfen, anfängliche Widerstände zu überwinden.

Impressionistisches Denken bewirkt schnelle, oft unpräzise und falsche Schlüsse, was zu mangelnder diagnostischer Präzision und oft zu einer nur oberflächlichen biografischen Anamnese führen kann. Oft werden dabei Generationengrenzen nicht reflektiert und ödipale Verwicklungen reinszeniert. So kommt es zur Verwechslung von Intelligenz mit stabiler Struktur. Es gibt sowohl Ältere mit hoher Bildung, die sich aber strukturell auf Borderline-Niveau bewegen, als auch einfach erscheinende Ältere mit weitgehend integrierter Persönlichkeit. Wenn die eigene Übertragung oder Gegenübertragung nicht reflektiert wird, kann es zu vorurteilsvollem Gegenübertragungsagieren kommen. Die daraus resultierende intuitive Auswahl Älterer für Psychoanalyse und analytische Gruppentherapie kann zu gravierenden Verwicklungen führen. Ebenso negativ ist eine spontan zu tiefe Deutung oder ein Therapeutenverhalten, das vom Patienten wie eine brüske Zurückweisung empfunden wird oder wie grobsymbolisch szenisch-dramatische Frühdeutung wirkt.

> **Die Deutungskeule**
> In einer psychosomatischen Klinik beschwerte sich ein älterer Mann, der unbeholfen das Büro der Sozialarbeiterin suchte und dabei nach Anklopfen vergeblich versucht hatte, verschiedene Türen zu öffnen, darüber, dass die Sozialarbeiterin ihm nach der vierten verschlossenen Tür mit der Bemerkung entgegentrat, er sei wohl oft auf verschlossene Türen gestoßen. Er empfand diese »Frühdeutung« als patronisierend und unpassend und konterte damit, dass er schlecht beraten wurde.

Selbst wenn eine solche Grobdeutung psychodynamisch stimmig wäre, erhöht sie doch den Widerstand der Patienten, weil sie dies als Deutungskeule empfinden, die relativ brutal Machtverhältnisse zugunsten der mächtigen Helfer schafft. Eine weitere Gefahr liegt für histrionisch akzentuierte Therapeuten darin, psychosomatische Schmerzsyndrome szenisch-dramatisch zu deuten. Auch sind für histrionisch akzentuierte Therapeuten Ältere mit spektakulären Lebensgeschichten interessanter als die Biografien von sogenannten Durchschnittsmenschen. Das mühevolle, oft jahrelange Durcharbeiten von repetitiven Konflikten ist nicht ihre Sache: So werden von solchen Therapeuten (therapeutische) Knalleffekte, zum Beispiel die spektakuläre Überwindung einer psychogenen Gangstörung, gesucht und inszeniert. Dies kann zu kollusiven Effekten von Symptomverschiebung führen, wobei die Beschwerden früher oder später in der Klinik wieder auftreten. Gerade bei Älteren kann eine behutsame, geduldige und nachhaltige Therapie solche Fehlwege verhindern.

Schizoid akzentuierte Therapeuten erschaffen sich aus Bruchstücken der äußeren Realität, die mit einseitigen eigenen Vorstellungen übereinstimmen und die wie ein pars pro toto für die Gesamtrealität stehen, ein zwar nicht psychotisches, aber verzerrtes Bild des Patienten. Die Realität wird jedoch aus eigener Vulnerabilität oft gemieden, weil dazu auch engere Kontakte gehören, die immer auch die Möglichkeit einer Desillusionierung und Zurückweisung beinhalten. Innere Bilder als abstrahierte Konstrukte versperren oft die Realitätswahrnehmung. Oft schmerzliche Möglichkeiten zu korrigierenden Erfahrungen werden gemieden, wodurch es dazu kommen kann, dass einfache Realitäten übersehen werden.

> **Klischeevorstellungen und Übersehen konkreter Einschränkungen**
> Ein Psychotherapeut fasste die zusammengekniffene Sitzhaltung einer 78-Jährigen, die ihre Bildungssozialisation in einer Klosterschule erlebt hatte, ihre Sitzposition in der Nähe der Tür während der Gruppentherapie und ihre Tendenz, mehrfach aus der Gruppentherapie herauszulaufen, als Ausdruck von sexuellen Übergriffen und Gewalterfahrung auf. Dabei übersah er, dass die Patientin die zuständige Assistenzärztin nach Überwindung initialer Scham um ein urologisches Konsil gebeten hatte, um ihre zunehmende Inkontinenz endlich behandeln zu lassen. Der Therapeut hatte auch übersehen, dass in der Klosterschule entgegen seinem inneren Bild neben rigiden Regeln auch tragfähige Beziehungen zu einigen Nonnen bestanden hatten.

Für schizoide Therapeuten können freies Assoziieren und Fantasieren sowie die Schaffung vermeintlicher Plausibilitäten eine Befreiung aus einer als banal empfundenen und komplizierten Alltagsrealität darstellen. Ähnlich wie bei histrionisch akzentuierten Therapeuten kommt es zur Realitätsverkennung, allerdings aus anderen Gründen. Hierzu gehören zum Beispiel die alltäglichen Einschränkungen von Körperfunktionen älterer Patienten, die Beschränkungen in der äußeren Realität und die Einschränkungen der Ich-Funktionen. Deshalb sind für Alterstherapeuten eine Vernetzung mit anderen Berufsgruppen und der Kontakt zu Angehörigen so wichtig. Der schizoide Rückzug auf konservative Abstinenz- und Neutralitätsgebote der klassischen Psychoanalyse führt dabei oft in die Irre. Die multiplen Kontakte und Vernetzungen des Patienten sind ähnlich wie das von Klüwer (1983) beschriebene Agieren ein wichtiges therapeutisches und diagnostisches Element. Andererseits haben schizoide Therapeuten oft ein hervorragendes Gespür für psychodynamische Zusammenhänge, Grenzzustände, verschüttete Traumata und blicken oft tief und scharf. Wenn die Fähigkeit erworben wird, ältere Patienten als vulnerable Patienten im Hier und Jetzt und nicht nur als abstrakte Epochenvertreter zu verstehen, und wenn Informationen anderer Berufsgruppen berücksichtigt werden, können Behandlungen von Erfolg gekrönt sein.

Eine altersbezogene Selbstreflexion ist eine Hauptqualitätsanforderung für Psychotherapeuten. Dies schließt phasen- und altersspezifische innere und äußere Konflikte des Therapeuten ein. Dazu gehört auch, eigene Tendenzen und Persönlichkeitseigenschaften kritisch zu reflektieren. Zu Recht betont König (2010) die wichtige Funktion der Lehranalyse in Bezug auf ichsyntone Akzentuierungen – ein Postulat, das man getrost auf die Forderung nach Selbstreflexion von Alternstherapeuten ausdehnen kann. Hierzu gehört auch die Abgrenzung zu eigenen aktuellen oder rezenten Konflikten und Belastungen. Bei gleichaltrigen oder wenig jüngeren Therapeuten sind in diesem Zusammenhang sicherlich auch eigene Erkrankungen und biografische Belastungen zu berücksichtigen.

Bewusstmachen des altersbezogenen Dialoges

In der Therapie mit älteren Menschen ist auch die Bewusstmachung der Beziehungsdynamik zentral, wozu auch das vorsichtige und nicht zu frühe Ansprechen der Übertragungssituation gehört, ob in der umgekehrten Übertragung, zum Beispiel als Tochter oder Sohn, oder in anderen Übertragungsmodalitäten (Bruder, Schwester oder Eltern) – je nachdem, wie sich die Therapie entwickelt.

Es gilt sich gerade in die andere Arbeits- und Lebenswelt Älterer empathisch einzufühlen. Das betrifft vor allem Arbeitsplatzsituationen, in denen der Wert von Erfahrung und kristalliner Intelligenz keine Rolle spielt oder in denen das Nachlassen der körperlichen Leistungsfähigkeit stärker spürbar wird. In diesem Zusammenhang sind auch Neidthemen zwischen Patienten und Therapeuten nicht zu verleugnen.

Wie bei anderen Therapien auch besteht für keinen Therapeuten die Verpflichtung, die Behandlung von Patienten zu übernehmen, die eine schwere beeinträchtigende Belastung bedeuten würde.

Ein Blick auf die alltägliche Beziehungsgestaltung der alten Patienten sollte auch dazu führen, wo nötig, Anstöße zur besseren sozialen Vernetzung zu geben. Hierbei kommt es, ähnlich wie bei der aufsuchenden Therapie, darauf an, eine pragmatische patientenzentrierte Haltung zu Abstinenz und Neutralität zu gewinnen.

Alterstherapeuten sind wie andere auch auf ihrem Weg durch die eigene Lebenszeit vom jungen Erwachsenen bis zum Hochaltrigem. Dementsprechend sind sie Adressaten wechselnder Übertragungen. Ihre Eigenübertragung, Gegenübertragung und ihr Handeln sind ebenfalls von Charaktereigenschaften, Konflikten, altersbedingten Belastungen und letztlich von ihrer Endlichkeit bestimmt. Deshalb ist auch lebensphasenbegleitend eine Selbstreflexion notwendig. Es steht außer Frage, dass bestimmte persönlichkeitsspezifische Dispositionen Einfluss darauf haben, ob und in welcher Form Konflikte eskalieren, aber auch darauf, wie sich diese innerhalb einer Behandlung reinszenieren. Hierbei handelt es sich immer um ein Wechselspiel.

Psychohistorische Kompetenz

Psychoanalytische Erkenntnishaltung setzt den Zusammenhang zwischen Hier und Jetzt und Dort und Damals voraus. Dies steht im Gegensatz zum fehlenden zeitgeschichtlichen Bewusstsein in den »Psychofächern« (Bohleber, 2003). Viele Autoren (Kennedy, 2003; Radebold, 2000; 2003; Schlesinger-Kipp, 2012; von der Stein, 2003; 2017) fordern deshalb, die zeitgeschichtliche Perspektive zu beachten, ohne die eine psychotherapeutische Behandlung Älterer unvollständig bis unmöglich (Heuft et al., 2006, S. 230) ist. Psychoanalytiker sollten die historischen Determinanten kennen, die ihre eigene Entwicklung beeinflusst haben. Das hilft, andere Menschen zu verstehen. In der globalisierten Welt ändern sich soziokulturelle Einflüsse auf prägende Lebensphasen wie Kindheit, Jugend und Adoleszenz ständig. Schon bei den heutigen alten Patienten im dritten und vierten Lebensalter bedarf es einer psychohistorischen Jahrgangsdifferenzierung. Ältere Menschen sind von soziokulturellen Einflüssen unterschiedlicher Herkunftsregionen und gesellschaftlicher Schichten geprägt:

Innerhalb weniger Jahre änderten sich die Lebensbedingungen: Wer um 1910 geboren war, kann potenziell in den Nationalsozialismus verwickelt gewesen sein, zehn Jahre Jüngere wurden häufig schon in NS-Jugendorganisationen erzogen und waren als Adoleszente am Zweiten Weltkrieg beteiligt, während die um 1930 geborenen Kriegskinder schon öfter als Opfer zu betrachten sind – für echte Verantwortungsübernahme waren sie damals zu jung. Deshalb ist es auch kein Wunder, dass erst ein Angehöriger der Kriegskindergeneration (Hartmut Radebold, geb. 1935) sich mit der Psychotherapie intensiver beschäftigt hat (Radebold, 2000; 2001; 2003).

Die heute 70-Jährigen sind durch die 68er-Zeit geprägt Sie stehen je nach Herkunftsmilieu zwischen Protest und Anpassung. In ihrer Zeit fand die sexuelle Revolution statt und neue Lebensformen wurden ausprobiert. Darüber hinaus kommen heute vermehrt ältere Migranten in Behandlung, die von Traditionen und Krisen ihrer Herkunftsregion geprägt sind.

Politische Krisen gehen oft mit persönlichen Irritationen und Traumatisierungen einher, die meist lange kollektiv verleugnet werden. Deshalb sind psychohistorische Kenntnisse über den Nationalsozialismus und den Zweiten Weltkrieg in Nachkriegsdeutschland spärlich, wozu auch eine historisch einseitige Bildung der heutigen Deutschen mittlerer Generation gehört: Flucht und Vertreibung waren in der Schule in den 1970er und -80er Jahren Tabuthemen. Mangelnde psychohistorische Sensibilisierung führt zu Missverständnissen:

> Die »Polinnen«
>
> In einer Supervision berichtete eine 1980 geborene Assistenzärztin über die destruktive Verwicklung zweier »alter Polinnen« in einer Gruppentherapie. Die Feindseligkeit beider Frauen sei ihr unverständlich. Wie sich herausstellte, handelte es sich um eine bis 1974 in Oberschlesien verbliebene deutschstämmige Patientin, die als sogenannte Spätaussiedlerin nach Westdeutschland gekommen war, und um eine aus dem ehemaligen Ostpolen (heute Ukraine) stammende Patientin, die in ihrer Kindheit nach der Westverschiebung Polens mit ihrer Familie in Oberschlesien angesiedelt wurde und 1980 als politischer Flüchtling nach Deutschland kam. Die deutschstämmige Oberschlesierin verband mit der ostpolnischen Patientin die Schikanen der polnischen Behörden und Nachbarn, nachdem Oberschlesien nach dem Zweiten Weltkrieg Teil Polens wurde. Die ostpolnische Patientin, die die Zwangsumsiedlung aus der Lemberger Gegend als Kind erlebt hatte, erinnerte sich an verängstigte und feindselige deutsche Nachbarn sowie an eine von ihren Eltern als nationalistisch gesinnte Polen vermittelte Deutschenfeindlichkeit. In der nächsten Supervisionsstunde stellte sich zudem heraus, dass der Großvater der Assistenzärztin 1945 nach der Kriegsgefangenschaft in Russland nicht in seine Heimat Oberschlesien zurückgekehrt, sondern ins Rheinland gekommen war. Über seine Vorgeschichte wurde in der Familie nie ausführlicher gesprochen.

In diesem Beispiel wird die Verwirrung aus deutscher Sicht besonders deutlich: Wer wird als Pole eingeordnet? Deutsche Vertriebene aus den ehemaligen Ostgebieten waren in Westdeutschland und der ehemaligen DDR als Flüchtlinge unwillkommen. Oberschlesier, die als Spätaussiedler nach Deutschland kamen, waren als »Wasserpollacken« keine echten Deutschen. Sind Menschen, die aus Zentralpolen oder dem ehemaligen Ostpolen stammen, nicht auch Schlesier, wenn sie nach 1945 in Breslau geboren wurden? Oft begegnen sich in Deutschland Menschen aus Gebieten des heutigen Polens mit unterschiedlichen verschütteten Vorgeschichten. Zudem wird oft übersehen, dass das deutsche Volk auch slawische Wurzeln (Jannermann, 2000; Banck, 2006; Mörl, 2008) hat, die im Nationalsozialismus gerne geleugnet wurden.

Historische Kenntnisse sind erforderlich

Deshalb sind Kenntnisse über den Ersten Weltkrieg, die Weimarer Republik, die Weltwirtschaftskrise, den Nationalsozialismus, Holocaust, Antisemitismus und den Zweiten Weltkrieg sowie dessen Folgen wie Flucht und Vertreibung der deutschen Bevölkerung der Ostgebiete, der Wiederaufbau Deutschlands, die deutsche Teilung und die 68er-Zeit unabdingbar. Sie stellen für die heutige ältere Generation eine entsprechende Handlungsdimension dar. Allmählich gehören auch die um 1950 Geborenen, die die Frühphasen des Wirtschaftswunders, aber auch noch die Auswirkungen des Zweiten Weltkrieges erlebten, zu den Älteren. Diese Generation ist einerseits durch einen größeren wirtschaftlichen Handlungsspielraum geprägt, andererseits aber auch oft Adressat transgenerationeller Traumaweitergabe. Man sollte bei der Betrachtung des älteren Bewölkungsteils in Deutschland in Zukunft unter Berücksichtigung der zunehmenden Globalisierung alle zehn Jahre seine psychohistorischen Kenntnisse anpassen, da man es mit anderen Einflüssen neben den immer gleichbleibenden Altersthemen zu tun hat.

In Deutschland nimmt die Diversität im Alter zu: Einheimische, die seit mehreren Generationen ortsansässig sind, Vertriebene aus den ehemaligen deutschen Ostgebieten, Nachkommen der sogenannten Gastarbeiter (Menschen mit italienischen, spanischen, türkischen Wurzeln und Wurzeln aus den Staaten der ehemaligen jugoslawischen Föderation, darunter viele Roma), ferner Spätaussiedler aus Oberschlesien und Russlanddeutsche sowie sogenannte jüdische Kontingentflüchtlinge und Asylanten aus allen Teilen der Erde. Jede soziale und ethnische Gruppe ist von religiösen Traditionen, aber auch von Ressentiments und Vorurteilen geprägt, die in Deutschland, das selbst eine belastete Vergangenheit aufweist, aufeinanderprallen. Besonders schwierig ist es, wenn Kinder und Enkel von Opfern oder Tätern der Nazizeit mit Patienten konfrontiert werden, die Opfer-

oder Täteranteile repräsentieren. Dann ist zu reflektieren, ob bei einer solchen Vorbelastung eine Therapie überhaupt möglich ist.

> **Nicht alles ist zumutbar**
> Ein deutscher Therapeut mit teiljüdischen Wurzeln lehnte die Behandlung eines 1918 geborenen fraglichen SS-Mannes ab, da er selbst befürchtete angesichts seiner zwar bewussten, aber starken Rache- und Ohnmachtsgefühle gegenüber diesem Patienten nicht neutral und abstinent handeln zu können.

Derartige Verwicklungen nehmen mit der multikulturellen Vielfalt zu. Es kann vorkommen, dass Vertreter verfeindeter Volksgruppen einander begegnen und verwickeln (Mitric, 2006). Dies kann Risiko und Chance zugleich sein. Schachter und Hugh (1968) belegten anhand von Kasuistiken, dass ethnisch unterschiedliche Zugehörigkeiten von Therapeut und Patient nicht unbedingt eine Behinderung des analytischen Prozesses bedeuten, manchmal sogar eine Beschleunigung desselben bedeuten wie in dem von Mitric (2006, S. 33) beschriebenen Fall:

> **Transgenerationale Täter-Opfer-Begegnung**
> »Frau X., eine jünger und lebendig wirkende 65-jährige Frau, trifft beim Erstgespräch auf mich, einen Therapeuten, Sohn serbischer Bosnier, die in den 60er Jahren nach Deutschland kamen. Sie leidet seit vielen Jahren unter Panikattacken. Frau X. war als kleines Mädchen während des 2. Weltkrieges mit den Eltern in einem deutschen Militärstützpunkt in Serbien, wo der Vater als Offizier stationiert war. Damals entwickelte sie erstmals panische Ängste, als sich Partisanen aus den umliegenden Wäldern näherten und angriffen. Schon während ihres Berichtes schossen dem Therapeuten widersprüchliche Gedanken und Affekte durch den Kopf: Er versuchte sich in das kleine Mädchen hineinzuversetzen, das nichts versteht, aber spürt, dass der Vater ohnmächtige Angst hat vor diesen unheimlichen Partisanen, die sich aus dem dunklen Wald dem beleuchteten Stützpunkt nähern. Der Therapeut erinnert sich an Erzählungen seiner Mutter, dass das Haus seiner Großeltern dreimal von Deutschen bombardiert worden war und an Berichte seines Großonkels, wie deutsche Flieger ihn als kleinen Jungen und die Verwandtschaft auf dem Feld beschossen. Er habe regungslos neben Toten gelegen. Deutsche Solda-

> ten hätten ihm mit einem Bajonett in den Nacken gestochen, um zu überprüfen, ob er tot sei. Alte Verwandte erinnerten sich daran, dass Kinder von den Nazis und Kollaborateuren aus den Schulen geholt und erschossen wurden. Die Partisanen waren für den Therapeuten mythologische Gestalten, die sich gegen einen übermächtigen Feind gewehrt haben. Die Vergangenheit holte beide ein und der Therapeut spürte die Absurdität dieser Begegnung. Was wäre gewesen, wenn die Partisanen den Stützpunkt eingenommen hätten? Was hätten sie mit ihrem Vater und mit ihr gemacht? Was hat ihr Vater getan? Keiner weiß es. Der, der die Patientin beschützte, wollte die Wurzeln des Therapeuten ausradieren. Hat die Patientin Panikattacken, weil sich die Helden des Therapeuten gewehrt haben?
>
> Nun hilft der Therapeut dem Feind, weil er Panik bekommt. Hätten die Deutschen die Partisanen eliminiert, hätte sie keine Angst haben brauchen. Hätten die Partisanen gewonnen, wäre sie vielleicht tot. Hätten die Deutschen gewonnen, wäre der Therapeut vielleicht nie entstanden. Ihm wird übel. Die Feindestochter vertraut sich einem Feindessohn an. Es breitet sich Hilflosigkeit aus angesichts der unklaren, tabuisierten Vergangenheit.«

Die Erinnerung an Vorfahren reicht in den meisten Familien bis ins 19. Jahrhundert zurück, auch der Erste Weltkrieg und die Kaiserzeit sind wichtig, wenn man bedenkt, dass transgenerationelle Weitergabe mehr als drei Generationen umfasst. Großeltern- und Urgroßelterngeneration erlebten in zwei Weltkriegen gescheiterte Versuche, das verspätet gegründete Deutsche Reich zu einer Großmacht zu etablieren. In diese Zeit fallen Industrialisierung, soziale Umwälzung, die Dominanz der protestantischen Arbeitsethik im Zusammenhang mit sogenannten preußischen Tugenden. Konfessionelle Bindungen, ab den 1920er Jahren zwar gelockert und im Nationalsozialismus bekämpft, spielten bis in die Mitte der 1960er Jahre eine größere Rolle als heute. Traditionelle Herkunftsmilieus lösen sich bis heute auf: Die sozialdemokratisch geprägte Bergarbeiterschaft im Ruhrgebiet existiert als mächtige soziologische Gruppe ebenso wenig mehr wie einheitlich katholisch oder protestantisch geprägte Landstriche. Viele Ältere wurden geprägt durch die Existenznot der Weltwirtschaftskrise und die Inflation von 1925, Spartakistenkämpfe, Nazizeit und nationalsozialistische Erziehung. Letztere fördert mit der Überbewertung des Willens, der Leistung, der Kraft und Kriegstauglichkeit Autodestruktionstendenzen und Suizidalität, wenn im Alter Gebrechlichkeit auftritt. Viele Ältere haben Angst, als schwach bloßgestellt und überwältigt zu werden. Theweleit (1985) betont die destruktive Spätwirkung von Nazi-Indoktrination in Bezug auf den Umgang mit dem eigenen Körper. In psychotherapeutischen Behandlungen, aber auch in belastenden Pflegesituationen kann es zu Regressionsphänomenen kommen, bei denen sich verschwunden geglaubtes nationalsozialistisches Vokabular zeigt (Ohlmeier, 1994). Dabei ist zu bedenken, dass Millionen von Menschen mit diesen Begriffen groß wurden und auch in nicht ausgewiesenen Nazifamilien die Erziehungsideale dieser Zeit noch bis über 1945 wirkten. Die nationalsozialistische Sprache wirkt unbewusst in der nachfolgenden Generation weiter. Der therapeutische Umgang rührt an manche Tabus: Wie ist die Schwäche eines Vaters in der Übertragung auszuhalten oder wie lässt man sich nicht in Vorurteile über die tatsächliche oder postulierte Nazi- oder SS-Vergangenheit eines Patienten verstricken, besonders bei sehr aggressiven Patienten. Die Jahrgangsdifferenzierung, gute Geschichts- und Geografiekenntnisse, besonders in Bezug auf die der verlorenen Ostgebiete, ermöglichen ein besseres Verständnis von Älteren. Wenn diese ohne affektive Beteiligung über Flucht und Vertreibung sprechen, besteht die Gefahr, in der Gegenübertragung die Verleugnung und Verzerrung zu übernehmen. Mancher Patient ist mit dem Schweigegebot seiner Eltern, die möglicherweise schuldhaft verwickelt waren, identifiziert und verschiebt projektiv den Aufklärungswillen in den Therapeuten.

Die Beschäftigung mit soziokulturellen Einflüssen bezüglich zukünftiger Altengenerationen ist ein dynamischer Prozess, bei dem Wissen über die Vergangenheit immer wieder neu erworben werden muss. Es geht nicht nur um historisches Faktenwissen, sondern darum, sich in die Lebensverhältnisse Älterer hineinversetzen zu können. Dazu gehört auch, religiöse, spirituelle, sozioökonomische Aspekte und die Zugehörigkeit zu einer Gesellschafts- und Bildungsschicht sowie gängige Vorurteile zu kennen. Hierzu bedarf es auch einer toleranten Haltung gegenüber Menschen, die eine Erziehung in einer Diktatur erlebt haben.

Spezifische Einflüsse auf ältere Deutsche – wie die Mischidentität zwischen Mitläufern, Tätern und Opfern, die Situation der Ostvertriebenen, die harmonisierenden Verleugnungstendenzen der 1950er Jahre, der Bau der Mauer und die unterschiedlichen gesellschaftlichen und sozioökonomischen Entwicklungen in beiden Teilen Deutschlands, die 68er-Zeit und die sexuelle Revolution, die Entspannungspolitik und die Wiedervereinigung – sind zu berücksichtigen. Ebenso wichtig sind entsprechende Kenntnisse über politische und gesellschaftliche Verhältnisse in Hinblick auf das jeweilige Herkunftsland bei der differenziellen Behandlung älterer Menschen mit Migrationshintergrund. Auch hier sollte man die mittlerweile ins frühe Alter kommende zweite Generation einbeziehen.

Ältere Migranten

Auch für ältere Migranten gilt das Bemühen um psychohistorische Differenzierung: Eine Migration ist meist keine isolierte traumatische Trennungserfahrung, gleichwohl schließt sie meist Angst und Leid ein. Winnicott (1953) betrachtet sie als Fortsetzung des potenziellen Raums zwischen Individuum und Umwelt. Der Migrant braucht einen potenziellen Raum, der ihm als Übergangsort oder Übergangszeit vom mütterlichen Land zur neuen Welt dient. Fehlt dieser, entsteht ein Bruch, der verglichen werden kann mit dem Fehlen des vom Kind benötigten Übergangsobjekts. Die Folgen sind der Verlust von Symbolisierungsfähigkeit und die Notwendigkeit, auf frühe Abwehrformen zurückzugreifen. Dies führt zu Somatisierung und Deprivation. Viele durchlitten eine schwere Krise in einer Lebensphase, die der Adoleszenz ähnelt, erneut oder parallel dazu. Versuche, sich auf eine Freundschaft, Rivalität oder auch auf Liebesverhältnisse einzulassen, waren oft erschwert. Die manchmal durch traditionelle Klammern zusammengehaltene Identität offenbart ihre latente Schwäche oft im Alter.

Ein stabiles Identitätsgefühl hängt von der Verinnerlichung der Objektbeziehungen ab. Diese vollzieht sich anhand von authentischen introjektiven Identifizierungen und nicht durch projektive Identifizierung, die zu Pseudoidentitäten führen. Erikson (1973, S. 17) setzt den Begriff der Identität in Beziehung zu einer Gruppe, die beständige Selbstheit und beständige Teilhaftigkeit garantiert. Nach Grinberg und Grinberg (1990) ist das Identitätsgefühl das Ergebnis eines Interaktionsprozesses zwischen drei Bindungen: der räumlichen, der zeitlichen und der sozialen Bindung. In der Migration werden diese drei Bindungen beeinträchtigt. Es gibt Panikzustände wie die Angst von der neuen Kultur aufgefressen und zerstückelt zu werden. Viele ältere Migranten haben sich über die Jahre hervorragend adaptiert, andere wollten nur vorübergehend in einem anderen Land leben und arbeiten und blieben sprachlich unbeholfen.

Bei der Rückkehr ins Herkunftsland ist nicht klar, dass es sich um eine erneute Migration handelt. Wenn der Migrant wieder im Herkunftsland ankommt, hat er die Hoffnung, alles im gleichen Zustand vorzufinden, wie er es verlassen hat. Bindungen aus der Kindheit finden dann oft in der Realität keine Fortsetzung.

Enttäuschte Hoffnungen

Eine rüstige 75-jährige türkischstämmige Sozialarbeiterin lebte über 45 Jahre in Deutschland. Nach dem Tod ihres Mannes zog sie in ihren Heimatort in Ostanatolien zurück. Die Beziehung zu einer dort lebenden jüngeren Schwester erwies sich als nicht tragfähig. Obwohl sie noch einige entfernte Verwandte dort hatte, fühlte sie sich vereinsamt und depressiv. Die Hoffnung, an die Jugend anknüpfen zu können, erwies sich als trügerisch. Sie erlebte diese Erfahrungen als traumatisch und kehrte nach Deutschland zurück.

In der Analyse können sexuelle Leitbilder und Tabus, die zur Zeit der infantilen und pubertären Identitätskrisen bestanden, in Übertragungen und Widerständen zutage treten. Deshalb ist es wichtig, die Bedeutung mystischer und magischer Vorstellungen und religiöser Tabus zu berücksichtigen und ihnen respektvoll zu begegnen. Die Tabus der Virginität und der Kastrationsangst spielen dabei oft eine Rolle. Ein arroganter Standpunkt der Pseudoaufgeklärtheit sollte zugunsten einer unaufdringlichen analytischen Haltung Patienten ermöglichen, den Zwiespalt zwischen Überbetonung ethnischer Wertvorstellungen und unkritischer Annahme neuer Normen integrierend zu überwinden. Zwanghafte und fragmentierte Bilder stehen oft am Beginn des analytischen Prozesses. Die sensible Wahrnehmung von und der behutsame Umgang mit schambesetzten Themen im sexuellen Bereich gehören bei Männern und Frauen in einen analytischen Prozess, der sowohl als Schutz wie auch als Grenze fungiert. Gleichzeitig verwandelt sich dieser Behälter in einen Schmelztiegel für diese Identitätssplitter bis zu ihrer Integration. Dies hilft, ein neues Identitätsgefühl zu entwickeln, bei dem es zu einer anhaltenden Stabilisierung des Selbstwertgefühls kommen kann.

Somatisierung unaussprechlicher Konflikte

Ein 69-jähriger Türke mit rudimentären Sprachkenntnissen besucht zahlreiche Dermatologen, die verschiedene fragwürdige Allergien diagnostizieren: Nach einer achtjährigen Odyssee kommt er in eine psychosomatische Klinik. Seinen permanenten Juckreiz kommentiert er mit den unbeholfenen Worten: »Herr Doktor, Jücken, Jücken!« Erst als er ohne Scham in gebrochenem Deutsch seine Situation schildert, wird seine verleugnete Not deutlicher. Als 30-Jähriger heiratete er auf Druck seiner Familie seine 15 Jahre jüngere Cousine, zu der er nie eine liebevolle Beziehung aufbauen konnte. Jetzt befürchtet er, seit er Potenzprobleme hat, dass die attraktive Frau fremdgeht, zumal sie offenbar sprachlich kompetenter und besser in Deutschland integriert ist als er. Darüber hinaus hätten seine mit Deutschen verheirateten Kinder kein Interesse an einem großen Haus, das er in seiner Heimat gebaut hatte. Mit der Bearbeitung seiner Kränkungen, seines Partnerschafts- und Selbstwertkonfliktes schwand der Juckreiz.

Dieses Beispiel steht für die schwierige Lage vieler älterer Migranten, die nur selten Zugang zu einer ambulanten analytischen Therapie finden. Für viele, die im Alter unter Heimweh leiden, spielen unerledigte Konflikte in Kindheit und Jugend bzw. mit den Eltern, die mit zunehmender Abhängigkeit wieder aufflammen, eine Rolle. Oft wird bei traditionellen Familienverhältnissen die Einsamkeit älterer Migranten übersehen. Die Situation des Ausgeschlossenseins in der Fremdheit der Migration kann sich durch altersbedingte reale und befürchtete Verluste wiederholen. Der kulturelle Schock ist eine Krise, die einige mit Überanpassung, andere dagegen mit starrem Festhalten an alten Traditionen bewältigen; so halten sie ein labiles Gleichgewicht, das im Alter leicht in die Brüche gehen kann. Stabiler ist die Situation von Migranten, die einen integrierenden Mittelweg eingeschlagen haben.

Im Alter können trotz vordergründig guter Integration alte Konflikte neu aufbrechen, wenn haltgebende Strukturen und Personen wegfallen:

Verloren und heimatlos

Ein 75-jähriger Kroate entwickelte nach seiner Berentung eine schwere Depression mit Einsamkeitsgefühlen, die weder seine Frau noch die Kinder und Enkel verstehen konnten. Nachdem seine wertschätzende Einbindung in seine Firma wegfiel, fühlte er sich sowohl in der Umgebung von Dubrovnik, seiner Herkunftsregion, als auch in der Umgebung von Köln verloren. Sein Vater war als Angehöriger kroatischer Faschisten von Titos Partisanen erschossen worden, woraufhin er als junger Mann mit Mutter und Schwester nach Deutschland ausgewandert war.

Güc (1991) weist aus familientherapeutischer Sicht auf die Notwendigkeit von Kenntnissen über biografische Besonderheiten bei Migranten hin. Nicht selten hinterlassen Traumatisierungen Spuren in Selbst-und Objektrepräsentanzen, die dann im Alter neu aufbrechen.

Eine Rekonstruktion transgenerationeller Belastungen fördert die Abgrenzung von Fantasie und Realität und damit eine Entidentifizierung. Deshalb ist es wichtig, nicht nur Übertragungsdeutungen, sondern auch rekonstruktive Deutungen zu geben. Die Patienten werden somit auch als Subjekt ihrer Familien- und Kollektivgeschichte betrachtet. Der analytische Rahmen stellt einen Behälter für die Identitätssplitter dar und fungiert als Schutz, als Grenze. Gleichzeitig ist dieser Behälter ein Schmelztiegel für diese Identitätssplitter bis zu ihrer Integration. Identitätssplitter sind eine Metapher, die unbewusste Fantasien beschreibt. Für Therapeuten sind Gratwanderungen nötig, um zu einer enttabuisierenden Haltung zu gelangen.

Viele Patienten, die Diskriminierungen hinter sich haben, verschweigen sehr zum Schaden der eigenen Therapie ihre Identität. Das Interesse an fremden Sitten und Gebräuchen und die Fähigkeit, eigene Vorstellungen von einem anderen Standpunkt aus betrachten zu können, begünstigen die Berücksichtigung der Funktion von Tabus für die Identitätsbildung (Kraft, 2004). Ethnische Binnendifferenzierungen sind zu beachten. Oft migrieren Menschen auch deshalb, weil sie im Herkunftsland einer Minderheit angehören. Häufig werden Migranten undifferenziert – ohne Beachtung ihrer ethnischen Herkunft – betrachtet: Türken und Kurden werden nicht unterschieden. Aus der Türkei stammen oft Angehöriger diskriminierter und verfolgter Volksgruppen wie Armenier und christliche Araber. Zahlreiche aus Ex-Jugoslawien stammende Patienten sind ihrer Herkunft nach Roma. Zwischen Serben, Kroaten und Albanern wird oft nicht unterschieden. Auch ist zu differenzieren zwischen Russlanddeutschen aus den GUS-Nachfolgestaaten und sogenannten jüdischen Kontingentflüchtlingen, die allzu oft mit den gängigen Vorurteilen als alte Russen bezeichnet werden.

Bildhafte, manchmal szenisch-dramatische Schilderungen können bei einem tieferen Verständnis der Patienten helfen und somit voreilige Diagnoseetikettierung wie Persönlichkeitsstörungen, Psychose oder Demenz verhindern. Alte Patienten sind Subjekte der Geschichte, die Traumatisierungen und Schuld der vorausgegangenen Generation transportieren.

Psychohistorische Empathie und Mentalisierungsfähigkeit der Therapeuten

Angesichts der Diversifizierung des Alters, der Gleichzeitigkeit des Ungleichzeitigen, die sicherlich durch Bevölkerungsverschiebungen und Migrationsbewegungen nach dem Zweiten Weltkrieg zugenommen hat, stellt sich die Frage, inwieweit mentalisierungsbasierte Psychotherapie bei der Begrenztheit einsichtsorientierter Behandlungen helfen kann. Neben der Frage, inwieweit bei älteren Menschen Mentalisierungsfähigkeit besteht (Peters, 2019), sollte das Augenmerk auf die psychohistorische Empathie- und Mentalisierungsfähigkeit von Alterspsychotherapeuten gerichtet werden. Unter Mentalisierung versteht man ja einen mentalen Prozess, durch den eigenem und fremdem Verhalten implizit und explizit Bedeutungen zugeschrieben werden bezogen auf Absichten, Wünsche, Gefühle, Vorannahmen und eine Vielzahl anderer Aspekte (Bateman & Fonagy, 2004, S. 24). Empathiefähigkeit bezieht sich meines Erachtens nicht nur auf neurophysiologische Voraussetzungen, sondern auch auf ein verinnerlichtes Wissen in Hinblick auf andere Zeiten und Kulturen. Dazu gehört auch, sich Begriffen zuzuwenden (Ohlmeier, 2004), die nicht unmittelbar dem eigenen Erfahrungshorizont entsprechen. Die Fähigkeit zum Perspektivwechsel – bereits in vormentalistischen Zeiten erkannt, zum Beispiel im neutestamentlichen Gebot zur Introspektion (den Balken im eigenen Auge erkennen, bevor man den Splitter im dem des Nächsten sieht; Mk 73 und Lk 6,41), und in verschiedenen dem Begriff der Einfühlung nahestehenden Vorstellungen von Binswanger (1945), Conrad (1993 [1958]) und Sterba (1934) – muss bei Therapeuten angelegt sein. So ist es hilfreich, auf der Basis einer sicheren Bindung, gerade bei konfliktvermeidenden Älteren, sich empathisch, aber auch historisch-soziologisch kompetent in die manchmal unbekannte Welt früherer Generationen einzufühlen. Zur Herstellung von Sicherheit und Vertrauen gehört auch, sich im Vokabular und in der Alltagssprache von Älteren auszukennen. Dabei sollte der Therapeut durchaus eine aktive und anregende Position einnehmen (Schultz-Venrath, 2013; Peters & Lindner, 2019).

Der Einfluss der konkreten sozialen Umwelt auf die psychische Entwicklung ist bedeutend und beeinflusst die enge Beziehung zwischen Säugling und Bezugsperson. So ist es möglich, über das szenische Verstehen (Lorenzer, 1970) und die Body-Empathie (Spitz, 1965; Benedetti, 1983) eine Kompetenz in psychohistorischer Empathie zu entwickeln. Diese bedeutet eine spezifische Mentalisierungsfähigkeit des Therapeuten, bei dem der zeitgeschichtliche und kulturelle Aspekt parallel als reflektierende Ebene mitläuft. Psychohistorisches Denken ist Perspektivenübernahme im transgenerationellen Sinne für jüngere Therapeuten und damit eine genuin mentalisierende Haltung. Ein Phänomen oder ein Prozess kann abhängig von den jeweils eigenen Erfahrungen von verschiedenen Personen unterschiedlich gesehen werden (Asen & Fonagy, 2012). Ein jüngerer Therapeut mit psychohistorisch mentalisierender Haltung beschreitet den umgekehrten Weg der transgenerationellen Traumaweitergabe. Diese Kompetenz ist freilich nur zu einem geringeren Teil auf notwendiges Geschichtswissen gegründet und setzt vielmehr auch die Fähigkeit voraus, sich sinnlich-affektiv in die Epoche, die den älteren Patienten geprägt hat, hineinzuversetzen. In diesem Zusammenhang ist es hilfreich, sich etwa mit der zeittypischen Kunst und Musik sowie mit der Alltagskultur, zum Beispiel anhand regionaler Kochbücher, zu beschäftigen. Auch die Kenntnis religiöser, spiritueller, sozioökonomischer Aspekte und der Zugehörigkeit des Patienten zu einer Gesellschafts- und Bildungsschicht sowie gängiger Vorurteile dieser gegenüber ist von Nutzen.

Außerdem bedarf es einer toleranten Haltung gegenüber Menschen, die eine Erziehung in einer Diktatur erlebt haben. Empathisch-Atmosphärisches wie Metaphern und Bilder der jeweiligen Epoche nachzuempfinden, verlangt auch die Sinne zu aktivieren, um eine affektive Passung zum Patienten zu ermöglichen. Deshalb sind gerade visuelle, akustische und gustatorische Eindrücke wichtig. Auch Aussagen von Zeitzeigen helfen dabei, sich empathisch in die Situation des älteren Patienten hineinzuversetzen. Bei der Klärung verschütteter Affekte aus der Vergangenheit ist entscheidend, wie sehr ein Therapeut fähig ist ein gemeinsam erlebtes Beziehungsgeschehen zu ermöglichen. Metaphern sind hilfreich, wenn Therapeuten über psychohistorisches Wissen verfügen, um Affektzustände besser fassen zu können. Diese führen dann zu Vergleichen zwischen Gegenwart und Vergangenheit. Die hierbei aufkommenden Erinnerungen, anfangs diffus und später konkreter, können in Worte übersetzt und in einem verständlichen Narrativ zusammengefasst werden.

Lebensphasen im Alter

Das frühe Alter oder das dritte Lebensalter

Im dritten Lebensalter geht es für viele so weiter wie bisher. Zwar erleben manche den 60. Geburtstag als narzisstische Krise, aber die aus dem mittleren Lebensalter gewohnte Leistungsfähigkeit bleibt erhalten. Tatsächlich? Oder sind Verdrängungs- und Verleugnungsmechanismen am Werk, die diskrete Leistungseinbußen ignorieren. In akademischen Berufen oder Tätigkeiten, die keine schwere körperliche Arbeit verlangen, fallen diskrete Leistungsdefizite kaum auf. Für einen Lehrer oder Juristen lassen sich leichte Herzrhythmusstörungen oder ein sogenannter Altersdiabetes gut kompensieren. Für einen Dachdecker oder Maurer sind solche Störungen der Gesundheit viel einschneidender und jobgefährdender. Gleichwohl drängt sich der alternde Körper als Organisator (Heuft, 1994) vielleicht sanft mit diskreten Störungen, aber auch in Form einer akuten Gesundheitskrise in den Vordergrund. Wenn der Herbst des Lebens eintritt, fällt dies vielleicht zuerst körperlich arbeitenden Menschen und Berufssportlern auf. Schicke Brillen, Zahnimplantate, geschickte Haartönungen, plastische Chirurgie, Potenz- und Gleitmittel im Bereich der Sexualität helfen noch eine Zeit lang, die Illusion andauernder Jugend zu erhalten. Keine Frage: Es ist sinnvoll, durch gezielte Ernährung und Achtsamkeit Alterungsprozesse aufzuhalten. Das populäre Bild vom aktiven Alten bezieht sich auf die Jahrgänge im dritten Lebensalter, hauptsächlich jene, die bei guter körperlicher Gesundheit aktiv an Bildungsangeboten, ehrenamtlichen Tätigkeiten und Reisen teilnehmen können. Dabei handelt es sich meist um Angehörige der oberen Mittelschicht. Jeder Hausarzt kennt Patienten, bei denen der körperliche Verschleiß oder Verfall schon ab Mitte 40 eingesetzt hat. Tatsache ist, dass ab dem 30. Lebensjahr die Leistungen der Organe kontinuierlich nachlassen (Heuft et al., 2006 S. 200–205). Wenngleich, wie bei Kipp und von der Stein (2009) dargestellt, Aktivitätsmöglichkeiten noch gut, die Funktionsreserve ausreichend, das Steuerungsbewusstsein wenig beeinträchtigt und die gesellschaftliche Teilhabe nicht eingeschränkt erscheinen, sind die Vorboten des Herbstes dennoch nicht übersehbar. Die psychotherapeutischen Konstellationen unterscheiden sich vordergründig nur wenig, allerdings rücken die Bedeutung des Körpers, die Zunahme narzisstischer Beziehungskonflikte und die Veränderung der psychosozialen Aufgaben diskret in den Vordergrund. All dies sind Entwicklungen, die auch an alternden Psychotherapeuten nicht spurlos vorbeigehen, sodass die Beschäftigung mit älteren Patienten zunehmend auch eine Spiegelfunktion hat. Sowohl für Patienten als auch für Therapeuten stellt nach Klose (2015) das frühe Alter ein spätes psychosoziales Moratorium dar, ursprünglich von Erikson der prolongierten Adoleszenz zugeordnet. Neue Freiheiten und eine kritisch bilanzierende Reflexion über vermeintlich oder tatsächlich bestehende Möglichkeiten für die Restlaufzeit des Lebens können Aufbruchstimmung, Unruhe und Neuorientierung auslösen verbunden mit der Chance bisher nicht gemachte Entwicklungsschritte spät zu vollziehen bzw. der Gefahr an illusionären Vorstellungen zu scheitern. Der Ausbruch aus latent unbefriedigenden Verhältnissen in Partnerschaft und Arbeitswelt schafft ein Spannungsfeld, in dem, verglichen mit dem Jugendalter, Experimentieren, Weiterentwicklung und Scheitern nahe beieinanderliegen.

Aspekte der Arbeitswelt im dritten Lebensalter

Freud definierte psychische Gesundheit als Liebes- und Arbeitsfähigkeit. Letztere wurde von Psychotherapeuten oft vernachlässigt, obwohl Arbeit stabilisierende und identitätsstiftende Funktionen erfüllt: Nach Bibring (1969) hilft sie, Aggression, Gier, Selbstsucht und Neid im Dienst beruflicher Tätigkeiten als Streben nach Leistung, Erfolg, Führerschaft und Anerkennung zu sublimieren. Arbeit ermöglicht Kontakte und sichert Sozialstatus und partielle Autonomie, Selbstwirksamkeit, Kreativität, stabilisiert das Selbstwertgefühl, erfüllt Überich-Bedürfnisse und bietet Möglichkeiten zur Sublimierung aggressiver Impulse (Hohage, 2000). Wenngleich in vielen offiziellen Bekundungen die Wertschätzung der Älteren für den Arbeitsmarkt gestiegen ist (Kruse & Schmitt, 2005) und das negative Altersbild der 1980er Jahre überwunden scheint, gibt es – trotz häufiger gegenteiliger Bekundungen – in Wirtschaft und Politik doch immer noch große Vorbehalte ihnen gegenüber. Dahinter steckt oft die Tendenz, sich ihrer entledigen zu wollen, worüber auch sozial erscheinende Vorruhestandsregelungen nicht hinwegtäuschen können. Nach Haubl (2015, S. 299) ändert sich die Rhetorik schneller als die Praxis. Arbeit kann krank machen. Die Beispiele Günter Wallraffs (2014) sagen, wenn auch nicht zu verallgemeinern, viel über unsere Arbeitswelt aus. Hinzu kommen selbstwerterschütternde Konfliktlagen, die sich aus verschiedenen Quellen speisen und mit nachlassenden fluiden Fähigkeiten Älterer schlechter zu bewältigen sind: Geringe Handlungsspielräume bei wenig Zeitsouveränität (Karasek & Theorell, 1990), Gratifikationskrisen (Siegrist, 1996; Siegrist & Siegrist, 2014), als mangelhaft empfundene Beziehungsgerechtigkeit in Organisationen (Greenberg & Cropanzano, 2001) und Arbeitsplatzunsicherheit (Herbig et al., 2013; Modini et al., 2016) erhöhen das Risiko gerade für Ältere.

Flexibilisierung, Globalisierung, Digitalisierung und ältere Arbeitnehmer

Die Arbeitswelt ändert sich in Zeiten von Globalisierung und Digitalisierung, womit auch Alterspsychotherapeuten konfrontiert werden. Peters (2015) verweist auf folgende Hauptaspekte:

Flexibilität, die Sennett (1988) als Folge des globalen Kapitalismus bezeichnete, fordere umstellungsfähige Arbeitnehmer. Dies verhindert festere und loyale Bindungen. Der Typus der Arbeitnehmer, die kontinuierlich 40 Berufsjahre in der gleichen Firma beschäftigt sind, schwindet (Keupp, 2004). Identitätsfragmentierung, Arbeitsplatzunsicherheit und erhöhte Mobilität beeinflusse privates und familiäres Leben gravierend. Beschäftigte, die sich um den Erhalt ihres Arbeitsplatzes sorgen, weisen erhöhte psychische Beeinträchtigungen auf, mehr noch als Arbeitslose (Sverke et al., 2002).

> Von der Kläranlage zur Gebäudewirtschaft
>
> Herr P., 62 Jahre, war als Hydrobauingenieur langjährig bei einer Kommune angestellt. Hier kenne er sich aus und habe einen kleinen Mitarbeiterstab. Nachdem sein Arbeitgeber outgesourct und privatisiert wurde, versetzte man ihn mit dem Argument, aufgrund seines Studiums habe er die nötige Grundqualifikation, in eine Abteilung für Gebäudewirtschaft. Nach über 30-jähriger Tätigkeit hatte er keinen Zugang zur aktuellen Bautechnik. Die Versetzung überforderte den etwas zwanghaft-depressiven Patienten. Bei einem stationären Aufenthalt standen zwar auch persönliche Faktoren wie Rigidität und Trotz im Vordergrund, doch der Einfluss der radikalen Änderung der Arbeitsumwelt war dennoch unübersehbar, auch angesichts zahlreicher ähnlicher Fälle, und wurde hinreichend berücksichtigt. Die Kränkung, jüngeren Kollegen hoffnungslos unterlegen zu sein, zum Beispiel in der Handhabung fachspezifischer Computerprogramme, war nicht hauptsächlich Ausdruck eines pathologischen Narzissmus, sondern war auch mit einer mangelnden Wertschätzung durch den Arbeitgeber assoziiert.

Nach Rosa (2005) ist die Beschleunigung ein Hauptmerkmal der Globalisierung: Datenströme, Gütertransporte, technologische Innovationen verlaufen immer schneller, die Hektik nimmt zu, Arbeitsabläufe werden verdichtet, Erfahrungswissen wird entwertet. Dies fördere neue Zeitkrankheiten wie das ADHS und sogenannte Burn-out-Syndrome.

Der Getriebene

Ein 60-jähriger ausgebildeter Kfz-Mechaniker klagte über zunehmende Magenschmerzen, chronische Rückenschmerzen und Bluthochdruck. Nach der Meisterprüfung war er Vorarbeiter in der Autoindustrie mit eigener Produktionsstraße geworden. Der reflektierte Patient brachte seine Störungen in Zusammenhang mit psychohistorischen Belastungen seiner Familie als Angehörige der deutschen Minderheit in Oberschlesien und übersah zunächst, dass mit einer gravierenden Veränderung seines Arbeitsplatzes für ihn Bedingungen entstanden waren, denen er zwar intellektuell gewachsen war, die ihn aber nervlich überforderten: Zur Optimierung und Beschleunigung der Arbeitsabläufe wurden Roboter angeschafft, die die früher von Mitarbeitern gesteuerten Stanzen und Fräsen bedienten. Dem Patienten oblag die Aufgabe der Überwachung und Nachkorrektur und der Aufrechterhaltung des Produktionsprozesses. Er stehe ständig unter Zeitdruck, es fehlten ihm kollegiale Ansprechpartner, nun sei er allein verantwortlich. Es gebe den ständigen Druck durch die Beschleunigung der Produktion. Wenngleich er selbst frühe Konflikte und psychohistorische Zusammenhänge für seine Symptome verantwortlich machte, kam es doch erst nach psychosomatischer Reha, Urlaub und Wechsel in die Tagesschicht zu einer Symptombesserung. Gleichwohl bestand der Druck weiterhin und weitere Arbeitsausfälle waren absehbar. Obgleich in einem Gespräch mit der ihn betreuenden Betriebsärztin deutlich wurde, dass diese die pathogenen Arbeitsbeschleunigungen und Verdichtungen verstanden hatte, habe ich bei vielen ähnlich gelagerten Fällen den Eindruck, dass die Verantwortlichen in der Industrie sich diesen Themen nicht stellen.

Arbeitsvorgänge unterliegen zunehmend örtlicher und zeitlicher Entgrenzung: Die zeitliche und räumliche Trennung von Erwerbsarbeit und privatem Leben, die sich allmählich durch Gewerkschaftsdruck und politische Einsicht durchgesetzt hatte, führte vor allem in den 1960er und -70er Jahren zu geregelten Arbeitszeiten. Heute ist, auch befördert durch neue Medien, in vielen Berufsfeldern die Vermischung von Berufs- und Privatsphäre zu beobachten (Voß, 2011), was zu flexiblen Arbeitszeiten und erhöhter Erreichbarkeit zu Hause oder im Urlaub führt. Nach einer Studie des Forschungsinstituts Regus (2011) arbeitet fast jeder zweite Deutsche (49 Prozent) auch in den Ferien für seine Firma und jeder Zehnte über drei Stunden täglich in dieser Zeit. Diese Entgrenzung aber hat problematische gesundheitliche Auswirkungen, wie eine Studie der AOK (Badura et al., 2012) und jüngere Reflexionen im Fehlzeiten-Report 2022 (Hollstein & Rosa, 2022) zeigten; diejenigen, die flexible Arbeitszeiten haben und häufig länger arbeiten, haben eine deutlich höhere psychische Belastung.

Übergriffe hier und jetzt und dort und damals

Eine 61-jährige Filialleiterin eines Supermarktes ist seit 15 Jahren mit der zunehmenden Digitalisierung beschäftigt. Ihr Arbeitgeber bezahle sie zwar leidlich gut, verlange aber von ihr auch Handy- und Computerbereitschaft in ihrer Freizeit, wenn es zum Beispiel um Lieferschwierigkeiten, Transportprobleme und kurzfristige Reparaturen und Umstellungen im Supermarkt gehe. Dies lasse sie in der Freizeit nicht mehr zur Ruhe kommen. Die Situation habe sich durch die Coronakrise und Personalmangel zugespitzt. Wegen einer Bluthochdruckkrise kam es zu einem 14-tägigen Krankenhausaufenthalt. Zwar reflektiert die Patientin durchaus die multifaktorielle Genese ihrer psychosomatischen Störungen – so erlebt sie die Entgrenzung ihrer Arbeit wie grenzüberschreitende Übergriffe durch ihren Vater –, dennoch sind die beruflichen Einbrüche in ihr Privatleben erheblich. Hier vermischen sich repetitive Konflikte des sehr leistungsfähigen ältesten Kindes einer durch Missbrauch gekennzeichneten Familie mit strukturellen und aktuellen Konflikten am Arbeitsplatz.

Mutter Kirche mit vergifteter Milch?

Eine 63-jährige verheiratete Diplomtheologin, seit über 35 Jahren in einer mittleren Leitungsfunktion in einer höheren Verwaltungseinrichtung einer deutschen Diözese tätig, erlebte über die Jahre und zuletzt besonders kränkend das Erstarken des konservativen Klerikalismus, der ihren Stellenwert als verheiratete Theologin und Mutter zunehmend entwerte. Ihre in den 1970er Jahren unter dem Einfluss des Zweiten Vatikanischen Konzils entstandenen persönlichen Vorstellungen zu ihrer Lebensgestaltung und Selbstverwirklichung erfüllten sich nach einer Phase der Euphorie am Anfang der Berufstätigkeit nicht. Eine chronische Selbstwertkrise zog sich von ihrem 55. Lebensjahr bis zu ihrer Berentung. Zwar wiederholten sich im Konflikt mit »Mutter Kirche« auch Autoritätskonflikte mit der eigenen Mutter, aber sie litt sicherlich unter den großen realen Enttäuschungen, an eingeschränkten Gestaltungsmöglichkeiten ihres Berufes, den sie als Mission verstand. Ihre subjektiv geringe Selbstwirksamkeit gegen ein autoritäres System machte ihr zu schaffen und brachte sie in eine narzisstisch-depressive Krise. In einer sechsjährigen Psychoanalyse konnte die introspektive Patientin ihre Konflikte durcharbeiten und zu mehr Selbstzufriedenheit finden. Ihr Lebensthema geht sicherlich nach der Pensionierung weiter.

Altersbilder und Vorurteile

Veränderungen fordern Arbeitnehmer zunehmend und führen nach Bohulskyy et al. (2011) zur Reduktion der Arbeitszufriedenheit. Ältere Arbeitnehmer sind oft mit ihrem Unternehmen identifiziert, verbinden mit Arbeit noch stärker Werte von Pflichterfüllung und Loyalität, sind bei der Beschleunigung von Abläufen oft unterlegen, erleben die Entgrenzung des Arbeitslebens als nachteilig. Sie gelten als unflexibel, wenig belastbar und weniger leistungsfähig. Dieses defizitorientierte Bild ist assoziiert mit dem traditionell negativen Ruf des Alters – Aristoteles hatte Alter mit Krankheit gleichgesetzt. Mit der Industrialisierung wurden Alte marginalisiert.

Nach dem Sechsten Altenbericht der Bundesregierung (BMFSFJ, 2010), der sich mit Altersbildern beschäftigte, denken Menschen heute differenzierter und positiver über das Alter. Doch dieser Prozess vollzieht sich diskontinuierlich in der Gesellschaft mit hoher Persistenz negativer Altersbilder. Durch das Vorruhestandsgesetz in den 1980er Jahren wurden Frühverrentungen gefördert, sodass das durchschnittliche Rentenzugangsalter eine Zeitlang auf ca. 60 Jahre absank. Als arbeitsmarktpolitisches Regulationsinstrument gedacht sollte es der geburtenstarken Babyboomer-Generation Chancen für den Berufseinstieg garantieren. Ältere sollten solidarisch Platz machen für Jüngere. In dieser Kampagne wurde besonders in technischen Berufen das Defizitbild des Alters in den Vordergrund gestellt. Diese kurzsichtigen Rahmenbedingungen der Politik förderten nicht die Wertschätzung der Älteren und wirken bis heute in der Industrie nach.

Nach Bellmann et al. (2003) hat es schon kurz nach der Jahrtausendwende einen Paradigmenwechsel hin zu einem positiveren Altersbild gegeben, das unter anderem die klassischen Tugenden wie Arbeitsmoral und

Qualitätsbewusstsein, die Älteren zugeschrieben werden, betont. Zu Recht weist Haubl (2015) auch hier auf den Instrumentalisierungscharakter dieser nun gewandelten Einstellung Älteren gegenüber hin. Der drohende Fachkräftemangel in vielen Branchen lässt vorsichtig einen durch die normative Kraft des Faktischen geprägten Einstellungswandel zugunsten positiverer Altersbilder erkennen. Dennoch sind nach wie vor Altersstereotype negativ wirksam, wie Peters (2015) aufzeigt, der sich mit einer Studie des Sozialwissenschaftlichen Instituts der Evangelischen Kirche beschäftigte, die Altersbilder von Pastorinnen und Pastoren untersuchte. Trotz einer großen Aufgeschlossenheit gegenüber neuen positiveren Altersbildern setzten sich im konkreten Handeln dennoch wieder Altersbilder durch, die bereits als überholt galten (EKD, 2009). Im Unbewussten wirken alte Prägungen viel länger fort. Diese Tendenz wird auch in einer Studie von Rothermund und Mayer (2009) bestätig: Fiktive Bewerbungen Jüngerer wurden positiver wahrgenommen als die Älterer, wobei sich die Bewerber nur im Alter, nicht aber in Inhalten und Leistungsprofil unterschieden. Der Trend, sich durch Frühverrentung (17 Prozent) von Älteren zu trennen, auch auf Kosten öffentlicher Kassen (Bellmann et al., 2003), ist ungebrochen. Bei der Genehmigung von Weiterbildungsmaßnahmen, sogar bei leitenden Angestellten, werden Ältere oft benachteiligt (Rothermund & Mayer, 2009), wie ich an einigen Fallbeispielen aus der Autoindustrie und chemischen Industrie erfahren habe.

Ältere Erwerbstätige: Bereicherung oder Last?

Stereotypien sind nie völlig unzutreffend und betonen oft Teilaspekte der Realität verzerrt. Studien zeigen, dass die Arbeitsmotivation bei älteren Arbeitnehmern grundsätzlich nicht geringer ist als bei jüngeren. Bei schlechtem Betriebsklima und mangelnder Wertschätzung Älterer sinke sie jedoch ab (Grube & Hertel, 2008), was zeigt, dass bei Älteren emotionsbezogene Ziele wie das Sich-wohl-Fühlen, gegenseitige Hilfeleistung und Autonomie von großer Bedeutung sind. Die Kurve »Arbeitszufriedenheit« sinkt im mittleren Alter und steigt bei älteren Arbeitnehmern (ebd.). In Traditionsunternehmen, in denen Älteren Respekt entgegengebracht wird, scheint ihre Arbeitszufriedenheit höher zu sein als in »jungen« Branchen.

Im Alter komme es zu einer Verlangsamung der Informationsaufnahme und -verarbeitung und einer Verringerung der geistigen Beweglichkeit und Umstellungsfähigkeit. Diese Defizite würden besonders unter Zeitdruck deutlich. Dagegen seien sinnvolles Planungsverhalten, konzeptuelles Denken und Erfahrung Pfunde, mit denen Ältere wuchern könnten (Kruse, 2011). Fluide Intelligenz hat geringere Bedeutung als emotionale Stabilität, Gewissenhaftigkeit und Offenheit für neue Erfahrungen. Gewissenhaftigkeit steige nach dem 55. Lebensjahr an, Offenheit für Erfahrungen sei mit 55 Jahren am stärksten ausgeprägt und die emotionale Stabilität erreiche mit 60 Jahren ihren Höhepunkt (Nyhus & Pons, 2005). Diese Befunde sind laut einem Übersichtsaufsatz von Martin und Kliegel (2010) kongruent mit Ergebnissen der gerontologischen Forschung. Diese Kompetenzen sind in einer Arbeitswelt, die immer stärker zur Dienstleistungsgesellschaft wird, in der beispielsweise Kundenkontakte nachgefragt werden, von großer Bedeutung. Generativität bedeutet, in einem guten Betriebsklima den persönlichen Narzissmus zugunsten Jüngerer zu überwinden (Zwierzanska, 2011) und Werte und Erfahrungen weiterzugeben. Davon profitiert das Gesamtunternehmen. Ältere verfügen über größere Kompetenzen als lange angenommen.

Arbeitsunzufriedenheit und Frühberentungen

Trotz mancher Wertschätzungsäußerungen in der Öffentlichkeit sei generell die Arbeitszufriedenheit in den letzten Jahren gesunken (Bohulskyy et al., 2011). Mit einer Gratifikationskrise (Siegrist, 1996; Siegrist & Siegrist, 2014) ist die Diskrepanz von hohem Aufwand und geringem Ertrag gemeint, mit Gratifikation Geld, Selbstbestätigung und/oder Status. Letzterer ist in vielen Firmen durch Umstrukturierungen und Rationalisierungen gefährdet. So konnte ich von in der chemischen Industrie, aber auch in Nonprofit-Organisationen beschäftigten Patienten erfahren, dass mittlere Leitungsposten, unter anderem Meister- oder Vorarbeiterstrukturen, wegrationalisiert wurden.

Ausrangiert und degradiert

Ein 62-jähriger Informatiker war in einer karitativen Organisation für Abrechnungsprogramme zuständig, als seine gesamte Abteilung zugunsten eines Dienstleistungsvertrages mit einem IT-Haus outgesourct wurde. Dass ihm schon bei einem früheren Systemumbau der Abrechnungsprogramme, für die er zuständig war, undifferenziert von fachfremden Vorgesetzten Fehler angelastet wurden, hatte er lange verdrängt. Die Hinwendung seines Arbeitgebers zu einem externen

> IT-Dienstleister empfand er daher als ungerechtfertigte Erniedrigung und sie löste bei ihm eine depressive Krise mit passageren suizidalen Tendenzen aus; der Schritt von Scham zu Verbitterung war schon gemacht. Alte negative Abwertungen seiner Eltern, beide Lehrer, die ihn lange ungerechtfertigterweise für studierunfähig gehalten hatten, und der zeitweise Besuch einer Behindertenschule tauchten als alte unbewältigte Selbstwertkonflikte wieder auf, aus denen er sich erst in der Klinik allmählich wieder befreien konnte. Offenbar spielten Abhängigkeitseffekte der Trägergesellschaft keine Rolle. Trotz nur leicht reduzierten Gehalts kam es zu einer Versetzung und Degradierung, die letztlich für den Rest seiner Berufstätigkeit in einer gehobenen Pförtnertätigkeit mündete. Der Patient erlebte seine »Kaltstellung« auch deshalb als besonders kränkend, weil der Träger unter Berufung auf das christliche Leitbild selbstlobend seine Großzügigkeit und Fürsorge gegenüber älteren Angestellten betonte. Eine analytische Einzeltherapie und eine Gruppentherapie mit ähnlich Betroffenen halfen dem Patienten, mit seinen Kränkungen über die schwierige Zeit zwischen Arbeit und Rente zu kommen. Die Selbstwertkrise und selbstbeschuldigende Nachbetrachtungen seiner Arbeitszeit konnten in einer vierjährigen Psychoanalyse nachhaltig überwunden werden.

Der schwammige Begriff »Burn-out« weist ebenfalls auf strukturelle Probleme in der Arbeitswelt und der Persönlichkeitsentwicklung hin. In Umsetzungsversuchen des Postulats individueller Selbstverwirklichung im Beruf mit überhöhten Anforderungen an sich selbst bei gleichzeitiger Verhinderung durch reale Arbeitsverhältnisse (Flick, 2017, S. 230) sind die Grenzen von inneren und äußeren Konflikten fließend. Überforderung von außen, mangelnde Abgrenzungsfähigkeit und überhöhte Leistungsideale führen dann in diffuse Erschöpfungssyndrome mit zahlreichen psychosomatischen Störungen. In der Wissenschaft werden mit dem Phänomen der emotionalen Erschöpfung eine gefühllose, gleichgültige oder zynische Einstellung und eine negative Einschätzung der persönlichen Leistungskompetenz in Verbindung gebracht. Brewer und Shapard (2004) haben den Zusammenhang zu Lebensalter, Berufsdauer und zur Dauer einer Positionsbesetzung untersucht. Bei allen drei Fragen gibt es einen – wenn auch mäßigen – negativen Zusammenhang zur Häufigkeit von Burn-out-Syndromen. Nach Bauer et al. (2003) sind jedoch Ältere davon nicht häufiger betroffen. Ältere Arbeitnehmer werden seltener krank als jüngere, dann aber haben sie längere Fehlzeiten (Badura et al., 2012). Infolge erhöhter Vulnerabilität und auftretender chronischer Erkrankungen kommt es zu einem Anstieg der Erwerbsunfähigkeitsrenten. Die subjektive Gesundheitseinschätzung hat eine erhebliche Bedeutung auf die Entscheidung älterer Arbeitnehmer, bis zum regulären Ruhestandsalter zu arbeiten oder frühzeitig das Berufsleben zu beenden. Die Zunahme der Anfälligkeit für körperliche Erkrankungen führt nicht zwangsläufig auch zu einer Zunahme von Fehltagen oder gar Frühberentungen. Die Entscheidung des Arbeitnehmers ist von seinem subjektiven Gesundheitsempfinden beeinflusst, dieses wiederum spiegelt seine Gesamtsituation wider. Veränderungen der Arbeitswelt schlagen sich in steigenden Fehlzeiten aus psychischen Gründen wieder. Diese Zunahme ist bei älteren Arbeitnehmern geringer als bei jüngeren, mit Ausnahme der Gruppe der 60- bis 64-Jährigen, bei denen sich bezogen auf den Zeitraum von 2005 bis 2011 eine ebenso hohe Zunahme zeigt wie bei den 40- bis 44-Jährigen (Badura et al., 2012). Psychosomatische Rehabilitationskliniken haben Angebote entwickelt, um die berufliche Problematik gezielt aufgreifen zu können (Bückers & Kriebel, 2001; Peters & Lindner, 2019). Beutel et al. (2000) gingen Auslösefaktoren nach und befragten in einer psychosomatischen Klinik ältere Patienten zwischen 55 und 65, die sich wegen beruflicher Überlastung in der Reha befanden. Dabei kristallisierten sich zwei Hauptkrankheitsfaktoren heraus: technische Neuerungen, mit denen sie sich überfordert fühlten, und Konflikte mit Vorgesetzten, insbesondere infolge eines Chefwechsels.

»Mobbing«

Beschämungs- und Ausgrenzungserleben, Double-bind-Situationen, üble Nachrede und Intrigen durch Vorgesetzte und Kollegen oder auch, oft übersehen, entmachtungsassoziierte Verweigerungen nachgeordneter Mitarbeiter kennzeichnen in depressive Erkrankungen, Angststörungen, somatoforme Störungen und Schmerzstörungen mündende Fluchtwünsche vom Arbeitsplatz. Dieses Konglomerat negativer Erfahrungen im frühen Alter an Arbeitsplätzen ist nicht selten und wird oft diffus als Mobbing bezeichnet.

Eine typische Konstellation ist der Generationswechsel in Führungspositionen (Engelhard, 2022), wobei jüngere Vorgesetzte ältere Mitarbeiter loswerden wollen und sich Ältere durch Jüngere marginalisiert fühlen (Muschalla & Linden, 2013).

Das Ende der Rolle der idealen Ersatztochter

Frau H., 60 Jahre alt, ist eine erfahrene Notariatsgehilfin, die viel Zeit in Fortbildungen absolviert hat. Als Tochter einer Flüchtlingsfamilie und eines schwachen alkoholkranken Vaters erlebte sie die Familie ihrer Freundin, vor allem deren Eltern, als vorbildhaft. Bei deren Vater, einem Notar, absolvierte sie ihre Ausbildung und blieb zeitlebens in dessen Diensten, bis dieser hochaltrig mit 89 Jahren die Leitung des Notariats an seinen jüngsten Sohn, einen 49-jährigen Juristen, der zeitweise in den USA gearbeitet hatte, übertrug. Ihn hatte Frau H. als neugeborenes Kind auf dem Arm und sie kannte auch seine Entwicklungskrisen in der Pubertät. Sie hatte den alten Chef idealisiert, mit dem sie angesichts des eigenen kriegsversehrten schwachen Vaters chronisch ödipal verwickelt war, und empfand sich als bessere Tochter, zumal ihre damalige Schulfreundin drogenabhängig wurde. Der neue Chef war wenig erfreut über die alte Bekannte und inszenierte nach Ansicht der Patientin zahlreiche ausgrenzende Situationen: Er kritisierte kleine Formfehler, lud sie zu Teambesprechungen nicht ein, bevorzugte eine in Hinblick auf IT-Programme kompetentere jüngere Mitarbeiterin. In der analytischen Gruppenpsychotherapie verwickelte sich Frau H. mit einer jüngeren Patientin und reinszenierte ihre ödipale Konfliktlage. In der Gruppe gelang es ihr ihre enttäuschten ödipalen Wünsche zu bearbeiten und Abschied von einem beruflichen Größenselbst zu nehmen, dabei aber gleichzeitig ihr Vertrauen in die eigenen Fähigkeiten zu stärken, sodass ein später Arbeitsplatzwechsel zu einem älteren Notar gelang. In der Gruppe wurde auch deutlich, dass ihr Umgang mit jüngeren Konkurrentinnen nicht frei war von erheblichen verbalen Grenzüberschreitungen.

Dieses Beispiel demonstriert die von Engelhard (2022) beschriebene Vielschichtigkeit des Begriffes Mobbing, wobei angesichts beschämter, ausgegrenzter und verletzter sowie beschämender, ausgrenzender und verletzender Mitmenschen oft nicht ganz klar sei, wer Täter und wer Opfer sei. Diese Erfahrung deckt sich meines Erachtens auch gut damit, wie zum Beispiel sogenannte Mobbingopfer in Rehakliniken im Umgang mit den Mitarbeitern eigene Verletzungen mit umgekehrter Besetzung reinszenieren.

Nicht selten ist jedoch zu beobachten, dass sogenannte sozialmedizinische Problempatienten (Kriebel, 2015; Paar et al., 2015a; 2015b), die feste Vorstellungen von den ihnen zustehenden Leistungen haben und sich in einen chronischen Rentenkampf verstricken, Entschädigungen für ihnen entgangene Zuwendungen, oft aus früher Kindheit, in der Frührente suchen. Das Prinzip »Reha vor Rente« wird hier pervertiert, indem der Ambivalenzkonflikt zwischen der Besserung ihres Gesundheitszustands und der Bedrohung ihres Rentenwunsches durch Gesundheitsverbesserung in psychosomatischen Rehakliniken deutlich zutage tritt. Dazu kommt die Double-bind-Situation der leitenden Mitarbeiter von Rehakliniken durch die von der deutschen Rentenversicherung geforderte sozialmedizinische Beurteilung, die sich in Form eines Gutachtens im Reha-Entlassbericht zur Arbeits- und Leistungsfähigkeit äußern müssen. In der Therapie scheitert die Reflexion von Nicht-mehr-Können und Nicht-mehr-Wollen am unbewussten Postulat, dass es nicht besser werden darf, da damit die Rentenansprüche verwirkt wären. Solche Patienten werden dann oft von der Rentenversicherung in eine Reha geschickt, insbesondere dann, wenn sie einen Rentenantrag gestellt haben:

Der »geschickte« Patient

Ein 58-jähriger Heilerziehungspfleger erlebte den Konflikt mit seiner Vorgesetzten offenbar als Wiederholung von Beziehungserfahrungen mit einer als lieblos empfundenen Mutter. Trotz guter Qualifikationen verblieb er jahrzehntelang in einer chronisch destruktiven Teamsituation, bei der er immer wieder vermeintlich oder tatsächlich zu kurz kam. Er versuchte seinen Rentenwunsch, der mehrfach von Rehakliniken nicht unterstützt wurde, durch wiederholte demonstrative Suizidversuche durchzusetzen. Deshalb war er immer wieder Patient vor allem in geschlossenen Stationen psychiatrischer Kliniken. Ein Höhepunkt dieses repetitiven Verhaltens fand während eines laufenden Sozialgerichtsverfahrens statt. Nachdem er schließlich eine zeitlich befristete Berentung durchgesetzt hatte, ging es ihm wider eigenen Erwartens nicht gut. Die alten Vernachlässigungskonflikte mit der alkoholkranken Mutter und der untaugliche Versuch durch die Berufswahl in die Rolle des mächtigen Helfers zu schlüpfen misslangen und wirkten in Form von chronischer Unzufriedenheit nach, zumal er deutliche Rentenabschläge erhielt. Erst eine langjährige Psychoanalyse, lange nach der mit viel Aufwand in einem langjährigen Rechtsstreit mit 61 Jahren durchgesetzten Rente, konnte er eine von depressivem Groll und Resignation dominierte Grundstimmung etwas modifizieren.

Bei chronischen Erkrankungen kommt es vermehrt zu Frühberentungen. Bei Wiederanstieg des Berentungsalters ist das durchschnittliche Alter von Erwerbsunfähigkeitsrenten allerdings aufgrund psychischer Erkrankungen sogar leicht auf knapp unter 50 Jahre gesunken (Engstler, 2006). Ein konfliktreicher Berufsausstieg ist, je früher und je unfreiwilliger er ist, hochriskant (Peters, 2012; von der Stein, 2015). Dann kann es zu Gesundheitsschäden, Lebensqualitätsminderungen und erhöhter Mortalität kommen (Bonsang & Klein, 2011; Tesch-Römer & Engstler, 2008).

Die Notwendigkeit nachhaltigen Umdenkens

Zur Erhöhung der allgemeinen beruflichen Leistungskapazität, Kreativität und Motivation ist es angesichts der demografischen Entwicklung dringend erforderlich, Ältere besser zu integrieren (Bellmann et al., 2003; Irle, 2011). Ihre Potenziale sollten genutzt werden, wie Kruse et al. (2011) in einer umfangreich evaluierten Studie veranschaulicht haben. Wenn es sich dabei aber nur um die pragmatische Reaktion handelt, in Ermangelung jüngerer Arbeitnehmer Ältere vorübergehend besser zu behandeln, um Produktivitätseinbußen zu vermeiden, werden diese Maßnahmen nicht nachhaltig sein. Das aktuelle Altersbild ist zwiespältig und nicht frei von Instrumentalisierungstendenzen, vor allem vor dem Hintergrund des Kompetenzbooms bzw. des Booms positiver Altersstereotype (Denniger et al., 2014; Haubl, 2015). Ältere haben eigene Qualitäten und sind keine Lückenbüßer für die Folgen einer verfehlten Arbeitsmarkt-, Familien- und Migrationspolitik!

Die Entstehung einer solchen Imbalance und deren Eskalation dürften selten völlig unabhängig von individuellen psychodynamischen Einflussfaktoren zu betrachten sein.

In psychotherapeutischen Praxen und psychosomatischen Kliniken sammeln sich viele, die in den letzten Berufsjahren Arbeitsplatzkonflikte hatten, wobei es meistens um vorzeitige Entlassung und unfreiwilligen Ruhestand ging. Angeblich sind sie den Anforderungen in der globalisierten Wirtschaftswelt nicht mehr gewachsen. Spezielle Entwicklungen in einzelnen Brachen, ja manchmal sogar in einzelnen Firmen, schlagen sich mit zeitlicher Verzögerung in einem auffallenden Anstieg von Patienten nieder.

Das frühe Alter zerrieben zwischen adoleszenten Kindern und hochaltrigen Eltern

Im frühen Alter, wenn diskret beginnende körperliche Einbußen deutlich werden, kommen in Realkonflikten mit der älteren und jüngeren Generation eigene bisher unbearbeitete alte Konflikte zum Vorschein. Der folgende Fall steht für viele ähnlich gelagerte Konfliktlagen:

Fels in der Brandung

Die gepflegte, attraktive 60-jährige Polizistin berichtete freundlich und sehr reflexiv über ihre multiplen Schwierigkeiten und sprach daher von einem Mehrfrontenkrieg. Spontan hatte ich Assoziationen zum Zweiten Weltkrieg und zur NS-Zeit, die sich durch die von der Patientin vorgetragene Biografie als zutreffend herausstellten: Als Tochter eines Eisenbahners, der, wie sie sichtlich betroffen berichtete, Züge in Konzentrationslager fuhr und der SS angehörte, habe sie eine strenge, zwanghafte und lieblose Erziehung erlebt. Der Vater habe sie und ihre drei Brüder viel geschlagen, später sei er alkoholabhängig geworden und habe die passiv-duldende Mutter mit einer Nachbarin betrogen. Während dieser Wirrnisse in der Kindheit stieg die Familie sozial ab. Sie selbst konnte aus finanziellen Gründen an Klassenfahrten nicht teilnehmen. Als die Patientin 15 Jahre alt war, wurde die Nachbarin vom Vater schwanger. So trennten sich die Eltern nach jahrelangen gewaltsamen Ehestreitereien. Die Kinder wurden damals der Mutter zugesprochen.

Als die Patientin 18 Jahre alt war, verstarb der Vater bei einem selbstverschuldeten Unfall während einer Trunkenheitsfahrt. Ein Jahr später erkrankte die Mutter an einem Mammakarzinom und verstarb zwei Jahre später. Die Patientin wurde als ältestes Kind Vormund ihrer jüngeren Geschwister. Das eingeschaltete Jugendamt lobte die Fähigkeiten der parentifizierten jungen Frau, die sich vorbildlich um die Geschwister kümmere. Über eine Mitarbeiterin des Jugendamtes trat sie eine Ausbildungsstelle als Sekretärin im öffentlichen Dienst in einem Polizeipräsidium an. Dort machte sie durch ihren Fleiß auf sich aufmerksam, gleichzeitig entwickelte sie großes Interesse an der Polizeitätigkeit. Durch eigenes Betreiben und durch Unterstützung ihrer Vorgesetzten wechselte sie als eine der ersten Frauen in den Polizeidienst. Dort sei sie nach anfänglichen Widerständen einiger männlicher Kollegen gut zurechtgekommen und habe Karriere gemacht.

Sehr auf Ordnung und Korrektheit zentriert lernte sie mit 25 Jahren ihren späteren Ehemann kennen, einen Gymnasiallehrer, mit dem sie drei Kinder hat, der älteste Sohn ist jetzt 30, die beiden Töchter sind 26 und 19 Jahre alt. Das Leben schien lange Zeit bürgerlich geordnet, man baute sich ein Haus in einem ländlichen Vorort einer Großstadt, erlebte mit den Kindern glückliche Urlaube an der Nordsee und in den Alpen; das Ideal der glücklichen und adretten Mittelschichtsfamilie schien erreicht.

Mit den Schwiegereltern, die aufgrund ihrer sozialen Herkunft anfangs skeptisch ihr gegenüber waren, entwickelte sich ein enges Verhältnis, nicht zuletzt aus dem Bedürfnis der Patientin nach Ersatzeltern. Sie sind mittlerweile Ende 80 bzw. Anfang 90 und zunehmend pflegebedürftig. Der ältere Sohn hat eine Drogenabhängigkeit entwickelt, mehrere Ausbildungen abgebrochen und sei jetzt in einem betreuten Wohnen. Er habe mit einer jungen Frau eine dreijährige Tochter, zu der er nur eingeschränktes Besuchsrecht habe. Da diese Frau ihrerseits in prekären Verhältnissen lebe, kümmere sich die Patientin um sie und ihre Enkeltochter. Die mittlere Tochter, zeitweise unter einer Essstörung leidend, ist zurzeit im Referendariat für das gymnasiale Lehramt und seit Kurzem von zu Hause ausgezogen. Sie tue sich sehr schwer mit der Ablösung von den Eltern. Die jüngste Tochter stehe im Abitur, das drohe unterdurchschnittlich zu werden, und sei äußerst widerständig. Der Ehemann, mittlerweile 64 Jahre alt und kurz vor der Pensionierung stehend, habe nach der Operation eines Prostatakarzinoms gesundheitliche und psychische Probleme.

In letzter Zeit habe die Patientin, mittlerweile im Rang einer leitenden Hauptkommissarin, die Zusammenlegung mehrerer Dienststellen erlebt. Mit einer gleichrangigen 15 Jahre jüngeren Kollegin verstehe sie sich nicht. Sie habe zunehmend den Eindruck, dass diese und andere jüngere Kollegen an ihrem Stuhl sägen. Seit einiger Zeit könne sie schlecht schlafen, leide unter Vorhofflimmern, leide oft an Kopfschmerzen, Übelkeit und Rückenschmerzen. Ihr werde alles zu viel. Sie habe den Eindruck, wie in früheren Jahren mit ihren Geschwistern, sie sei der einzige »Fels in der Brandung«. Die Beziehungen zu ihren Geschwistern seien ambivalent. Zwar seien diese im Großen und Ganzen dankbar für ihr Engagement und aus allen sei etwas geworden, anderseits komme in letzter Zeit Kritik an ihrem damals autoritären Führungsstil. Vor allem ein Bruder, der unter einer Angststörung leide, werfe ihr vor ursächlich dafür verantwortlich zu sein. Sie erlebe vor allem in der eigenen Geschwisterschaft viel Kritik und sei nachhaltig darüber verstimmt, dass keiner von ihren Geschwistern anerkenne, dass damals die übrige Verwandtschaft, Onkel und Tanten, außer verbalen Beileidsbekundungen und frommen Sprüchen nicht geholfen hätten.

In der dreijährigen Psychoanalyse, die nach einer stationären Reha-Behandlung stattfand, konnten verschiedene Momente der Belastung durchgearbeitet werden: Die transgenerationale Belastung als Tochter eines Täters, die eigene Rolle als Opfer rigider Erziehung, die Belastung durch die Suchterkrankung des Vaters, die fehlende Unterstützung durch eine passiv-leidende Mutter, den frühen Verlust der Eltern, die Parentifizierung durch ihre Rolle als Ersatzmutter und -vater für ihre Geschwister. Hinzu kommen die oben genannten realen Konflikte, die im inneren Erleben der Patientin auch repetitiven Charakter haben. Gerade die Reflexion darüber und die Möglichkeit, sich von Mustern der altruistischen Abtretung zu distanzieren und diskret die eine oder andere Grenze zu setzen, haben zum nachhaltigen Rückgang der Symptome geführt. Gleichwohl ist die Auseinandersetzung mit dem frühen Alter und der anstehenden Pensionierung noch lange nicht abgeschlossen.

Ein tabuisiertes Thema ist eine bis ins Alter dauernde Nichtablösung von den Eltern. Schon für jüngere Menschen gilt ein Auszugsalter von 23 (Nave-Herz, 1997) bis 26 Jahren (Weik, 2002) aus dem Elternhaus als hoch. Der populistische Umgang mit diesem Phänomen ist abwertend, spöttisch und stigmatisierend und findet sich in Begriffen wie Muttersöhnchen, Vaterstochter, Hotel Mama, Nesthocker und Vollversorgungsmentalität wieder. Während die Hemmschwelle für jüngere Menschen, über dieses Thema offen zu sprechen, schon relativ hoch ist, ist dies bei älteren noch stärker schambesetzt. Vermutlich liegt dies auch an der Dominanz des Autonomieideals in unserer Gesellschaft. Über Gründe und Auswirkungen bei Älteren mangelt es an Längsschnittstudien. Die Balance zwischen Autonomie und Abhängigkeit ist eine lebenslange Aufgabe. Wenn deren Bewältigung ins dritte Lebensalter aufgeschoben wird, gleicht sie oft einem Sprung ins eiskalte Wasser. Die Gründe für eine fehlende Ablösung von den Eltern sind vielfältig: Nur abwertend auf Entwicklungsdefizite zu blicken und vordergründig Bequemlichkeit, Unreife und Trägheit zu unterstellen, greift zu kurz. Mir sind oft Menschen begegnet, in deren Entwicklung schwer belastende Faktoren eine Rolle spielten. Eine erschwerte Ablösung von hochbelasteten Eltern bei Holocaustüberlebenden, Parentifizierung älterer Geschwister bei Tod eines Elternteils, die Rolle als Ersatzpartner und Ersatzelternteil, Parentifizierung als Kind sprachinkompetenter Migranten, Tod eines älteren Geschwisters und extremes Kontrollverhalten der Eltern, frühe Bindungstraumata bei elterlicher Trennung (Franz, 2013), Heimaufenthalte, Adoptions- und Pflegesituationen, schwere Erkrankungen und Behinderungen, ungelöste ödipale Konflikte mit und ohne sexuelle Übergriffe, narzisstische Eltern, psychische Erkrankung eines Elternteils und nicht selten ein transgenerational verhinderter Trauerprozess bei hoch kohäsiven Familienverhältnissen sind hier als Beispiele zu nennen. Bei vielen älteren Menschen ist die ungelöste Ablösungsproblematik oft hinter einer gut funktionierenden Fassade verborgen: Das Klischee des Sonderlings trifft nicht immer zu. So stürzte eine 62-jährige, gut vernetzte Wissenschaftlerin nach dem Tod ihrer Adoptivmutter, mit der sie seit dem vierten Lebensjahr zusammenwohnte, ebenso in eine tiefe depressiv-ängstliche Krise wie ein 67-jähriger vordergründig erfolgreicher Akademiker, der sich aufgrund seiner Körperbehinderung zeitlebens nie von seiner Mutter trennte. Beide fühlten sich bis ins siebte Lebensjahrzehnt außerstande, eine Partnerbeziehung einzugehen. Ihre schweren Bindungstraumata und Selbstzweifel konnten erst in mehrjährigen Psychoanalysen aufgearbeitet werden. Ein Beispiel für die perfide Verflechtung von Infantilisierung und Parentifizierung demonstriert die Krise einer 64-jährigen Anwältin:

Der Sprung ins eiskalte Wasser kann gelingen

Frau Dr. M., eine 64-jährige erfolgreiche selbstständige Anwältin, geriet in eine angstbetonte, depressive, narzisstische und suizidale Krise, als ihre 95-jährige Mutter nach einer Oberschenkelfraktur plötzlich verstarb. Diese, ebenfalls Juristin, hatte bis zu ihrem Tod der Tochter den Haushalt und die Abrechnungsobliegenheiten ihrer Praxis geführt. Die Vorgeschichte der Eltern war belastet: Beide Eltern waren als Kommunisten in der Nazizeit verfolgt und gerieten in Zwiespalt mit dem DDR-System, das sie kurz vor dem Mauerbau verließen. Frau M. hatte einen Bruder, der nach Aussage der Mutter durch eine Unachtsamkeit der Eltern im Straßenverkehr durch Überfahren zu Tode kam. Knapp ein Jahr nach seinen Tod wurde sie geboren. Da sie anfangs wie ein Junge erzogen wurde, hatte sie schon früh den Eindruck, den verstorbenen Bruder ersetzen zu müssen. Der Vater, zu dem sie eine bessere Beziehung als zur Mutter angab, starb mit 45 Jahren an den Folgen seiner Trunksucht. Beide Eltern hätten die Tochter ängstlich überwacht und kontrolliert. Dieses Verhalten habe sich bei der Mutter nach dem Tod des Vaters gesteigert. Den beschädigten Eltern zu Dank verpflichtet studierte sie ebenfalls Jura. Alle Anstellungen außerhalb der Heimatstadt scheiterten am kontrollierenden Einfluss der Mutter. Vorsichtige Ansätze zu Partnerschaften habe diese durch Demonstration zahlreicher Krankheiten unterbunden. Ihre einzige ernsthafte Partnerbeziehung scheiterte mit 50 Jahren, als ihr Partner sie dazu aufforderte, endlich bei der Mutter auszuziehen. Die Mutter unterstützte sie indes in Haushalts- und Lebensführung und sorgte dafür, dass sie in einigen Lebensbereichen unselbstständig blieb. Dies trat nach ihrem Tod deutlich zutage. Eine über dreijährige Psychoanalyse, die sowohl die traumatische Belastung der Eltern, ihre Rolle als Ersatzkind (Küchenhoff, 1991) und ihre schambehaftete Unselbstständigkeit bearbeiten konnte, führte zur verspäteten Trauer- und Wutbewältigung vor allem in Bezug auf die Mutter, aber auch dazu, dass sie mit 66 Jahren eine Partnerschaft mit einem pensionierten Staatsanwalt einging. Als therapeutisch hilfreich erwiesen sich ihre Introspektionsfähigkeit, ihre Intelligenz und ein Übertragungsmuster, bei dem sie zwischen gehorsamer und aufmüpfiger Tochter hin- und herpendelte. In der Schlussphase fühlte ich mich an von Blos (2001, S. 175f.) beschriebene Vorgänge erinnert, bei denen die Patientin ihr Selbst unabhängig von den Eltern und deren Delegationen stabilisieren und ein Gefühl für Würde und Selbstachtung erlangen konnte, das ihr vor allem vor dem Hintergrund ihrer lebenspraktischen Defizite abhandengekommen war.

Entwicklungschancen im dritten Lebensalter sind nicht zu unterschätzten. Trotz Fallstricken und mancher unrealistischer Ziele bietet ein längeres Leben tatsächliche Chancen, manche unerledigten Entwicklungsaufgaben auch spät zu bewältigen. Das Festhalten an starren lebenszyklischen Modellen wie dem von Erikson (1973), das an traditionellen Familienkonzepten festhält, entspricht nicht mehr der heutigen Realität und pathologisiert alle »Normabweichungen«. Es gilt, älteren Patienten zu helfen verpasste Chancen zu betrauern, realistische Chancen auf einen späten Progress wahrzunehmen, verborgene Ressourcen zu mobilisieren, ohne unter einer unrealistischen Progesslawine begraben zu werden. Der Übergang in eine neue späte Lebensphase kann in einem verspäteten Abschied aus problematischen Elternbeziehungen bestehen, der einen dankenden Abschied darstellen kann und es ermöglicht, in der Bearbeitung von Wut und Trauer belastende Aspekte einer schwierigen und destruktiven Elternbeziehung hinter sich zu lassen. Der Film *Ödipussi* von Loriot hat diese tabuisierte Thematik humorvoll und satirisch einem breiten Publikum vermittelt.

Oft zwischen frühem und späten Alter stehen auch jene, die lange mit der Berufstätigkeit nicht aufhören können und die im Rückblick ihre anstrengende Lebensleistung als Verzicht erleben und dann in den letzten Jahren von einer unstillbaren Lebensgier befallen werden (Haubl, 2015, S. 304) und alles, was sie bis dahin als nicht gelebtes Leben empfinden, nachholen wollen. Ein lebenslanger Konflikt zwischen überhöhter Anspruchshaltung und Selbstausbeutung im Dienste unbewusster narzisstischer Ziele kann sich angesichts tatsächlicher oder vermeintlicher Leistungsminderung krisenhaft zuspitzen. Die entstandene »Negativbilanz des (un)gelebten Lebens« kann durch Entschädigung durch Frühberentung oder durch dysfunktionale Lebensgier und Erlebnishunger bei sehr leistungsorientierten Menschen neurotisch ausgeglichen werden, wobei oft ein hoher Preis zu zahlen ist:

Der Todeskapitän

Herr Dr. N., 76 Jahre, hatte sich als mittelloser Arbeitersohn zu einem erfolgreichen mittelständischen Unternehmer hochgearbeitet und eine Apothekerin aus wohlhabenden Verhältnissen geheiratet. Etwa ab dem 60. Lebensjahr ging er mehrfach fremd und zeugte mit einer jüngeren Mitarbeiterin einen Sohn, der von seinen beiden erwachsenen Kindern mit Argwohn gesehen wurde. Aus sehr strengen Verhältnissen stammend war er lange der Ansicht gewesen, in sexuellen Dingen Nachholbedarf zu haben. Er stemmte sich kontraphobisch mit sexuellen Abenteuern gegen seine nachlassenden Kräfte und seine Todesangst, bis ihn ein Prostatakarzinom mit nachfolgender Impotenz jäh ausbremste. Seine angeschlagene Ehe rettete er mit verstärkter Zuwendung zur Ehefrau, die für ihn zunehmend mütterliche Funktionen übernahm.

Seine ruhelosen Aktivitäten verlagerten sich auf Fernreisen und seine Segeljacht, mit der er in Kroatien unterwegs war. Diese Aktivitäten überforderten offenbar den angeschlagenen Körper. Trotz sorgenvoller Hinweise seiner Ehefrau ignorierte er eine koronare Herzkrankheit und den Bluthochdruck. Auf einer Segelpartie auf dem Mittelmeer, irgendwo zwischen Kroatien und Italien, fiel er plötzlich um und verstarb innerhalb einiger Minuten. Die weitgehend segelunkundige Ehefrau irrte mit der Leiche ihres Mannes mit dem Boot auf dem Mittelmeer umher, bis sie von der kroatischen Küstenwache gerettet wurde.

Sie arbeitete nicht nur ihre traumatischen aktuellen Erlebnisse, sondern auch den gescheiterten Versuch, den durch strenge Leistungsorientierung beider erlebten Verzicht durch einen erlebnis- und konsumorientierten Hedonismus zu kompensieren, in einer längeren tiefenpsychologisch orientierten Psychotherapie durch. Die verspätete Zuwendung zu ihren Enkelkindern und ihre Fürsorge für den Sohn des Ehemannes aus dessen Außenbeziehung halfen Fragmente eines erfolgreichen, aber auch als entbehrungsreich empfundenen Lebens zusammenzusetzen.

Hochaltrigkeit und das vierte Lebensalter

Die Zahl der Hochaltrigen im vierten Lebensalter ab 80 Jahren steigt. Während im dritten Lebensalter die Vitalität durch gezielte Übungen und gesunde Lebensweise noch lange erhalten werden kann, kommt es im vierten Lebensalter zu deutlicheren Einbußen der psychophysischen Leistungsfähigkeit. Luft (2011) beschreibt treffend den Rückgang des »Élan vital«, der zum Aufgeben mancher Aktivitäten führe. Alles werde mühsamer und brauche viel Zeit, Bewegungen würden vorsichtig und langsam; Entschleunigung ist nun aufgezwungen. Der Umfang an frei verfügbarer Zeit wird durch Arzttermine eingeschränkt.

Alles wird langsamer und mühevoller

Eine 84-jährige Lehrerin, die über Jahre an der Gruppentherapie für Ältere teilnahm, brachte es auf den Punkt. »Ich bin vielseitig interessiert, mir geht es einigermaßen gut und ich treibe Sport. Die Gruppe hat mir sehr geholfen, aber nach 100 Minuten bin ich völlig erschöpft und lege mich in letzter Zeit danach drei Stunden hin. Wenn ich so lange auf einem eigentlich bequemen Stuhl sitze, tun mir alle Knochen weh. Ich spüre, anders als früher, die Schwerkraft und fühle mich manchmal wie ein nasser Sack.«

Der eigene Entscheidungsspielraum und der Umfang möglicher Aktivitäten werden durch körperliche Einschränkungen kleiner, die Bedeutung des Nahbereichs nimmt zu.

Auch Ärzte werden älter

Ein 81-jähriger, sehr sportlicher und auf Gesundheit fixierter Facharzt für Innere Medizin überstand einen leichten Schlaganfall mit einer leichten linksseitig beinbetonten Hemiparese so gut, dass sein Gangbild sich sehr rasch normalisierte. Eine mehrtägige Bus- und Schiffreise mit zahlreichen Besichtigungen von Passau bis an die Donaumündung erlebte er erstmalig als Tortur: Nach längeren Wegstrecken lahmte sein linkes Bein, die Vielzahl der Eindrücke überforderte ihn, die mangelnden Rückzugsmöglichkeiten von der Reisegruppe rieben ihn auf. In einer 50-stündigen tiefenpsychologisch fundierten Langzeittherapie gelang es dem Patienten zunehmend, körperliche Einschränkungen hinzunehmen und Abstand vom überzogenen Ideal des aktiven Alten zu nehmen, das das Aktivitätsniveau des mittleren Lebensalters festschreibt. Indem er ohne inaktiv zu werden auch regressive Bedürfnisse zuließ und sich nach einer Trauerphase an besser zu bewältigenden Reisezielen orientierte, ging es ihm besser. Gleichzeitigkeit wurde er fähig, die Angebote seines Nahbereiches, einer Großstadt, zu nutzen.

Objektverluste werden konkreter: Todesfälle von Partnern, Freunden und Angehörigen nehmen zu, Beerdigungen bestimmen zunehmend den Jahresablauf. Nach dem Tod ambivalenter Beziehungspartner wird häufig deren verhasster Anteil ins Ich aufgenommen und es entstehen Melancholie, Selbstvorwürfe und Suizidalität (Freud, 1916–1917g).

Der ideale Ehemann

Eine 85-jährige latent suizidale, depressive Patientin war seit acht Jahren, nach dem Tod des idealisierten Ehemannes untröstlich und besuchte jeden Tag den Friedhof. Auf Initiative der Enkelin absolvierte sie eine Kurztherapie. Als sie die rigiden und tyrannischen

Seiten ihres Ehemannes ansprechen konnte, der seine Tätigkeit als Finanzbuchalter zwanghaft pedantisch im Privatleben fortgesetzt hatte, wich die Melancholie.

Manchmal schockieren hochaltrige Patienten Therapeuten damit, dass sie erleichtert und triumphierend über den Tod von Anderen, die sie zeitlebens beeinträchtigt hätten, sprechen können. Hier sollten manche sehr einseitig auf Versöhnung, Altersweisheit und Altersmilde zentrierte Therapeuten umdenken.

Sie war auch ein Biest
Eine von Schuldgefühlen, ein schlechter Mensch zu sein getriebene 83-jährige Frau erlebte es als erleichternd, dass sie sich nach dem Tod ihrer älteren Schwester in der Therapie verächtlich über sie äußern konnte. Eine Erbschaftsauseinandersetzung, die zu ihren Ungunsten verlaufen war, stimmte sie unversöhnlich.

Die Zeit der freundlichen Verdrängung ist vorbei. Nach Mitscherlich (2010) rufen radikale biologische Konkretismen radikale Antworten hervor. Das gilt auch für die Therapie: Während der Tod im dritten Lebensalter noch ein ferner Tabubereich ist, ein statistisches Zeitpolster von 20 bis 40 Jahren und gut kompensierbare körperliche Beeinträchtigungen das Alter zu verleugnen helfen, stehen Hochaltrige oft vor ganz konkreten einschränkenden und lebensbedrohlichen Einbußen. Gebrechlichkeit und Todesnähe lassen sich kaum mehr verleugnen. In Psychotherapien sprechen viele differenziertere Hochaltrige dieses Thema oft schockierend unverblümt an (von der Stein & Kipp, 2011). Mit der körperlichen Hinfälligkeit wird es notwendig nach hoher Wertschätzung der Autonomie nun die unvermeidliche Abhängigkeit zu akzeptieren. Die Zuwendung zu inneren Objekten gewinnt erneut an Bedeutung: Nach Luft (2013) nimmt auch der Wunsch nach Schutz und Geborgenheit zu. Oftmals gewinnen verschüttete Religiosität und Spiritualität so eine neue Bedeutung: Liebende Primärpersonen, als heilig und göttlich vorgestellt, sollen helfen: Der Herrgott als guter Hirte und die Muttergottes ist »jetzt und in der Stunde unsers Todes« da. Die Marienfrömmigkeit gewinnt im katholischen Umfeld, auch bei gebildeten Menschen, oft eine größere Bedeutung, als zugegeben wird (von der Stein & Kipp, 2008). Oft ist dies bei Menschen der Fall, deren schwierige Mutterbeziehung gerade im vierten Lebensalter durch zunehmende Abhängigkeit in den Vordergrund rückt. Es hängt von der vorurteilslosen Aufmerksamkeit des Therapeuten ab, ob solche Vorstellungen in der Therapie genutzt werden können. Bei stärker regredierten Älteren kann die religiöse Vorstellung einer idealen Mutter helfen in der therapeutischen Beziehung eine vorsichtige Triangulierung wachsen zu lassen, die einer Regression entgegenwirkt. Hilfreich ist es deshalb, sich als Analytiker auf religiöse und spirituelle Vorstellungen einzustellen. Erfahrungsgemäß nehmen bei einer erfolgreich verlaufenden Therapie starre dogmatische Haltungen ab, ohne dass sich der Therapeut, vielleicht von eigenen rigiden Vorstellungen beeinflusst, in einen unseligen Glaubenskampf verwickelt. Schließlich liegt der Wahrheitsgehalt jenseits psychoanalytischen und naturwissenschaftlichen Denkens.

In Fantasien von Lebensende und Transzendenz geht es nach Luft vor allem um die Rückkehr in den Mutterleib als weitere Regressionsstufe. Hier gilt es den Patienten ohne dogmatische Vorbehalte auch dann zu helfen, wenn aufgrund konkreter körperlicher Einschränkungen eine aufsuchende Psychotherapie nötig wird (Lindner, 2014).

Es gibt noch keine konsistenten Konzepte für die Behandlung von Patienten im vierten Lebensalter. Dennoch scheinen sich mir folgende Tendenzen abzuzeichnen: in Therapien der notwendigen Regression Raum geben, ohne sie zu pathologisieren; auf die körperlichen Möglichkeiten angemessene Therapieformen entwickeln, hierzu gehören auch aufsuchende Psychotherapien; unsinnige Postulate, die Hochaltrige unter inadäquaten Leistungsdruck bringen, aufgeben. Das Ideal vom aktiven Alten ist genauso wirklichkeitsfremd wie das vom weisen Alten, der abgeklärt auf den Tod wartet. Wichtig für das vierte Lebensalter ist eine differenzierte medizinische Versorgung mit angemessenem Einsatz von Hilfsmitteln: Ein Schrittmacher oder ein neues Hüft- oder Kniegelenk kann bei einem Hochaltrigen neue Lebensqualität bringen. Symptome symbolisieren oft die emotionale Verfasstheit der Patienten, weshalb Ärzte und Psychotherapeuten gerade bei Hochaltrigen aufgefordert sind, konkret medizinisch zu behandeln bzw. behandeln zu lassen und gleichzeitig die Botschaften der Symptome zu verstehen. Hier gilt es auch, Vorurteile gegenüber Hilfsmitteln abzubauen. Damit verbunden ist dann oft eine Auseinandersetzung mit dem Narzissmus der Älteren, die sich schämen, sichtbare Hilfen in Anspruch zu nehmen. Manche Stürze wären zu verhindern, wenn gangunsichere Patienten frühzeitiger einen Rollator benutzten. Auch Notfallknöpfe bei Alleinlebenden, Hörhilfen und eine adäquate Inkontinenzbehandlung sind Maßnahmen, die rechtzeitig in Anspruch genommen werden sollten.

Krankheitsbilder und häufig auftretende Symptome

Körperliche Erkrankungen und deren Folgen

Es ist fast eine Binsenweisheit, dass mit zunehmendem Alter viele Erkrankungen häufiger auftreten und dann zu Einschränkungen führen, die das Leben gravierend beeinträchtigen und den Bewegungsradius einschränken: Es ist bekannt, dass Osteoporose, Arthrosen, Spinalkanalstenosen, bösartige Tumore wie Mammakarzinome oder Prostatakarzinome, Spätfolgen von Diabetes, Schwerhörigkeit, Einschränkungen der Sehfähigkeit und viele andere Beschwerden auftreten oder chronisch werden.

Die Ernstnahme der Klagen über die Defizite, biografisch und psychodynamisch wertschätzend in eine Therapie eingebaut, kann die Leiden nicht wegzaubern. Oft geht es letztlich auch um existenzielle Fragen, um Endlichkeit und Tod. Körperliche Erkrankungen mit realen Einschränkungen stellen für viele bis zu deren Auftreten gesunde Menschen große Belastungen dar. Autonomieverlust und Wirksamkeitseinschränkung sind in einer Leistungsgesellschaft ein schweres Los bis zu einer Schande. Sennett (1998, S. 142) betonte die Verknüpfung von Abhängigkeit und Scham. Es ist auch im dritten und vierten Lebensalter nicht leicht, Erfahrungen zu machen, denen von Kindheit an körperbehinderte Menschen viel früher ausgesetzt sind. Der unvermeidliche Einbruch in die Privatsphäre, die Verletzung der Intimität und der Verlust des Bewegungsradius können traumatischen Charakter annehmen. Darüber hinaus ist Scham ganz nahe bei der Selbstabwertung (Adler, 1977 [1907]; Wurmser, 2005), die noch durch die Nazi-Erziehung, die manche Behinderte erfahren haben, verstärkt werden kann. Selbstverständlich sind dieses Gedankengut und seine postmodernen Wiederauflagen auch für Ältere, die erst spät eine gravierende Gesundheitseinschränkung erlebt haben, schädlich. Wenn körperliche Einschränkungen gravierend sind, kann Wut (Ornstein & Ornstein, 1997) eine große Rolle spielen in Bezug auf die Gefahr der Selbstfragmentierung im Spannungsfeld zwischen Scham und Verletzlichkeit. Diese kann autodestruktiv gegen sich selbst gerichtet sein und/oder sich auch projektiv gegen den Therapeuten richten. Die Entwicklung von Aggression in Übertragung und Gegenübertragung kann überwältigend werden; auf die grenzüberschreitenden Folgen wies Hirsch (1999) mehrfach hin. Es ist durchaus hilfreich, zugrunde liegende Konflikte des Patienten, die nicht selten neidgetönt sind, durchzuarbeiten und zumindest partiell zu entgiften. Dabei ist wichtig, dass die Therapeuten die aggressiven Attacken der Patienten »überleben« und die Konflikte containen können. Kernberg (1988) berichtete in diesem Kontext, dass Wut in Hass transformiert werden könne und sich dieser Hass auf all jene Menschen richte, die nicht so viel leiden müssten. Im Rahmen von Täter-Opfer-Polarisierungen könne es zu sadomasochistischen Verwicklungen kommen. Es können sich auch frühere sadomasochistischer Arzt-Patienten-Beziehungen reinszenieren und negative Erfahrungen mit Institutionen können wiederholt werden. Bei einem wesentlich vitaleren, jüngeren oder gleichaltrigen Therapeuten, bei dem sich in hostiler Projektion die Diskrepanz zwischen Real- und Idealselbst auftut, ist der Neidaspekt auch bei differenzierten Patienten kaum zu umgehen.

Enttäuschender Ruhestand

Ein junger Alter, ein 66-jähriger Polizist, litt unter akuten Bandscheibenvorfällen und entwickelte eine ausgeprägte Glaukomerkrankung mit schwerem Visusverlust. Der Patient hatte sich darauf gefreut, sein Haus eigenhändig umbauen zu können – er war im ersten Beruf Maurer – und sich mit seiner Modelleisenbahnanlage beschäftigen zu können. Beides schien nun nicht mehr möglich. In der Übertragung auf mich war er stellenweise sehr aggressiv. Für mich kam hinzu, dass ich seine Beschäftigung mit Modelleisenbahnen und Architekturmodellen teile. So mobilisierte er in mir auch latente Altersängste, kenne ich doch einige, die bei nachlassender Sehkraft und motorischen Fähigkeiten diesem Hobby nicht mehr nachgehen konnten. Der Fall steht für viele, die eine geliebte, wesentlich zur Identität gehörende Tätigkeit nicht mehr ausführen konnten. Ein Ansprechen seines Grolls gegen mich, eine Operation des Glaukoms, die zumindest eine leichte Besserung der Sehkraft erbrachte, der Wechsel auf einen größeren Maßstab in der Modellbahn und der Umstieg auf Hörbücher und akustische Medien linderten seinen Schmerz etwas.

Ältere Menschen mit lange bestehenden Körperbehinderungen

Als oft übersehene Gruppe seien auch ältere Menschen mit Körperbehinderungen genannt: Viele Behinderte mit angeborenen und früh erworbenen Schäden erleben die gravierenden Alltagsbehinderungen viel früher, meist im dritten Lebensalter um die 60. Sie tragen damit eine doppelte Last, stellen doch Alter und Behinderung bereits für sich allein Exklusionsrisiken dar. In Kombination potenzieren sich diese Risiken. Zwar haben sich alt werdende Behinderte im Vergleich zu Menschen, die erst sehr spät eine Körperbehinderung erwerben, länger darauf einstellen können, dies ist aber nur ein geringer Vorteil, da Immobilität und Abhängigkeit meist schon viel früher eintreten.

Späte Folgen einer Körperbehinderung

Herr A. wuchs im städtisch-ländlichen Übergangsgebiet auf. Kurz nach seiner Geburt per Zangenentbindung hatte sich ich eine arm- und beinbetonte Hemiparese als Folge einer Hirnquetschung und Hirnblutung herausgestellt. Seine leicht dysarthrische Sprachstörung sei kaum aufgefallen. Die liebevollen, aber bildungsfernen Eltern hätten ihn immer unterstützt. Trotz seiner Behinderung lernte er Fahrradfahren, wurde in der Schule kein Außenseiter, absolvierte nach dem Hauptschulabschluss eine Banklehre, heiratete mit 27 Jahren und gründete eine Familie mit zwei Kindern. Er habe nie eine Behindertenschule besucht oder einen Behindertenausweis gehabt. Seine Situation verschlechterte sich, als die Spätfolgen seiner Behinderung durch die einseitige Belastung der nicht gelähmten Gegenseite durch arthrotische Gelenkveränderungen deutlicher wurden. Hinzu kamen eine Spinalkanalstenose und Arthrosen in Hand-, Ellenbogen- und Schultergelenken auf der nicht betroffenen Seite. Eine Beweglichkeitseinschränkung kam infolge einer Sprunggelenkfraktur zustande, die ihn erstmals an den Rollstuhl fesselte. Das sei für ihn der drastische erste Hinweis auf Immobilität gewesen. Es kam zu einem erheblichen depressiven Einbruch. In einer analytischen Gruppentherapie wurde erstmals deutlich, wie viel Kraft er aufgebracht hatte, um mit anderen mitzuhalten. Als sehr negativ erlebte er dann, wie sein Arbeitgeber versuchte ihn loszuwerden. Wenngleich der Kampf mit diesem und den Sozialversicherungen letztlich positiv für ihn ausging, musste er sich zumindest für längere Strecken an den Rollstuhl gewöhnen. Diese sichtbare Zäsur in seiner Mobilität belastete ihn heftig, zumal er erst 63 Jahre alt war. Die Arthrose in verschiedenen Gelenken der oberen Extremität behinderte ihn auch sichtlich in Aktivitäten des alltäglichen Lebens und bei der Freizeitgestaltung. Besonders schmerzlich wurde dies bei dem Kontakt mit seinen Enkelkindern, denen er meinte, nicht so viel bieten zu können wie ein nichtbehinderter Großvater.

Grundsätzlich gilt für die Psychotherapie für ältere Menschen mit körperlichen Einschränkungen:

- Würdigung der Tatsache, dass diese oft schlechtere Chancen haben, sich ins Alltagsleben zu integrieren (siehe Radebold, 1995, S. 1180–1181; Peters, 2006, S. 111–130). Viele gelungene Anpassungen und Entwicklungsschritte sind oft viel mühsamer.
- sensible Bereitstellung von Hilfsmitteln, um eine ungewollte Frühberentung von behinderten Menschen im dritten Lebensalter zu verhindern, da diese eine solche oft zu Recht als Diskriminierung empfinden
- Verzicht auf Infantilisieren und Patronisieren
- Aufzeigen eines Mittelwegs der realistischen Anpassung an die körperlichen Defizite jenseits von Resignation und euphemistischen Übererwartungen und längerfristige Begleitung der Patienten auf diesem oft anstrengenden Weg
- wenn es sich um nicht linderungsfähige Einschränkungen handelt, mit dem Patienten einen Trauerprozess eingehen

Psychosomatische Störungen: Der Körper als Kompass

Nach Heuft (1994) wird der Körper zugunsten der Ich-Funktionen im Alterungsprozess ein wichtiger Organisator der Entwicklung in der zweiten Hälfte des Erwachsenenlebens. Hierbei entspreche dem psychischen Ich der Körper, den man *hat*, im funktionellen Sinne, während der Leib, das heißt der Körper, der man *ist*, dem narzisstischen Aspekt im Sinne des Körperselbst entspreche. Verinnerlichte Objektbeziehungen der frühen Lebensstadien und spätere wichtige Objekterfahrungen hinterlassen Körpererinnerungen und Somatisierungen. Leibliche Existenz und körperliche Funktionen sind nicht mehr selbstverständlich. Die sich verändernde Körperlichkeit ist Indikator für das Zeiterleben. So wird der Körper ein Kompass für Veränderungen des Alterns: Biologische Abbauprozesse schränken konkret und aktuell ein und müssen narzisstisch verarbeitet werden. Auch jeder gesunde Ältere mit ausgeglichenem Selbstwertgefühl und intakten Beziehungen ist mit der Realität des körperlichen Alterns konfrontiert.

Oft überlagern sich körperliche Erkrankungen und psychosomatische Störungen. Dies gilt besonders bei Somatisierungsstörungen. Häufig kommt es bei den älteren Patienten zu Abwehrreaktionen bei Behandlern: Entweder wird behauptet, sie seien für eine Psychotherapie ungeeignet, oder sie werden polypragmatisch ohne stringente Indikation mit Medikamenten überschüttet.

Körperliche Symptome treten bei Älteren häufiger auf und stehen am Anfang vieler Psychotherapien. Die Diagnose »Somatisierungsstörung« sollte nicht übereilt gestellt werden, da diese häufig mit dem Vorurteil der Unveränderlichkeit und Chronifizierung assoziiert wird. Der Therapeut gerät, auch in der Gruppentherapie, schnell in die Rolle des Hausarztes. Dieses Kontaktangebot bietet in den meisten Fällen die Chance, dahinter verborgene Konflikte zu erkennen.

Im Verlauf von Psychotherapien ändern Ohrgeräusche, Gangstörungen, Schmerzen, die im Vorgespräch und zu Beginn der Behandlung von den Patienten als »immer gleich« beschrieben wurden, ihren Charakter. Nicht selten treten neue Beschwerden auf (Schwindel, Zahnschmerzen, Blutdruckkrisen), halten Ärzte, Therapeuten und Angehörige interaktionsreich in Atem und lenken scheinbar vom Fluss des therapeutischen Geschehens ab. Hierher gehören auch interkurrente körperliche Erkrankungen und Unfälle während der Psychotherapie: Angina und andere Infekte, unklare Fieberschübe, Thrombophlebitis, Exantheme und andere Hauterscheinungen. Solche Symptomveränderungen und -neubildungen werden oft als Somatisierungen im Sinne von Widerstand gegen Emotionales aufgefasst: Der Therapeut, bei multimorbiden älteren Patienten oft durch die Befürchtung, etwas zu übersehen, verunsichert, sieht sich gezwungen, das körperliche Symptom ärztlich behandeln zu lassen und abzuwarten, bevor die »eigentliche« Therapie weitergehen kann.

Die Symptomexpressionen sind oft verborgene Hinweise, die psychodynamisch eingeordnet werden sollten. Die Psychoanalyse hat mit der Beschreibung von Körpersymptomen in Abhängigkeit von unbewussten Prozessen ihren Anfang genommen: In den frühen Arbeiten Freuds und seiner Schüler sind wechselnde Körpersymptome ein Kompass beim Vordringen in das unbekannte Land des Unbewussten, wie in der ersten Krankengeschichte der Anna O. (Freud, 1893a). Die Redekur »am Leitfaden des Leibes« brachte in weiteren Krankengeschichten Freuds (1895d) wegweisende Befunde zutage: Schmerzen, die sich während der Kur abwechselnd mit vermehrter Heftigkeit meldeten, etwa in der Behandlung von »Fräulein Elisabeth von R …« (ebd., 188–259, besonders S. 112), erwiesen sich als mit ganz bestimmten schmerzhaften Erinnerungen verknüpft (Kütemeyer & Schultz, 1990, S. 984f.).

Ferenczi beschrieb passagere Symptomneubildungen während der Analyse. Solche Symptome erweisen sich nicht nur lokalisatorisch, sondern auch als »qualitativ determiniert« (Ferenczi, 1912). Sie seien eigentlich symptomatische Darstellungen von unbewussten Gefühls- und Gedankenregungen, die durch die Analyse oder die psychodynamische Therapie aus ihrer Inaktivität aufgerüttelt wurden (ebd., S. 10f.).

Nach Luborsky (1996) entsteht das jeweilige Symptom an Knotenpunkten (nodal points) der Behandlung, in denen ein Gedanke im Begriff ist, geäußert zu werden, der mit schmerzhaften, kränkenden Erinnerungen befrachtet und mit besonderer Angst und Hilflosigkeit verbunden ist. Das Symptom markiert das Krisenhafte der therapeutischen Situation und kann helfen, mit den schwer erträglichen Affekten umzugehen.

Gerade körperliche Symptome und deren Veränderung sollten in Psychotherapien mit Älteren genau beobachtet werden. Sie demonstrieren, wie dynamisch bei älteren Menschen, im Gegensatz zu zahlreichen Vorurteilen, eine aufdeckende Psychotherapie sein kann. Zu psychosomatischen Krisen im Alter kommt es gehäuft beim Übergang von einem emotionalen Zustand in einen anderen, beim Wegschmelzen der Abwehr, bei Erschütterung des Selbstbildes, bei Verlust stabilisierender und kompensatorisch wirksamer Konstellationen und Personen und an Wendepunkten des therapeutischen Prozesses. Als vermeintliche Störung des therapeutischen Prozesses imponierend, erweisen sie sich als Vorboten und Katalysatoren neuer Entwicklungen, ebenso als krisenhafte Zwischenspiele bei bereits erfolgter Progression. Körpersymptome übernehmen Brückenfunktionen: die Funktion einer somatisierten Affektexpression, einer Reinszenierung von Erinnerungen, einer Regressionsmöglichkeit, einer Selbstbestrafung. Die Krise findet gleichzeitig auf der körperlichen, der affektiven und der Beziehungsebene statt, wobei nicht auszumachen ist, welche Ebene die andere in Bewegung bringt. Gerade bei traumatisierten älteren Patienten muten psychosomatische Symptome an wie ein Probehandeln des Körpers und szenische Vorwegnahmen, die eine anstehende scham-, angst- oder schuldbesetzte Erinnerung anbahnen und die verbale Veröffentlichung ermöglichen.

Der Körper veröffentlicht das Trauma

Frau B., eine 77-jährige ehemalige Lehrerin, die in der Vorpubertät eine Inzestbeziehung sowohl mit dem älteren Bruder als auch mit dem Vater erlebt hatte, wurde auf Initiative der behandelnden Gynäkologin in eine psychosomatische Klinik überwiesen. Sie leide unter unklaren Blasenentleerungsstörungen, Bluthochdruckkrisen und multilokalen Schmerzen, vor allem im Unterbauch. Nachdem sie erstmals über die Beziehungen zum Bruder und zum Vater gesprochen hatte, erlebte sie am selben Abend einen Schmerzanfall in der rechten Nierengegend, den sie mit einer Wärmflasche zu lindern versuchte – so heiß, dass sie sich verbrühte. Ihre ambivalenten Gefühle waren in der Bruderübertragung mit mir als männlichem Therapeuten sehr spürbar. Es herrschte teilweise eine Atmosphäre, als brenne die Luft. Nach einer Latenzzeit von vier Wochen, kurz vor Entlassung aus einer 17-wöchigen stationären Behandlung, konnte sie über den langjährigen Inzest mit dem Vater sprechen. Dann traten erneut kolikartige Nierenschmerzen rechts auf, wo sie bereits eine wulstige Keloidnarbe aufwies. Erst jetzt konnte sie sich erinnern, dass sie mit 14 Jahren von der Mutter überrascht worden war, als sie ihren Vater masturbierte. In ihrer Wut habe die Mutter sie mit einem Messer ins rechte Nierenlager gestochen, die Niere musste operiert werden. Nach dieser therapeutischen Krise und während einer ambulanten psychoanalytischen Weiterbehandlung gingen die psychosomatischen Störungen nachhaltig zurück.

Eine körperliche Schieflage kann als drastische flüchtige Konversion verstanden werden:

Körperliche Darstellung der Schieflage in einer Selbstobjektbeziehung

Frau S., 77-jährige Köchin und Mutter von vier Kindern, die ihre über 40-jährige Ehe mit einem alkoholkranken Mann in den Vordergrund ihrer Klagen stellte und den Therapeuten dazu brachte, ausführlich das Thema Co-Alkoholismus zu besprechen, entwickelte eine Schiefhaltung ihres Schultergürtels, wobei die rechte Schulter zehn Zentimeter tiefer stand als die linke. Diese mit heftigem Muskelhartspann einhergehende orthopädische Fehlhaltung ließ die Sorge, eine Schulterluxation oder eine Wirbelfraktur könne vorliegen, entstehen. Als ihre eigene, bisher zu kurz gekommene Biografie zur Sprache kam, milderte sich diese Fehlhaltung und kehrte immer dann stärker wieder, wenn sie sich nicht wahrgenommen fühlte.

Psychosomatische Symptome können bei älteren Patienten auch im Sinne von Regressionsinszenierungen verstanden werden. Sie können auftreten, wenn die Lockerung der neurotischen Abwehr durch eine akute Erschütterung bei schweren aktuellen Verlusten auftritt. Gerade körperliche Immobilisation oder akute Infekte bahnen einen Weg, verschüttete Impulse aus dem Es zuzulassen.

Die anstößige Beziehung

Bei Frau F., einer 79-jährigen Erzieherin, die als parentifiziertes Kind Ersatzmüttern ausgesetzt war, trat nach der Aufgabe ihrer eigenen Wohnung und dem Umzug zu ihrem neuen Partner – vier Monate vor der stationären Aufnahme in eine psychosomatische Klinik – ein Drehschwindel auf. Nach 40-jähriger Ehe hatte sich die Patientin, sehr zum Leidwesen ihrer erwachsenen Kinder, auf eine neue Partnerschaft mit einem pensionierten Polizeibeamten eingelassen. Auf dem Höhepunkt dieses Konfliktes entwickelte sie eine heftige fiebrige Angina und wurde von den Schwestern mütterlich umsorgt. Danach arbeitete sie ihre Verletzungen durch eine überforderte Mutter durch, die sich als Trümmerfrau in Berlin um die Tochter nicht gekümmert habe. Die Mutter der Patientin habe sich auch missbilligend dazu geäußert, dass diese damals früh eine Ehe einging. Ebenso verhalte sich nun vor allem ihre erwachsene Tochter, die die neue Beziehung der Mutter für anstößig halte. Nach der Regressionsphase konnte sich Frau F. mit ihren Kindern auseinandersetzen und von ihrem neuen Partner mehr Verbindlichkeit einfordern. Der Schwindel wurde nachhaltig überwunden.

Das Beispiel zeigt, dass eine dosierte Regression progressive Schritte ermöglicht. Im Therapieverlauf kann man in nuce beobachten, wie im Zuge der therapeutisch induzierten Regression frühe Entwicklungsstadien wiederaufleben. Es wäre ein Trugschluss, derartige Phänomene voreilig als bedrohliche Vorzeichen einer »malignen Regression im Alter« fehlzuinterpretieren. Das nächste Beispiel demonstriert eine passagere Regression auf die anale Phase:

Retention – körperlich und in der Übertragung

Herr. K., ein 70-jähriger Versicherungskaufmann, der nach dem Tod seiner Ehefrau eine depressive Symptomatik entwickelte, war als Einzelkind in einen nicht gelösten Rivalitätskonflikt mit einem als rigide und herrisch erlebten Vater verwickelt, während er sich von einer als überprotektiv empfundenen Mutter als Partnerersatz missbraucht fühlte. Dieser Patient entwickelte während einer Phase in der Psychoanalyse, in der die Vaterübertragung stark im Vordergrund stand, eine hartnäckige Obstipation zeitgleich mit einer Phase der Retention biografischen Materials in der durch anales Rivalisieren gekennzeichneten Beziehung zu seinem Therapeuten. Die Obstipation war so heftig, dass eine Koloskopie zur Abklärung eines Tumorverdachtes durchgeführt wurde, jedoch ohne Befund. Als er auf diese Parallelität vorsichtig deutend aufmerksam gemacht wurde und entsprechende andere Rivalitätssituationen mit als bedrohlich erlebten Männern durchgearbeitet wurden, dabei sein passiv-aggressiver Retentionismus deutlich wurde, ging die als bedrohlich erlebte Obstipation zurück. Ein durch den Hausarzt unterstützter Laxantienabusus konnte überwunden werden.

Viele körperliche Symptome lassen sich als Ausdruck bedrohlicher unerträglicher Affekte, die akut somatisiert werden, verstehen:

Die Blutdruckkrise als Angstäquivalent

Frau M., eine 72-jährige adipöse Patientin ohne Berufsausbildung, lebte in enger Beziehung mit dem Ehemann, vormals mit den Eltern, unter Verzicht auf eigene Autonomie. Nach dem Tod des Ehemannes musste sie gezwungenermaßen Schritte zur Selbstständigkeit unternehmen. Als in der sechsten Woche des stationären Aufenthaltes das Krankmachende der Elternbeziehung Thema wurde und ein Gespräch mit einer Sozialarbeiterin anstand, wie es nach der der Entlassung in der häuslichen Umgebung weitergehen solle, entwickelte sie nachts zuvor hypertone Blutdruckwerte von 230/140 mm Hg als

Angstäquivalent. Die Internisten bezweifelten, dass ein so drastischer Blutdruckanstieg, auch diastolisch, ebenfalls ein Angstäquivalent sein könnte. Die Werte normalisierten sich tags darauf innerhalb einer Stunde, als im Gespräch klar wurde, dass Hilfen organisiert waren und eine weitergehende ambulante Therapie zugesagt wurde.

Psychosomatische Symptome können auch auftreten, wenn eine befreiende Erkenntnis eintritt, eine Lösung sich abzeichnet und Wohlbefinden sich einstellt. Dieser Lichtblick wird durch Schuldgefühle (Überlebensschuld) wieder verdunkelt, die Aussicht auf Befreiung durch den »Todestrieb« zunichte gemacht. Die Patienten werden von den lebensfeindlichen Introjekten gleichsam wieder eingeholt:

Überlebensschuld

Eine 81-jährige Frau, als Kind aus einer Großstadt nach deren Ausbombung mit Mutter und Schwester nach Niederschlesien evakuiert, erlebte die Vergewaltigung der Mutter und Schwester durch russische Soldaten. Danach wurde die Schwester erschossen. Inwieweit die Patientin selbst vergewaltigt wurde, ließ sich nicht klären. Wenig später überlebten die Patientin und ihre Mutter, die sich auf einem Speicher eines Klosters hinter Gerümpel versteckt hatten, eine Attacke der roten Armee, bei der Frauen und Kinder in den unteren Etagen vergewaltigt und erschossen wurden. Nach dem Zweiten Weltkrieg wurde die Patientin mit 19 Jahren unehelich schwanger, ging eine Frühehe ein und führte zunächst ein unauffälliges Leben. Mit 50 Jahren erkrankte sie an Brustkrebs, überlebte dies jedoch. Als sie verschiedene Fernsehserien über Kriegskinder sah, die auf sie wie eine Retraumatisierung wirkten, bekam sie heftige Schmerzen in Becken und Genitalbereich. In der Therapie stand in einer Zwischenphase zwar das sexuelle Trauma im Vordergrund, die heftigen körperlichen Schmerzen verschwanden jedoch erst, als der Aspekt der Überlebensschuld bearbeitet werden konnte. Zeitweise sah die religiös eingestellte Patientin ihre Schmerzen als Strafe Gottes für ihre ungezügelte Sexualität in der Jugend und als Preis für ihr Überleben an.

Hartnäckige körperliche Beschwerden können über masochistisch anmutende Schuldgefühle und Traumabezogenheit hinaus auch mit der Identifizierung mit einem verstorbenen Verwandten zusammenhängen:

Masochistische Selbstbestrafung

Ein 81-jähriger ehemaliger Verwaltungsjurist, dessen Vater, als er 15 Jahre alt gewesen war, in der Nordsee ertrunken war und dessen älterer Bruder im Zweiten Weltkrieg als Soldat gefallen war, entwickelte nach dem Tod seiner Tochter, die langjährig unter einem leichten Hydrozephalus litt, einen heftigen, chronischen ringförmigen Kopfschmerz. Die Tochter galt als Sorgenkind der Familie. Der durch Nazi-Erziehung geprägte Patient warf sich mehrfach vor, die Tochter, die mit Mühe und Not Erzieherin geworden war, zu streng behandelt zu haben. In einer langjährigen tiefenpsychologisch fundierten Psychotherapie, bei der der quälende Kopfschmerz sich lange Zeit nicht änderte, kam es erst spät, als der Patient die bis dahin verdrängte langjährige Krankengeschichte der Tochter erinnerte, zur Besserung. Der Patient, der schon zuvor zahlreiche neurologische Spezialeinrichtungen kontaktiert hatte, hatte mehrfach Tendenzen geäußert, die Therapie abzubrechen. In der Gegenübertragung fühlte ich mich manchmal gequält und erkannte, wie subtil der Patient projektiv in mir deponierte. Ich hatte zeitweise das ungute Gefühl für ihn immer zu wenig zu tun.

Ebenfalls masochistisch geprägt ist folgende hartnäckige Schmerzsymptomatik, die früher als moralischer Masochismus bezeichnet worden wäre.

Ringen um Empathie

Eine 73-jährige ehemalige Verkäuferin begann wegen eines chronischen psychogenen Schmerzsyndroms eine tiefenpsychologisch fundierte Psychotherapie. Es wurde deutlich, dass sie jahrelang bis zum Tod des Ehemannes ein Jahr vor der Therapie die Rolle der Co-Alkoholikerin eingenommen hatte und in der Opferposition mit einem religiös angehauchten masochistischen Triumph gewesen war. Die tief religiöse Frau wurde von Nachbarn als guter Mensch empfunden, der, wie sie es selbst ausdrückte, »sein Kreuz auf sich nahm und geduldig die Leiden ertrug«. Die narzisstische Funktion ihres Masochismus (Stolorow, 1975; Rohde-Dachser, 1986) wurde deutlich und wies auf ihr Ringen um Empathie vor dem Hintergrund einer vernachlässigenden Mutterbeziehung hin.

Die Therapie, die vordergründig mit einem Rückgang der Schmerzen einherging, blieb problematisch, da die Patientin auch kleinere im Alltag auftretende Probleme und Konflikte nicht löste, sondern alles auf eine idealisierte Zukunft als erlöste Christin nach der Auferstehung verschob. Dementsprechend wurden auch die Behandlungsstunden idealisiert und ästhetisiert. Sie begab sich, wie Weiß (2004) in einem ähnlichen Fall eindrücklich beschrieb, »in einen Zustand qualvollen Wartens in der Hoffnung, eines Tages würde sie geliebt«. Entsprechend zogen sich in meinem Gegenübertragungserleben manche Behandlungsstunden endlos hin. Die illusionäre Hoffnung erlaubte es ihr, die Realität in der Schwebe zu halten und ihren Leidenszustand endlos zu perpetuieren. Nach dem Tod ihres Mannes hatte sie sich als freiwillige Mitarbeiterin in einem Hospiz um sterbenskranke Süchtige gekümmert. Klarifizierende Deutungen, in denen ihr aufgezeigt wurde, was sie wiederholte, liefen zunächst ins Leere, eine ansatzweise Einsicht verhalf ihr aber allmählich dazu, altruistisch-selbstschädigende Tendenzen etwas zu mildern. Deutlich wurde vor allem durch ihre negativen Übertragungsangebote, wie stark chronischer Groll durch ein geschlossenes religiöses System verborgen werden kann, der wie Britton et al. (1997) es formulieren, Wunden offenhält und keine Wiedergutmachung ermöglicht.

Die Sprache körperlicher Symptome ist sekundärprozesshaftem Denken oft schwer zugänglich. Die Übersetzungsarbeit geht nach denselben Prinzipien vor wie die Schritte der Entschlüsselung vom manifesten zum latenten Trauminhalt.

Triebdynamisch gesehen kann ein Körpersymptom als Regressionsphänomen verstanden werden, es macht den Weg frei, Impulse aus dem Es zuzulassen.

Ich-psychologisch betrachtet können Körpersymptome auch als Ausdruck der Abwehrleistung verstanden werden, als Resultate aus einem ins Bewusstsein vorgestoßenen Triebimpuls und dessen Bearbeitung durch Angst- und Scham- oder Schuldreaktionen des Ich. Hier hat das Symptom nicht die Funktion, den in der Therapie zum Durchbruch kommenden libidinösen und aggressiven Impulsen eine Grenze zu setzen und ihnen eine für das Ich erträgliche Fassung zu geben.

Objektpsychologisch betrachtet treten psychosomatische Symptome häufig auf, wenn es zum Beispiel um Trennungs- und Verschmelzungsangst, drohenden Objektverlust oder Angst vor Abhängigkeit geht, alles im Alter häufig vorkommende Konflikte. Körperliche Symptome können eine dysfunktionale objektsichernde Brückenfunktion haben, indem zum Beispiel erwachsene Kinder oder Therapeuten vermehrt in eine Zuwendung gezwungen werden. In anderen Fällen kommt der unbewusste Wunsch nach Separation und Autonomie, beide im Alter höchst bedroht, in Körpersymptomen zum Ausdruck. Der Patient kann im Notfall ein Symptom als einen Ersatz für das frühe dritte Objekt zwischen sich und den anderen schieben, wenn höher organisierte Triangulierungsformen zusammenbrechen (Ruprecht-Schampera, 1997). Somit kann ein körperliches Symptom Ausdruck eines späten Versuchs sein, eine in präödipaler Phase misslungene Separierung und frühe Triangulierung nachzuholen.

Einige ältere Patienten, die aus einer engen symbiotischen Eltern-Beziehung und oft nachfolgenden Ehebeziehung nicht herausgekommen sind und Angst haben – ohne dies äußern zu können –, von der Nähe zu den Therapeuten verschlungen zu werden, neigen dazu, Körpersymptome in kritischen Phasen der Therapie zu entwickeln.

Der Sohn darf nicht gehen

Frau S., eine 75-jährige ehemalige Kellnerin, hatte multilokale Schmerzen. Als sie mit dem Therapeuten ihre Sohn-Beziehung affektiv wiedererlebte, kam es zu Schmerzen im rechten Oberschenkel, die sich bis in die Kniekehle zogen, als im Gespräch mit dem Therapeuten die »Untreue« ihres 27-jährigen Sohnes zur Sprache kam, der eine Beziehung zu einer gleichaltrigen Frau aufgenommen hatte. Die wegen Verdachts auf Thrombose erfolgte Verlegung auf die Innere Abteilung führte bis zur diagnostischen Abklärung zu einer Immobilisierung der Patientin und »Bemutterung« durch eine 77-jährige Mitpatientin. Erst danach konnte in einem sehr produktiven Therapiegeschehen die Enttäuschung an einer mangelhaft versorgenden Mutter und am notwendigen Ablösungsprozess des Sohnes durchgearbeitet werden.

Bei fehlenden Objekten kann durch Schmerz oder ein anderes Körpersymptom der Körper zum verfügbaren Ersatzobjekt werden (Hirsch, 1989b), wobei Schmerzen regressiv ein Muttersurrogat verkörpern. Gerade bei Vereinsamung im Alter kann der eigene Körper als Übergangsobjekt verwendet werden, der triebhafte Liebe ebenso überleben muss wie Hass (Winnicott, 1971).

Aus der Perspektive selbstpsychologischer Ansätze können körperliche

Symptome bei drohender Fragmentierung der Selbstrepräsentanz zur Verdeutlichung der Körpergrenzen dienen. So können zum Beispiel Schmerz und Hautsymptome eine stabilisierende Funktion zur Rettung der Selbstrepräsentanz haben. Freud (1923b) hebt die Rolle des Schmerzes beim Spüren der Körpergrenzen hervor und Schilder (1935) unterstreicht die Bedeutung des Schmerzes für die Entwicklung des Körperbildes.

Das Symptom kann der körperliche Ausdruck von verdrängten Affekten sein. Gerade im Umgang mit somatisierenden alten Patienten fallen affektlose Schilderungen kritischer Lebenssituationen auf. Psychogener Schmerz kann nach Adler (1990) als Vermittler zwischen unterdrücktem Affekt und Muskelspannung verstanden werden. Affektive Inhalte werden ins Körperliche verschoben und sind somit nicht mehr bewusstseinsfähig.

Gerade in sensiblen Phasen der Psychotherapie ist die Einbindung des Symptoms in die jeweilige Übertragungssituation zu beachten, besonders im Hinblick auf den Wiederholungscharakter früher Objektbeziehungen und die damit verbundenen Affekte.

So ist nach Fenichel der Asthmaanfall »vor allem ein Angstäquivalent. Er ist ein Hilferuf an die Mutter, die der Patient über die Atmung zu introjizieren versucht, um sich eines dauernden Schutzes zu versichern« (Fenichel, 1997). Die zum Affekt gehörige Körpersensation (z.B. Schweißausbruch, Harndrang) bleibt als Stellvertreter für den Affekt bestehen, nach Krause (1996) als korrespondierender organismischer Ablauf verdrängter Affekte. So gesehen könnten Übelkeit und Erbrechen als Ausdruck von Ekel, Muskelverspannungen als Ausdruck von Wut bei Kampfbereitschaft oder als Bereitstellungsaktion des Körpers bei angstinduzierten Fluchttendenzen wahrgenommen werden, Schmerz auch wieder als Ausdruck von Trauer und Wut verstanden werden. Ohne in vergröberte Spezifitätsspekulationen zu geraten, sind solche therapeutischen Überlegungen oft hilfreicher als eine zu frühzeitige und agierende Überweisungspraxis zu entsprechenden Fachärzten.

Für Schmerzen gilt in besonderer Weise, dass sie vom Patienten anfänglich als »immer gleich« beschrieben werden und dass der Therapeut vielfache, zuweilen tägliche Überraschungen erlebt. Viele Patienten kommen nicht wegen der Schmerzen. In einem »schmerzhaften« Stadium der Therapie klagen sie über Schmerzen, die einen Hinweis auf ein anstehendes Thema oder eine verbal unformulierte affektive Befindlichkeit geben. Die scham- und schuldbesetzte Erinnerung an sexuelle Übergriffe kann sich bei älteren Frauen häufig durch einen Unterbauchschmerz andeuten, bei Männern das schambesetzte Thema »Impotenz« durch einen Leisten- oder Hodenschmerz.

Der Charakter des jeweiligen Schmerzes, seine Lokalisation und Zeitkontur lassen sich als Kompass dafür gebrauchen, welche affektive Konstellation gerade im Vordergrund steht.

Die therapeutische Schwierigkeit bei körperlichen Beschwerden alter Patienten besteht darin, dass sie oft undifferenziert betrachtet, als Alterserkrankungen zu früh medizinalisiert oder als Ausdruck psychischer Überlagerungen oder dementiver Entwicklungen nicht ernst genommen werden. Hieraus resultieren Fehlbehandlungen: etwa eine agierende überflüssige somatische Behandlung, eine unreflektierte Schmerztherapie, die mit niedrigpotenten Opiaten in die Sucht führt, oder, da alles als psychogene Reaktion verstanden wird, das Übersehen gravierender körperlicher Erkrankungen.

Es gilt bei psychosomatischen Störungen Älterer einen Spagat zu vollziehen zwischen notwendiger medizinischer Betreuung mit körperlicher Untersuchung und manchmal ärztlicher Mitbehandlung und Psychotherapie. Es muss entschieden werden über Einweisung oder Verlegung des Patienten oder Beibehaltung des therapeutischen Settings, über den Einsatz von Medikamenten oder den Verzicht auf diese, über technische Untersuchungen und Konsile. Hierbei darf die Ebene des psychodynamischen Verstehens gerade dann nicht verlassen werden, die freischwebende Aufmerksamkeit ist sogar besonders unverzichtbar.

Das Handeln des Therapeuten ist von analytischen Prinzipien geleitet und zeichnet sich durch *freischwebende* Handlungsbereitschaft aus. Wichtige Voraussetzung ist die grundsätzliche Anerkennung der Grenzen therapeutischen Handelns, damit nicht aus unreflektiertem Gegenübertragungsdruck unnötige und eine maligne Regression fördernde Angebote offeriert werden. Deshalb bedarf es gerade dann, wenn vorübergehend die Grenzen des üblichen Therapiesettings überschritten werden, einer klaren inneren Abgrenzung des Therapeuten, der möglichst ohne unreflektierte Schuld- und Insuffizienzgefühle eine bewusste Entscheidung trifft. Hierbei ist der Patient in seinen Symptomen ernst zu nehmen und gegebenenfalls auch ärztlich zu handeln, wenn die Symptomstärke gefährdende Ausmaße annimmt. Auch eine psychogen induzierte hypertone Krise oder ein akuter Asthmaanfall bedarf zeitnahen internistischen Handelns, möglicherweise sogar der Verlegung. Hierbei ist darauf zu achten, dass all jenes, das dem Patienten über den üblichen Rahmen hinaus gewährt wurde (Bettruhe,

Verlegung, fakultatives Fernbleiben aus Gruppensitzungen) in seiner Bedeutung geklärt und allmählich wieder zurückgenommen wird. Dies setzt realistische Grenzen und erhält den therapeutischen Prozess, in dessen Zentrum die Durcharbeitung alter Traumata und Defizite steht, über die psychosomatische Krise hinaus. Deshalb sind auch kurze und eingegrenzte Besuche eines Patienten, der vorübergehend in eine andere Fachabteilung verlegt wird, im Sinne aufsuchender Psychotherapie für Ältere (Lindner, 2014) zur Erhaltung der therapeutischen Beziehung unverzichtbar.

Ältere Patienten mit somatoformen Störungen lassen sich psychotherapeutisch gut behandeln, wenn man sich nicht von falsch verstandenen klassischen psychoanalytischen Konzepten von Störungseinsicht und Behandlungsmotivation dazu verleiten lässt, solche Patienten grundsätzlich als nicht behandelbar abzustempeln.

Depressive Störungen

Depressive Störungen im Alter sind häufig, aber nicht altersspezifisch und keine Alterserscheinung. Nach Heuft, Kruse und Radebold (2006) werden ca. 40 Prozent der depressiven Patienten im Alter nicht korrekt im Hinblick auf eine Depression diagnostiziert. Häufiger als bei jüngeren Patienten treten bei Depressionen im Alter somatische Symptome, hypochondrische Befürchtungen, Ängste, klagsame Affekte, kognitive Störungen und Zwangserscheinungen in den Vordergrund. Depressive Ratlosigkeit und Hemmung werden allerdings oft als mnestisch-kognitive Störung missverstanden und zu häufig wird eine Demenz diagnostiziert, mit dem voreiligen Schluss der Irreversibilität und Chronizität. Dass sich bis zu 65 Prozent der Fälle unter Therapien deutlich bessern, ist leider auch zu wenigen Psychiatern bekannt. Das Vorurteil einer schlechten Prognose von depressiven Älteren bei der Erstmanifestation ist jedoch unhaltbar.

Oft wird von den Behandlern und der Umgebung nur die uniform erscheinende gemeinsame Endstrecke einer Depression gesehen. Trotz erheblicher Verbesserungen der gerontopsychiatrischen Behandlung, zum Beispiel in Tageskliniken und in niedergelassenen Praxen, ist immer noch eine Fünf-Minuten-Medizin in der hausärztlichen Praxis mit der Gabe von Antidepressiva und Benzodiazepinen anzutreffen. Gerade nach langer Lebenszeit gilt es, sich mit komplexen biopsychosozialen Wechselwirkungen auseinanderzusetzen. Die oft beschriebene Differenzialdiagnostik der

Depression gilt auch und ganz besonders für Ältere. Bei einem langen Leben ist es hilfreich vielfältige Einflüsse auf eine depressive Entwicklung zu unterscheiden. Der Versuch, eine depressive Störung differenzialdiagnostisch, auch im Sinne einer Weichenstellung für die Therapie, zuzuordnen, setzt eine sorgfältige biografische Anamnese voraus. Es ist schon viel gewonnen, wenn sich auch Nicht-Fachärzte darum bemühen, die Störung vorläufig im triadischen System der Psychiatrie einzuordnen. Diese Einordnung sollte sich auch auf konkrete aktuelle Belastungen beziehen, die hirnorganische Leistungsfähigkeit einschließen, und darauf achten, wie im Lebensverlauf biografische Entwicklungsaufgaben bewältigt wurden. Für all diese Schritte bedarf es meines Erachtens nicht unbedingt einer fachärztlichen Expertise. Jeder Angehörige eines psychosozialen Berufes, der mit Älteren arbeitet, kann zumindest ansatzweise diese Schritte vollziehen. Diese Arbeit verlangt Interesse, Sorgfalt, Geduld und einen hohen Zeitaufwand. Leider wird immer wieder gegen diese diagnostischen Selbstverständlichkeiten verstoßen. Aus der Perspektive des Gutachters ist in Entlassungsbriefen von psychiatrischen und psychosomatischen Klinken und Therapieanträgen immer wieder zu sehen, dass eine sorgfältige biografische Anamnese oft nicht vorhanden ist. Eine Psychodynamik fehlt meistens. Dies mag auch an einer Akzentverschiebung zugunsten von Checklisten, Skalen und vermeintlich empirisch basierten Erkenntnissen liegen.

Die zunehmende Verletzlichkeit mit steigendem Alter ist nicht zu übersehen: Drohender Autonomieverlust, Verlust von Partnern, Freunden und Personen der eigenen Alterskohorte, mangelnde soziale Einbindung, Vereinsamung, Isolation, Verlust von Ansehen und Macht im Ruhestand, Entwurzelung und Wechsel der Wohnumgebung sind häufige Auslösefaktoren. Bei individuellen Entwicklungen liegt meist eine ätiologische Ergänzungsreihe vor: Die Depression eines Alternden kann mit hereditärer Disposition und frühen Traumatisierungen zusammenhängen und in aktuellen Belastungen auftreten. Alterskorrelierte organische Veränderungen können genetische Vorbelastungen erhöhen. Es gilt oft ein Konglomerat aus genetischer Disposition, repetitiven und aktuellen Konflikten und organischen Veränderungen differenziert wahrzunehmen und daraus pragmatische therapeutische Konsequenzen abzuleiten. Zur Krankheitsmanifestation kommt es häufig bei psychischen Belastungen, zum Beispiel beim Tod des Ehepartners oder eines Kindes, bei hohen Anforderungen anlässlich sozialer Veränderungen, Umzug usw.

Morgentief und erneute Entwurzelung

Herr B., ein 75-jähriger Bauingenieur, in Ostpreußen geboren, als Jugendlicher von den Eltern getrennt, nach Heimatverlust Schüler eines Jesuitengymnasiums in Süddeutschland, war dort über 40 Jahre lang berufstätig gewesen. Er zog nach dem plötzlichen Tod der Ehefrau ins Rheinland, um näher bei Kindern und Enkelkindern zu sein. Abgesehen von Flucht und Vertreibung in der Jugend war auf der mütterlichen Seite seiner Familie das Krankheitsbild der endogenen Depression bekannt. Zwar litt er zeitlebens an einem Morgentief, war aber niemals in psychiatrischer oder psychotherapeutischer Behandlung. Gute familiäre und soziale Einbindung sowie beruflicher Erfolg haben die depressive Stimmungslage offenbar gut kompensiert.

Nach dem Ortswechsel stellte sich, trotz guten Kontaktes zu den Kindern, eine schwere Depression mit Morgentief ein, die auch antidepressiv behandelt werden musste, auch während der analytischen Psychotherapie. Schon bei verschiedenen Terminen in der Psychotherapie standen nach dem Tod der Ehefrau das Wiedererleben des frühen Mutterverlustes und des Heimatverlustes im Vordergrund. In meinem Gegenübertragungsgefühl, nach einer initialen Vaterübertragung des Patienten auf mich, stand ein kleiner verlassener Junge im Vordergrund, der heillos überfordert war. Deutlich wurde auch, dass er zeitlebens sein bis heute bestehendes Morgentief durch Selbstdisziplinierung etwas gewaltsam einfach übergangen hatte. Dieses Verhalten stand auch im Zusammenhang mit einer strengen Erziehung und dem Postulat: »Stell Dich nicht so an, andere haben auch Probleme.« Allmählich besserte sich der Zustand des kontaktfreudigen und aufgeschlossenen Mannes.

Dieser Fall zeigt, wie sich biografische, psychodynamische und vermutlich biologische Faktoren ergänzen. Unabhängig von ätiologischen Hypothesen unterscheidet die ICD-10 lediglich die depressive Episode (ICD-10 F32) als singuläres Ereignis in einer Biografie von der depressiven Störung (ICD-10 F33) als rezidivierende Krankheit. Die Dysthymia ist nach ICD-10 eine chronische depressive Verstimmung, die selten alle Kriterien für eine depressive Störung erfüllt. Sie beginnt in der Regel im frühen Erwachsenenalter, dauert manchmal lebenslang. Damit ist die Nähe der Dysthymia zur depressiven Neurose mit psychodynamisch verstehbarer Verletzlichkeit bei

Trennungen und Verlusten erkennbar. Leider berücksichtigt das ICD-System unter den Persönlichkeitsstörungen keine spezifische depressive Störung.

Spätdepressionen treten erstmals nach dem 45. Lebensjahr auf. Depressionen jenseits des 60. Lebensjahrs bezeichnet man als Altersdepressionen. Depressionen im Alter sind oft erneute Manifestationen einer depressiven Störung, die schon im jüngeren und mittleren Erwachsenenalter begonnen hat oder latent vorhanden war und durch günstige Begleitumstände kompensiert blieb. Vieles steht nicht in alten Arztberichten, sondern erschließt sich erst durch eine sorgfältige Beschäftigung mit dem Patienten innerhalb einer tragfähigen Beziehung. Dabei sollte man nicht übersehen, dass diese sich auch außerhalb einer formalen Psychotherapie entwickeln kann, sodass es auch hier hilfreich ist sich interprofessionell auszutauschen. Berücksichtigt man diese formalen und diagnostischen Fallstricke nicht, kommt es in Bezug auf depressive Syndrome im Alter zu unklaren und verwirrenden Einordnungen und konzeptlosen Therapien.

Depressive ältere Menschen nehmen die Realität durch negative Zukunftserwartungen und sorgenvolle Befürchtungen hinsichtlich des Alterungsprozesses verzerrt wahr. Dazu kommt die Tendenz die eigenen Handlungsmöglichkeiten zu unterschätzen. In der Depression werden Erfolge oft verzerrt nur externen Faktoren zugeschrieben, während man Misserfolge monokausal der eigenen Unzulänglichkeit zurechnet. Hierbei unterscheiden sich ältere Patienten nicht grundsätzlich von jüngeren.

Belastende Lebensereignisse und Verluste verstärken depressive Sichtweisen, sodass sich eine Negativspirale entwickeln kann. So kommt es oft zum Trugschluss, eine Depression im Alter sei normal und komme auf jeden Menschen, der Verluste erleide, zu. Da Anlässe zur Trauer bei Alternden häufiger sind, sind Trauerprozesse zum Beispiel nach dem Tod des Ehepartners und anderer Bezugspersonen zu bearbeiten und von einer Depression zu unterscheiden. Trauernde leiden meist weder unter einer depressiven Hemmung noch unter Gefühlen von Wertlosigkeit, Hoffnungslosigkeit und Suizidalität. Schuldgefühle beim Trauernden werden meist schwächer und sind manchmal adäquat, wenn es um verpasste Gelegenheiten in der Beziehung zu dem Verstorbenen geht, aber meist begrenzt. Die Erschöpfung ist nicht so ausgeprägt wie bei der Depression. Rückzug kann bei Trauernden passager ausgeprägt sein. Anhaltende Hemmung, Suizidgedanken, Gefühle der Wertlosigkeit, Hoffnungslosigkeit und Schuldgefühle sind bei einer Depression ausgeprägter.

Verlängerte und pathologische Trauer ist in der Gegenübertragung für Therapeuten schwer auszuhalten. Obsolete und abwertende Diagnosebegriffe wie Jammerdepression oder Involutionsdepression, die noch bis in 1980er Jahre üblich waren und auch heute noch Bestandteil von Klinikjargon sind, sind Ausdruck hiervon. Geduld, Akzeptanz und psychodynamisches Denken sind angesichts fortgesetzter depressiver Klage hilfreicher.

Der ideale Ehemann

Eine 60-jährige Altenpflegerin, die innerhalb von acht Wochen ihren Ehemann aufgrund eines Tumors verlor, war insgesamt über fünf Jahre untröstlich. Zahlreiche Therapieversuche scheiterten. Der Ehemann war für die in desolaten Verhältnissen aufgewachsene Patientin ein idealer Elternersatz. Erst als die Vernachlässigung durch eine überforderte Mutter und einen gewalttätigen Vater in einer analytischen Psychotherapie durchgearbeitet wurde, konnte der Ehemann vorsichtig entidealisiert werden. Bei besonders intensiven Klagen und Anschuldigungen an den Ehemann, die nun möglich wurden, verstärkten sich bei mir Impulse, ungehalten und gewaltsam zu reagieren. Ich hatte den Eindruck, dass sich hier eine chronisch sadomasochistische Beziehungskonstellation entwickelte. Das motivierte mich, mich trotz eigener Widerstände detailliert auf die Klagen einzulassen und diese mit der Patientin durchzuarbeiten. Dabei wurde deutlich, dass die Patientin viele Alltagskonflikte mit dem Ehemann verleugnet hatte. Als sie auch über Ärger auf ihn sprechen konnte, ging die depressive Klagsamkeit deutlich zurück, die vor allem die Kinder der Patientin dazu gebracht hatte, ihr zu sagen, sie solle sich nicht so anstellen. Es erwies sich für die Patientin als hilfreich, die genügend gute Ehe zu würdigen und sich von Idealisierungen, die einen Trauerprozess blockierten, zu trennen. Für mich als Therapeuten, der phasenweise ungeduldig wurde und bei dem projektiv in der Gegenübertragung die abgewehrte Wut der Patientin deponiert wurde, war die Behandlung streckenweise sehr anstrengend, zumal ich mich projektiv in die Rolle des versorgenden und genervten Sohnes versetzt fühlte.

Die sogenannte wahnhafte Depression kann mit überwertigen Ideen hinsichtlich von Schuld oder Versündigung einhergehen, die sich inhaltlich aus rigiden religiösen Vorstellungen ableiten, mit denen ältere Menschen erzogen wurden. Eine hilfreiche Haltung von Psychoanalytikern bedeutet hier auch eine Haltung der stellvertretenden Hoffnung und Zuversicht, in der deutlich wird, dass quälende Gedanken zur Depression gehören und nichts mit ewiger Verdammnis zu tun haben.

> **Die Sünderin**
> Eine 80-jährige ehemalige Pfarrsekretärin erkrankte im Alter von 75 Jahren an Brustkrebs, den sie nach Amputation der linken Brust überstand. Danach entwickelte sie allmählich die wahnhafte Überzeugung, der Brustkrebs sei Folge eines Gottesurteils gewesen, da sie in ihrer Jugend durch sexuell ausschweifendes Verhalten die Regeln der katholischen Kirche übertreten habe. Gleichzeitig beobachtete sie minutiös, wann sie Gutes unterlassen und Böses getan habe, und reflektierte ihre Biografie in Hinblick auf Unterlassungssünden. Neben einer stützenden Psychotherapie, die eine empathisch vermittelte Gegenposition einhielt, half der Patientin ein seelsorgerisches Gespräch mit einem verständnisvollen Geistlichen, das zur Schuldentlastung beitrug.

Gerade bei der Psychotherapie ist die körperliche Verfassung der Patienten zu beachten und eine ärztliche Voruntersuchung wichtig: Häufige Fehler neben falscher und fragwürdiger Therapieindikation sind auch Unterdosierung von Antidepressiva, fehlende Compliance und eine zu kurze Behandlungsdauer, zum Beispiel bei zu früher Beendigung der Behandlung, nicht selten auf Wunsch des Patienten.

Ferner werden körperliche Grunderkrankungen wie Hypothyreose, Diabetes mellitus, Herzinsuffizienz, Nierenfunktionsstörungen, Anämie bei Vitamin-B12-, Eisen- oder Folsäuremangel, Addison-Syndrom, Leber-, Nieren-, und Herzinsuffizienz, Kreislauferkrankungen, Schlaganfall, Hirntumore und chronisch-toxische Einwirkungen wie alkoholbedingte Mangelernährung in ihrer primär depressionsfördernden Funktion immer wieder zu wenig berücksichtigt. Eine Vernetzung mit den Hausärzten ist gerade für psychologische Psychotherapeuten besonders wichtig, da an die ganz vordergründige somatische Beteiligung bei Depressionen oft nicht gedacht wird.

Therapeutisch stellen depressive Alternde eine Herausforderung für Ärzte und Psychologen dar, auch die Suizidgefährdung muss im Behandlungsverlauf stets mitbedacht werden.

Viele Medikamente, die von Älteren eingenommen werden, haben unerwünschte Wirkungen, die zu depressiven Verstimmungen führen (Schönknecht et al., 2021): Antikonvulsiva, Antihypertonika wie Reserpin, Clonidin und Beta-Blocker, Diuretika, Antiparkinsonmittel, Amantadin, L-Dopa, Bromocriptin, Tuberkulostatika, Barbiturate, Benzodiazepine, Betablocker, Cholesterinesterasehemmer, Cimetidin, Ranitidin, Hormonpräparate und Kortikoide.

Zwänge

Wie sich Menschen mit Zwangsstörungen oder anankastischer Persönlichkeitsstörung im höheren Lebensalter entwickeln, ist abgesehen von Einzelkasuistiken wenig bekannt. Das Vorurteil, alte Menschen wären grundsätzlich zwanghaft und in Ritualen erstarrt, trifft nicht zu. Fehlende Plastizität ist keine Domäne des Alters. Bei als bedrohlich erlebten Veränderungen im Alterungsprozess wirken allerdings Gewohnheiten und Rituale beruhigend und garantieren Kontinuität. Diese kreative Leistung sollte nicht mit einer Zwangsstörung verwechselt werden. In der Literatur gibt es wenige Fallberichte über Behandlungen Alternder mit Zwangsstörung.

Zwangsstörungen vermutet man bei Älteren öfters, sie werden aber seltener diagnostiziert. Nach Kipp (2005a) kommt es mit zunehmendem Alter zu einer Abmilderung des Überichs, also auch bei Patienten mit Frühstörungsanteilen. Das Triebkonfliktmodell, dem zufolge unbewältigte ödipale Konflikte anal-regressiv abgewehrt werden, steht nicht im Widerspruch dazu, dass Zwangsneurosen auch auf ich-strukturellen Störungen beruhen können oder die Betroffenen sogar auf psychotisches Niveau regredieren (Lang, 2000). Quint (1998) vermutet, dass die Abwehr auf höherem Niveau nicht ausreicht und es so zu anal-anankastischen Symptomen kommt. Zwangsgedanken sind von Zwangshandlungen zu unterscheiden. Beispiele für Zwangshandlungen sind Kontrollzwänge, die eher bei Männern auftreten, und Waschzwänge, die sich häufiger bei Frauen zeigen. Während bei diesen Zwangshandlungen die Störung von Patienten ichdyston erlebt wird, spüren Menschen mit einer anankastischen Persönlichkeitsstörung keinen Leidensdruck im engeren Sinne. Kohn et al. (1997) und Goodman et al. (1989) zeigen in einem Test in Bezug auf Zwangssymptome, dass es im Ausprägungsgrad zwischen Jüngeren und Älteren keinen Unterschied gibt, jedoch werden Waschzwänge und Versündigungsideen im Alter häufiger angegeben. Nach Jenicke (1991) treten bei Älteren lähmende und aufdringliche Gedanken auf, wenn sie sich an Personennamen erinnern müssen. Calamari et al. (1994) berichten über die Zunahme ichsyntoner zwanghafter Religiosität, während Engels et al. (2003) bei älteren Zwangskranken häufiger zwanghafte und schizoide Persönlichkeitsstörungen diagnostizieren. Auch beim pathologischen Hortungsverhalten, einer Form der Zwangsstörung, gehen Rosenthal et al. (1999) von Endstadien von Persönlichkeitsstörungen aus, die mit dem Alter zunehmen (Samuels et al., 2002; Barocka et al., 2004; Kipp, 2005b) und mit sozialem Rückzug einhergehen. Nach Melanie Klein wird hier Wiedergutmachung für eigene destruktive Impulse geleistet und das beschädigte Objekt symbolisch repariert (Klein, 1940, S. 346). Nach Kipp (2005a) kommt das Horten dem Anlegen einer zweiten Haut nahe, die bei narzisstischen Wunden, zum Beispiel durch frühe Verluste, das Überleben sichere – eine Vorstellung, die Subkowski (2009) auch auf normales Sammelverhalten bezieht. Dettmering und Patenaci (2001) gehen von der Veräußerlichung inneren Erlebens nach einem Trauma aus. Sie beschreiben drei Vermüllungstypen: Typ 1: Wertlose Gegenstände werden nach Ordnungsschemata gehortet; Typ 2: Es entstehen Müllberge; Typ 3: Müllberge sind mit einem schlechten Zustand der Körperhygiene kombiniert.

Horten und Sammeln

Frau A., eine 70-jährige berentete Laborantin, sammelte viele nichtantiquarische alte Bücher, Sammeltassen, Devotionalien und Kleidungsstücke. Sie müsse sich in ihrer Wohnung Schneisen bahnen, um überhaupt noch zurechtzukommen.

Die Patientin ist in Böhmen unehelich geboren, der Vater ist nicht bekannt, war wohl Tscheche. Über ihn schwieg die heute noch lebende Mutter beharrlich. Nach der Flucht nach Westdeutschland floh die Familie nach Thüringen, wo die Mutter verblieb. Die Patientin zog sich mit sechs Jahren eine offene Unterschenkelfraktur zu, die in eine Osteomyelitis mündete. Sie musste über ein Jahr im Krankenhaus bleiben, die Mutter besuchte sie selten. Während dieser Zeit habe diese einen neuen Partner kennengelernt, den sie, erneut schwanger, bald danach heiratete. Die Patientin wurde in die Obhut der als streng und unerbittlich beschriebenen Großmutter, die im

Westerwald lebte, gegeben. Dort fühlte sie sich in der Schule als Außenseiterin. Nach abgeschlossener Lehre als Laborantin arbeitete sie während ihres gesamten Berufslebens in einem Krankenhaus, während ihr Ehemann, ein Arzt, wegen einer schweren Zwangsneurose arbeitsunfähig war. Ihre zwei Kinder entwickelten sich unterschiedlich: Die Tochter ist drogenabhängig, der Sohn als Neurologe sehr erfolgreich.

In mitgebrachten Handyaufnahmen zeigt sie das Innere ihrer Wohnung: Alles ist vollgestopft, Tasche auf Tasche, ca. 20 Mikrowellengeräte, 30 Schreibtischlampen, 30 Figuren des Heiligen Franziskus etc. – und alles wirkt geordnet und sauber, wie in einem überdimensionierten Magazin. Nach ihrer Berentung und nachdem der Sohn ausgezogen war, habe sie extrem angefangen zu sammeln. Dieser kümmere sich um seine eigene Familie und besuche Frau A. nur selten. In der über drei Jahre dauernden, anfänglich als Kurztherapie begonnenen, dann in eine Psychoanalyse umgewandelten Therapie kommt es zu einer allmählichen Trennung von überflüssigen Gegenständen, als die Patientin unter anderem lange in der Vaterübertragung verharrt. Sie formuliert selbst den Gedanken, dass sie sammele, um entgangene Zuwendung zu kompensieren, zumal sie wie ein Kind im Spiel den Gegenständen, vor allem den Figuren, fast personalen Charakter zuordne. Hierbei wurde der Übergangsobjektcharakter vieler Gegenstände deutlich (Podoll et al., 1992). Mittlerweile hat sie neue Kontakte geknüpft.

Kipp (2005a) empfiehlt, über die Verluste der Patienten im Laufe der Lebensgeschichte ihre Bedürfnisse zu verstehen und darüber eine fürsorgliche Haltung entstehen zu lassen, die ihnen hilft neue Objektbeziehungen einzugehen und ihre Mängel und Leere nicht mehr mit Gegenständen zu füllen. Dies gelingt mit psychotherapeutischen Maßnahmen ohne äußere konkrete Hilfe vermutlich nur in leichteren Fällen. Über eine Gruppentherapie für Ältere kann oft der Weg geebnet werden, auch nicht-therapeutische Kontaktangebote für Ältere zu nutzen. Bei vielen in der Psychiatrie anzutreffenden Patienten mit schweren Störungen, zum Teil Demenzen, bei denen unsublimiert hartnäckige anal-retentive Tendenzen auftreten sind meist auch psychopharmakologische und sozialpsychiatrische Interventionen nötig.

Angststörungen

Ein großes Kapitel meist defizitärer medizinischer und psychosozialer Versorgung sind Angststörungen im Alter. Die Prävalenz, das heißt die Häufigkeit von Angststörungen im Alter wird unterschiedlich beschrieben: Während in der Berliner Altersstudie (Helmchen et al., 1994) bei nur 1,9 Prozent der über 70-Jährigen Ängste vorliegen, gehen zum Beispiel Andreas et al. (2016) von einer Gesamtprävalenz von Angststörungen im Alter von 11,4 Prozent aus. Die Angaben zahlreicher anderer Autoren liegen dazwischen. Angeblich leiden Frauen im Verhältnis zu Männern zwei- bis dreimal so häufig an Angststörungen (Schaub & Linden, 2000). Ob dies auch damit zusammenhängen kann, dass ein Großteil älterer Frauen bei den Hausärzten Tranquillanzien verschrieben bekommt – bis hin zur Suchtentwicklung –, während Männer immer noch eher Beruhigung im Alkohol suchen, bedarf aktueller Untersuchungen. Viele medizinische Berufe sind mit Angststörungen bei Älteren mit unterschiedlichen Facetten der Angst konfrontiert. Hiervon ist nach wie vor ein großes Kontingent bei den Hausärzten angesiedelt.

Angst im Alter ist kein monolithischer Block. Bei der Einteilung halte ich mich als Praktiker im Wesentlichen an Einteilungen von Hoffmann et al. (1999), Heuft et al. (2000) und Kipp (2004), bei denen jenseits der Einteilungen von ICD und DSM unterschieden wird zwischen der Angst bei geringerer Ichstärke und bei größerer Ichstärke. Bei geringer Ichstärke tritt die Angst demnach als präpsychotisches Moment mit der Vorstellung, verrückt zu werden, oder einer generalisierten Lebensangst auf. Bei den folgenden Ängsten sei jeweils mehr Ichstärke vorhanden:

- Angst im Kontext einer Depression, hierbei vor allem die Angst verlassen zu werden
- Phobien an der Grenze zur Realangst, zum Beispiel Sturzangst
- Angst vor Krankheit bei zunehmendem somatischen Alterungsprozess im Übergang zu somatoformen Störungen
- situativ überspitzte Ängste, zum Beispiel vor dem Zahnarzt oder vor Magen- und Darmspiegelungen
- objektbezogene Ängste, die bereits vorher bestanden

Im Kontext psychiatrischer Krankheitsbilder kann es zu unterschiedlichen Ausprägungen von Ängsten kommen (Kipp & Jüngling, 2000; Kipp, 2004): Angst vor eigenen aggressiven und sexuellen Impulsen verbunden mit Schuldangst bei tatsächlichen oder leichten Verletzungen, apokalyptische Ängste, diffuse Ängste, die bei demenziellen Prozessen.

Selten tritt eine Angst lehrbuchartig in reiner Form auf. Bei den realen Fällen handelt es sich meistens um eine Vermischung mehrerer Aspekte und Kategorien. Deshalb werden die verschiedenen diagnostischen Aspekte den folgenden Fallgeschichten zugeordnet. Ängste können sich vermischen, vor allem, wenn man die sogenannten jungen Alten einbezieht; Ängste vor dem Alter und Angst im Alter überlagern sich dann manchmal. Häufig handelt es sich dabei um Phänomene, die die Patienten aus früheren Lebensphasen mitbringen. Ängste vor dem Alter beziehen sich auf die gravierenden Einbrüche im vierten Lebensalter mit Gebrechlichkeit, Pflegebedürftigkeit, Demenz und Verlust der Autonomie. Insbesondere in der sehr autonomieverliebten individualisierten Gesellschaft ist das für viele eine schwere prospektive Bürde. Hier sind die Grenzen zwischen pathologischer Angst und Realangst oft fließend. Nicht wenige, die im dritten Lebensalter stehen und den realen Verfall von Angehörigen erlebt haben, reagieren mit zunehmendem Alter und diskreter Zunahme eigener körperlicher Defizite entsprechend überspitzt.

Das Worst-Case-Szenario (pathologische Angst, Realangst, Hypochondrie und Wiederholung einer alten Verletzung)

Ein 61-jähriger Klempner, mit 14 Jahren als Spätaussiedler nach Deutschland gekommen, hatte den drastischen körperlich-seelischen Verfall seines Vaters erlebt, der mit 45 Jahren an den Folgen schweren Alkoholismus verstorben war. Der Leidensweg des Vaters verlief durch etliche Entgiftungen und mündete aufgrund der körperlichen Folgeschäden in einer Odyssee durch internistische Fachabteilungen und zuletzt in einem mehr als viermonatigen Aufenthalt in einer Intensivstation. Hierbei erlebte der Jugendliche den dramatischen Verfall der Gesundheit seines Vaters. In der Folgezeit entwickelte er sich trotz mancher Rückschläge im Leben, wie zum Beispiel einer Scheidung, unauffällig. Er kaufte sich ein Haus und kümmerte sich um seine drei Kinder.

Zu einem ersten psychosomatischen Einbruch kam es bei der Umstrukturierung seines Arbeitsplatzes, wobei er von nun an unter Zeitdruck gefordert war, ausgehend von computergesteuerten Abfüllmengen und Mischungsverhältnissen in einem Bahnbetriebwerk

Tankwagen zu befüllen. In dieser Zeit nahmen hypochondrische Ängste in Bezug auf seinen Magen zu. Zwischenzeitlich stabilisierte sich die Lage erheblich, zumal er eine 50-jährige Gastronomin kennenlernte, mit der er bald eine stabile Beziehung aufbaute. Offenbar hatte die neue Partnerin einen mütterlich-stabilisierenden Einfluss auf den Patienten. Sehr bald entwickelte sie starkes Aufstoßen, das sich nach diagnostischer Abklärung als Folge eines bereits metastasierten Ösophaguskarzinoms herausstelle. Es verblieb dem Paar noch ein knappes Jahr. Kurz vor dem Tod der Partnerin heiratete er sie. Zum zweiten Mal in seinem Leben musste der Patient einen nahestehenden Menschen in den Tod begleiten. Seine eigenen hypochondrischen Ängste verstärkten sich in der Zeit nach dem Tod der Ehefrau, da sich die anfangs nur diskreten Beschwerden der verstorbenen Frau als Worst-Case-Szenario herausstellten. Die hypochondrische Angst, zuerst ihn selbst betreffend, hatte sich als Realität erwiesen. Seine nachfolgenden Symptome glichen denen einer posttraumatischen Belastungsstörung. In dieser Zeit drängte der Patient vermehrt auf Magenspiegelungen wegen Sodbrennens und der Angst, ein Ösophagus- oder Magenkarzinom zu entwickeln. Seine Störungen ließen sich in einer hochfrequenten Psychoanalyse mit supportiven Elementen allmählich lindern. Hierbei ging es um an eine posttraumatische Belastungsreaktion erinnernde Flashback-artige Erinnerungen an Szenen in der Intensivstation, aber auch um die mühsame Rückgewinnung eines basalen Sicherheitsgefühls. Hier halfen auch supportive Elemente, unter anderem die vielleicht etwas banale Formel: »Häufiges ist häufig und Seltenes ist selten.«

Eine Phobie liegt dann vor, wenn die reale Ursache der Angst harmlos ist.

Der sanfte Sturz mit weitreichenden Folgen (Sturzangst, depressive Entwicklung, Realangst)

Herr V. ein 73-jähriger ehemaliger Sozialarbeiter, war in den letzten Jahren, auch bedingt durch eine depressive Entwicklung, immobil geworden. Jetzt wolle er eine Trendwende herbeiführen, und er kaufte sich ein neues Herrenfahrrad. Ein schwungvolles Aufsteigen wie in jungen Jahren gelang unter Mühen, war aber immer noch möglich. Als er mit dem Rad längere Strecken fuhr, fiel ihm selbst seine zunehmende Unsicherheit auf, die er aber verdrängend wegschob.

Als er mir das erste Mal begegnete, bemerkte ich seinen zaghaft-unsicheren Gang. Im Laufe des Lebens habe der Patient, der im sozialen Brennpunkt gearbeitet habe, oft sehr unter Druck gestanden. Er berichtete selbstkritisch, dass er in Zeiten beruflicher Überlastung oft zu viel getrunken und gegessen habe. Im Rahmen einer Adipositas habe er dann mit 62 einen Diabetes mellitus entwickelt. In meiner Gegenübertragung kam mir der Patient, der Halt suchte, wie ein verlorenes Kind vor. So berichtete er auch von einer Kindheit und Jugend, in der der Handwerksbetrieb des überängstlichen Vaters im Vordergrund gestanden habe. Der Vater habe schon mit 40 Jahren an einer Angststörung gelitten und oft inadäquate Ängste vor Konkurs gehabt. Die Mutter habe im Betrieb mitgearbeitet, sich für ihn jedoch kaum interessiert. Ein Teil seiner Verwandtschaft mütterlicherseits sei dissozial, die Angst vor dem sozialen Abstieg und die Vorstellung, dagegen etwas unternehmen zu müssen, habe ihn zum Studium der sozialen Arbeit gebracht. In Bezug auf seine Lebensbilanz habe er nicht viel zustande gebracht. Seine Ehe blieb kinderlos, wobei seine Frau und er den Gründen nie nachgegangen seien. Überhaupt habe er bei sich selbstkritisch eine Tendenz zur Konfliktvermeidung festgestellt.

Sein angstauslösendes Erlebnis sei eine Bagatelle gewesen. An einer Ampel sei sein rechtes Hosenbein in die Fahrradkette geraten, sodass er das Gleichgewicht verlor und langsam mit einigen Abwehrbewegungen auf dem Trottoir neben der Bordsteinkante landete. Dabei habe er sich das rechte Fußgelenk leicht gestaucht und Schürfwunden an den Händen erlitten. Ein junger Mann habe ihm aufgeholfen. In den Tagen danach entwickelte der Patient eine ausgeprägte Angst zu stürzen und ging zunächst nicht mehr aus dem Haus. Eine von einem Neurologen diagnostizierte diabetische Polyneuropathie verstärke ihn zunächst in seiner regressiven Krankenrolle. Die therapeutische Würdigung seiner multiplen und kumulativen Ohnmachtserfahrungen in Form von Physiotherapie, Vitamin-B12-Gabe und regelmäßigen Spaziergängen mit seiner Frau besserten die Symptomatik. Die Vernetzung verschiedener an der Behandlung beteiligter Personen (Ehefrau, Internist, Physiotherapeut, Neurologe) erwies sich als hilfreich. Wenn auch der Patient längere Spaziergänge und Ausflüge absolvierte, stellte er doch das Fahrradfahren angesichts einer fortgeschrittenen Polyneuropathie der unteren Extremitäten ein. Seine depressive Grundstimmung besserte sich zusehends.

Mit Stürzen sind oft Erkrankungen wie diabetische Polyneuropathie, Herzinsuffizienz, Seh- und Hörminderung und Gebrechlichkeit assoziiert. Sie führen nicht selten zu Frakturen wie der Oberschenkelhalsfraktur, die dann oft den Beginn einer letalen Abwärtsspirale bedeutet. Freiberger (2014, S. 190) schildert parallel zu dieser Realangst eine psychologisch bedingte Abwärtsspirale der Angst, die dann in letzter Konsequenz zu sozialem Rückzug und erheblichen Kontaktverlusten führt.

Meist ist die Sturzangst kausal betrachtet eine Vermischung mehrerer Komponenten: körperliche Verfassung und Stürze begünstigende Komorbidität, prämorbide Persönlichkeitsstruktur, Reaktivierung alter Traumen, auch kumulativ wirksame Belastungen wie Gewalterfahrungen, Verlassenheitsgefühle und nicht bewältigte Überforderungen. Bei der Behandlung ist daher darauf zu achten, dass neben körperlich-physiotherapeutischen Behandlungen auch ichstärkende Interventionen unter Berücksichtigung biografischer Belastungsfaktoren stattfinden.

Erneute Verlassenheit (Trennungsangst, Reaktivierung ödipaler Ängste)

Bei der rüstigen 78-jährigen Frau K. traten wenige Wochen nach dem Tod des Ehemannes phobische Ängste auf, die sich immer mehr in Richtung einer generalisierten Angststörung entwickelten und ihr Alltagsvollzüge unmöglich machten. Das zentrale Thema der aus einer Eisenbahnerfamilie stammenden Sekretärin, die eine distanzierte Beziehung zur Mutter schilderte, war der Verlust des Vaters im Zweiten Weltkrieg, der bis heute als verschollen gilt. Er hatte sich an einem schönen Sommertag mit dem Geschenk einer Puppe (damals, unter Kriegswirtschaftsbedingungen, nicht selbstverständlich) von seiner Lieblingstochter verabschiedet. Damals ahnte sie nicht, dass dies der letzte Kontakt zum Vater sein würde. Ihr Ehemann war 15 Jahre älter als sie gewesen und infolge einer Pneumonie verstorben. Als der erwachsene Sohn wegen Eheschließung zudem noch 400 Kilometer weit wegzog, verstärkten sich depressive und ängstliche Symptome.

Im Kontakt zu mir stellte sich spontan trotz eines Altersunterschiedes von 20 Jahren eine Vaterübertragung ein. Ich empfand die Patientin zeitweise als anklammernd und aussaugend und bei Wünschen nach allen möglichen Zusatzbehandlungen wie ein kleines Mädchen, das ständig Geschenke erwartete. In der kombinierten analytischen Einzel- und Gruppentherapie wurden der Vaterverlust und der Vaterersatz durch den Ehemann zum Thema. Durch verschiedene Mitpatienten motiviert nahm die Patientin auch außerhalb der Gruppe mehrere Kontakte auf. Als sie schließlich bei einem Treffen einer Caritas-Altengruppe einen zwei Jahre jüngeren pensionierten Lehrer kennenlernte und sich beide öfters trafen, ging die Angstsymptomatik fast völlig zurück. Gleichwohl setzte sie ihre Therapie fort, da sie große Befürchtungen hatte, diesen neuen Kontakt, aus dem sich möglicherweise eine Partnerschaft entwickeln könnte, zu verlieren. Die Mechanismen, sich bei einer Angststörung ein steuerndes Objekt zu suchen, waren ihr durchaus bewusst.

Die Russen kommen (paranoide Ängste bei Persönlichkeitsstörung oder verdeckter Psychose)

Ein 57-jähriger, wegen einer Angststörung vorzeitig berenteter Anstreicher entwickelte paranoide, von dumpfen rechtsextremistischen Ressentiments durchsetzte fremdenfeindliche Gedanken über russlanddeutsche Spätaussiedler, die er undifferenziert als »Russenmafia« bezeichnete. Diese wurden nach dem Tod seiner Mutter, die die Wohnung neben ihm bewohnt hatte, seine neuen Nachbarn. Eine heftige Angstsymptomatik führte ihn in eine tiefenpsychologisch fundierte Kurzzeittherapie. Nach dem frühen Tod seines in Kriegsgefangenschaft körperlich und seelisch geschädigten Vaters, der gestorben war, als der Patient drei Jahre alt war, und der Vertreibung seiner Herkunftsfamilie blieb er zeitlebens symbiotisch an die Mutter gebunden. Diese hatte den Tod einer Tochter, die auf der Flucht an den Folgen von Typhus zugrunde gegangen war, nie verwunden und klammerte sich umso mehr an den Sohn. Nie hatte er intensivere Kontakte zu gleichaltrigen Frauen geknüpft und war beruflich nie eigene Wege gegangen. Er war Altgeselle in der Firma seines Onkels geblieben, bis dieser Konkurs anmeldete. Zwar kann seine paranoide Entwicklung und Angstsymptomatik nicht monokausal auf die Folgen des Zweiten Weltkrieges zurückgeführt werden, dennoch war ein wesentlicher Punkt zur Überwindung aktualisierter Krankheitssymptome die Bearbeitung der transgenerationellen Aspekte. Insbesondere eine klarifizierende Behandlungsstrategie half, undifferenzierte Täter-Opfer-Schemata in seinen Ressentiments zu überwinden und verspätet das eigene Leben mit weniger Ängsten autonomer zu gestalten. Dennoch blieb eine Restbefürchtung bei mir zurück, im Sinne eines eher formlosen undifferenzierten Praecox-Gefühls, dass der sehr isoliert lebende Patient zeitlebens an einer larvierten Schizophrenie leide. Ich hatte den Eindruck, dass der höchst misstrauische und manchmal latent feindselige Patient mir viele seiner Gedanken verschwieg.

Persönlichkeitsstörungen

»Sechzig Jahre und kein bisschen Weise, aus gehabtem Schaden nichts gelernt […]« (Curt Jürgens, 1975). Der Refrain des populären Schlagers von Curt Jürgens berührt einen oft übersehenen und beunruhigenden Aspekt in der Persönlichkeitsentwicklung, der vor allem im Alter auffällt und voreilig oft als Altersstarrsinn oder Wesensveränderung bezeichnet wird. Es fallen immer die gleichen Reaktionsweisen nach starren Mustern und die Unbelehrbarkeit dahingehend auf, immer wieder dem Wiederholungszwang zu folgen. Fallen solche repetitiven Verhaltensweisen bei jüngeren Menschen auf, ist die Diagnose einer Persönlichkeitsstörung naheliegend, vor allem, wenn sich präödipales Schwarzweißdenken oder – wenn man es nach Melanie Klein auffasst – die paranoid-schizoide Position verfestigt hat. Viele Fachleute verweisen auf geringe Erfahrungen mit persönlichkeitsgestörten Älteren.

Die Beschäftigung mit Persönlichkeitsstörungen im Alter berührt gesellschaftliche, ethische und wissenschaftliche Tabus und persönliche Widerstände. Ältere Patienten mit Persönlichkeitsstörungen widersprechen krass dem Ideal der Altersweisheit und der Reife. Ihr Lebensrückblick ist angesichts der Irreversibilität mancher wiederholt destruktiven Entwicklungen oft schmerzlich und bedrohlich – vor allem dann, wenn selbst in einer einsichtsorientierten Behandlung deutlich wird, dass manche Fehler nicht mehr gutzumachen sind. Dann könnte ein überbordendes Schuldgefühl zu Suizidversuchen führen. Welcher Therapeut möchte das verantworten? Andererseits halten uns diese Patienten einen Spiegel vor, da sie oft eine Überspitzung des sogenannten Normalverhaltens demonstrieren: So will man selbst im Alter nicht werden bzw. man will nicht am Ende des eigenen Lebens vor den Trümmern seiner Beziehungen stehen. Wie hält man es mit dem eigenen Alter, wie geht man mit verpassten Gelegenheiten und Fehlentscheidungen um, wenn die verbleibende Lebenszeit wenige Möglichkeiten für neue Chancen lässt?

Jüngere haben oft Widerstände, sich mit Störungen von Patienten auseinanderzusetzen, die so alt wie ihre Eltern sind. Es fällt schwer bei Personen, die den Krieg miterlebt haben und schlechtere Startbedingungen hatten, pathogene Fixierungen und deren Folgen zu erkennen und benennen. Im Hintergrund schwelt die tabubeladene Frage nach Eigenverantwortlichkeit, Schuld und Steuerungsfähigkeit, oft ein diffuses und populistisches Mischkonstrukt aus Ethik, Religion, Psychopathologie, Rechtsprechung und sogenanntem gesunden Menschenverstand. Die Unterscheidung von Traumafolgen und Persönlichkeitsstörungen ist oft schwierig, es gibt Übergänge. Altern ist in Deutschland bis heute mit einer Geschichte von Tätern und Opfern in der Nazizeit verbunden, was nach Vandieken (2005) die Abwehrhaltung Jüngerer, Konflikte mit Älteren zu bearbeiten, verstärkt. Man kann leicht im Dickicht der Kontroversen, Sichtweisen und widersprüchlichen konzeptionellen Ungenauigkeit versinken, auf dem Glatteis terminologischer Beschreibungsversuche stürzen und therapeutisch mit polypragmatischem Aktionismus oder Resignation Schiffbruch erleiden. Behandlungen von Patienten mit Persönlichkeitsstörungen sind interaktionsreich und die Gegenübertragung ist schwierig zu handhaben.

Persönlichkeitsstörungen werden meist bei Jüngeren diagnostiziert. Sachse (1995), Abrams (2000), Heuft (2001) und Karger (2001) weisen auf die spärliche Datenlage und besonders auf das Fehlen von Langzeituntersuchungen von Persönlichkeitsstörungen im höheren Lebensalter hin. Dass Persönlichkeitsstörungen im Alter abgemildert sind oder seltener vorkommen (Tyrer, 1988), hört man oft, obwohl Persönlichkeitsmerkmale relativ konservative und zeitstabile Eigenschaften sind. Sollten sie im Alter eine geringere Rolle spielen? Vielleicht wegen eines geringeren dynamischen Niveaus und eines diskreteren Erscheinungsbildes? Hinter Diagnosen wie Demenz, Depression, Angststörung, psychosomatischen Störungen und Sucht verbergen sich bei Älteren oft unerkannte Persönlichkeitsstörungen. Pharmakologische Symptomabschwächungen tragen zur diagnostischen Unklarheit bei. Kompensatorische Nischen und protektive Begleitlebensumstände können eine Störung verschleiern. Gute materielle Absicherung und hohe Intelligenz garantieren oft lange eine relativ ungehemmte Befriedigung pathologischer Bedürfnisse. Durch Belastungen und Verluste im Alter kann eine starre Abwehr ins Wanken geraten. Der Verlust einer Selbstobjektbeziehung, zum Beispiel durch den Tod des Partners oder durch beruflichen Statusverlust, lässt oft unauffällige Personen dekompensieren. Erfolg wird oft einseitig als Ausdruck seelischer Gesundheit fehlinterpretiert, die hohe Suizidalität älterer, narzisstisch gestörter Patienten (Kernberg, 1975; Wolf, 1996; Peters, 2007) oft verleugnet. Die Unfähigkeit allein zu sein (Winnicott, 1984 [1958]) und zu trauern im Alter weist auf unbearbeitete frühe Konflikte hin.

Die Klassifikationssysteme DSM-IV und ICD-10 haben methodische Schwächen. Die altersgerechte Modifikation der diagnostischen Systeme unter Berücksichtigung einer geringeren Triebspannung und Symptomexpressivität sowie eine stärkere Würdigung struktureller Aspekte der Persönlichkeit im Alter sind dringend notwendig. Das Unbewusste ist zwar zeitlos, tritt aber im Alter oft in anderem Gewand auf. Aufgrund diagnostischer Gewohnheiten werden vor allem im Alter überwiegend Achse-1-Diagnosen gestellt und die Achse-2- Störungen vernachlässigt.

Ein konfliktmeidender und defensiver Umgang mit einer Persönlichkeitsstörungsdiagnose aus Angst vor Stigmatisierung oder Rache des Patienten fördert therapeutischen Nihilismus. Frühe Störungen im Alter fordern neben empathischem Zuhören auch grenzsetzende Interventionen. Deshalb ist die kritische Reflexion des Unbehagens jüngerer Behandler, mit Älteren einen Konflikt zu bearbeiten, notwendig. Bei einer traumatischen Vergangenheit und bei Spaltung des Objektbildes sind Hilfsich-Funktionen des Therapeuten und die Entwicklung von Copingstrategien oft sinnvoller als der Ehrgeiz, Ältere um jeden Preis auf das ödipale Niveau zu heben. Psychotherapeutische Möglichkeiten bei Älteren werden meist (Radebold, 1994) unterschätzt. Die Beachtung des psychoanalytischen Axioms, dass die Vergangenheit unbewusst in der Gegenwart wirksam ist, hilft, Konflikte und Konfliktschicksale in ihrem Gang durch den Lebenszyklus (Erikson, 1973; Lidz, 1994 [1986]) zu würdigen, insbesondere an wichtigen Wendepunkten.

Menschen, die lebenslang Reibungsflächen boten, mit denen man bei geringen Widerständen aneinandergerät, und die auch im Alter nicht zur Ruhe kommen und deren Persönlichkeitsstruktur sich im Alter karikaturhaft zuspitzt, bestätigen ein Negativbild des Alters, das eine Psychotherapie oft unmöglich erscheinen lässt. Persönlichkeitsstörungen im Alter sind ein schwieriges Feld, und sie erinnern an den Begriff des Altersstarrsinns oder an Persönlichkeits- und Therapiekonzepte, die zwischen empathischem Verständnis und moralischer Verurteilung stehen (Schneider, 1943). Zu den negativen Gegenübertragungsreaktionen kommt auch, dass es wissenschaftlich kaum Hilfestellung gibt. Als Grund für die scheinbar entlastende Botschaft, dass Persönlichkeitsstörungen im Alter seltener vorkommen, wurde ein abnehmendes dynamisches Niveau mit reduzierter Triebspannung angenommen. Auch gibt es den Reflex, dass Verhaltensauffällige häufiger in Unfälle und brenzlige Situationen verwickelt sind und deshalb früher sterben. Kann das therapeutisch-wissenschaftlich legitimiertes Gegenübertragungsagieren sein? Die gerontologische Forschung, die auch mit der Entwicklung der Persönlichkeit im Alter befasst ist, hat nachgewiesen, dass diese relativ stabil bleibt, abgesehen von einer Abnahme der Offenheit für Neues und einer Zunahme der Introvertiertheit (Lehr, 2000). Warum sollte das bei einer pathologisch strukturierten Persönlichkeit anders sein? Jeder kennt Ältere, deren Persönlichkeit im Alter akzentuiert erscheint, die verschroben wirken, deren Einsamkeitsgefühle Ausdruck einer lebenslangen Beziehungsstörung sind und die das soziale Feld des Agierens ersetzt haben durch einen agierenden Umgang mit dem Körper. Auch gibt es Ältere, die süchtig Medikamente missbrauchen wie jüngere persönlichkeitsgestörte Menschen, die nur andere Suchtmittel konsumieren. Vermutlich lösen sich Persönlichkeitsstörungen im Alter nicht auf, sondern verändern ihr Erscheinungsbild. Sie nehmen dann oberflächlich betrachtet mildere, mehr altersspezifische Ausdrucksformen an mit weniger Impulsivität als bei Jüngeren. Dissoziale und kriminelle Auslenkungen werden seltener, Störungsmuster scheinen abgemildert. Und doch wundern sich bei Suiziden und Suizidversuchen Behandler, Angehörige und Bekannte über die radikale Brutalität. Die Klassifikationssysteme für psychische Störungen lassen uns hier im Stich. Betrachtet man die Kriterien für eine Borderline-Diagnose, so sind diese auf jüngere Menschen zugeschnitten, ein gealterter Borderline-Patient lässt sich damit kaum beschreiben. Abrams (2000) hat vorgeschlagen, geriatrische Äquivalente zu definieren, um im Alter veränderte Erscheinungsweisen von Persönlichkeitsstörungen diagnostizieren zu können, solange keine altersspezifischen Diagnostikkriterien zur Verfügung stehen. Oft verbergen sich hinter Fehldiagnosen wie Demenz, Depression, psychosomatische Störung oder Suchterkrankungen unerkannt gebliebene Persönlichkeitsstörungen. In der Psychotherapie älterer Menschen sollte auch diese Gruppe Älterer berücksichtigt werden. Wir sind aufgefordert, unsere klinischen Erfahrungen mit diesen Patienten, die uns oftmals besonders herausfordern, darzustellen und zu reflektieren, um gemeinsam daraus lernen zu können. Über Einzelerfahrungen hinaus besteht hier dringender Forschungsbedarf.

»In einem gesunden Körper lebt ein gesunder Geist«

Ein 82-jähriger ehemaliger Polizeihauptkommissar wird von Angehörigen zu einer psychotherapeutischen Behandlung gedrängt, da er sich seit einem leichten Schlaganfall depressiv und wertlos fühle. Zu seinen drei Söhnen habe er angespannte Beziehungen. Seit dem leichten Schlaganfall fühle er sich entwertet, merke, dass er sich manches schlechter merken könne, und könne nicht mehr so schnell joggen.

In einer fünfstündigen Vorgesprächssequenz fällt sein durchgängig aggressiver, entwertender, vor allem selbstentwertender Ton auf. Seine Äußerungen sind durchsetzt von nationalsozialistischem Sprachstil. Vokabeln wie »robust«, »herrisch«, »brutal«, »jämmerlich«, »graniten« und sozialdarwinistisches Gedankengut – dass in einem gesunden Körper ein gesunder Geist lebe, dass die heutige Kultur die Menschen zur Verweichlichung getrieben habe, dass sich die deutsche Gesellschaft durch Einwanderung von Migranten negativ entwickle – prägten die Stunden. Seinen Hass auf sozial Schwache formulierte er provozierend. Sport spielte für ihn eine große Rolle. In der Gegenübertragung hatte ich zwiespältige Gefühle: Einerseits entsprach ich sicherlich nicht dem Idealbild eines Sohnes, ferner ertappte ich mich dabei, ihn als Nazitäter zu verurteilen; anderseits erschreckte mich seine zunehmende Ohnmacht, die er mit markigen Sprüchen und Ressentiments abzuwehren versuchte. Je mehr er Vertrauen fasste, desto häufiger kamen Nazivokabeln wie »lebensunwertes Leben«, was er auf sich selbst bezog, und »Endlösung« zum Ausdruck. Gerade dieser letzte Begriff ließ mich auf seine erhöhte Suizidalität aufmerksam werden, die er jedoch vehement bestritt. In den fünf Stunden machte er deutlich, wie sehr er von seiner Mutter bevorzugt worden war, vor allem wegen seiner Sportlichkeit und seiner körperlichen Attraktivität. Diese Bevorzugung war aber von Leistungen abhängig. Seine Erfolge in der Jugend und in NS-Verbänden, später auch in der SS, seien von der Mutter immer unterstützt worden. Seinen Vater habe er als schwach erlebt, zumal dieser sich nicht mannhaft den Anforderungen des Krieges gestellt hätte. Der Patient hatte sich in der Nachkriegszeit oberflächlich vom Nationalsozialismus distanziert und bei der Kriminalpolizei Karriere gemacht. Auf eine weitere Therapie wollte er sich nicht einlassen, da er es selbst schaffen wollte. In einem längeren Brief schilderte er mir, dass es sich mit über 80 Jahren nicht mehr lohne, einen alten angeknacksten Mann wiederherzustellen. Beunruhigt machte ich den Hausarzt auf die suizidale Problematik des Patienten aufmerksam. Sowohl dieser als auch ich hatten dem Patienten mehrfach Gesprächsangebote gemacht. Ein Dreivierteljahr später, nachdem er nach übertriebener sportlicher Ertüchtigung gestürzt war und sich einen Knöchel gebrochen hatte, setzte er seinem Leben ein Ende, indem er sich mit einem Gewehr, das er an den Mund setzte, erschoss.

Dekompensierte frühe Störung in später Zeit

Ein berenteter 82-jähriger Straßenbahnfahrer habe nach dem Tod der Ehefrau, mit der er 50 Jahre verheiratet gewesen war, Kinder, Enkel, Urenkel und Nachbarn brüskiert, habe sogar mit Jugendlichen fast eine Schlägerei provoziert. Mit der Sorge, der Großvater sei dement, brachte ihn die Enkelin in die Therapie. Nach den Vorgesprächen, in denen er anfänglich widerständig auftrat, wurde vieles deutlich, was sich im Laufe der zweijährigen analytischen Gruppentherapie verdichtete. Der Patient ist das sechste von zehn Kindern eines Schaustellerpaares, das in einem verrotteten Eisenbahnwagen gelebt habe. Die ständig schwangere Mutter habe ihn vernachlässigt und geschlagen. Der häufig betrunkene Vater starb früh. Seine Schulbildung sei lückenhaft, dennoch hatte er eine Schlosserlehre abgeschlossen, bevor er zum Kriegsdienst eingezogen wurde. Als einer der Letzten seines Jahrganges wurde er an die Front geschickt, habe dort erlebt, dass Kameraden gefallen seien, und nur durch Zufall überlebt. Nach dem Zweiten Weltkrieg sei er Straßenbahnfahrer geworden und habe später ein Straßenbahndepot geleitet. Entscheidend für sein weiteres Leben sei der Kontakt zu einer jungen Frau mit einem unehelichen Kind gewesen, die er kurz nach dem Krieg heiratete. Da die Herkunftsfamilie nach dem Krieg keinen Rückhalt bot, kamen ihm die mütterlichen Eigenschaften seiner Frau, mit der er noch fünf weitere Kinder hatte, sehr gelegen. Er berichtete von seiner Streitsucht und Zerstörungswut in jüngeren Jahren und davon, als Bürgerschreck zu gelten. Innerhalb der 50-jährigen Ehe habe er sich stabilisiert, den Sprung aus sozial abseitigen Verhältnissen geschafft und ein Haus gebaut. Zwei seiner Kinder hätten studiert, bei den Enkeln sei nachhaltig ein sozialer Aufstieg erkennbar. Nach dem Tod der Ehefrau sei die alte Problematik wieder aufgetaucht.

Schon in den Vorgesprächen war deutlich, dass Herr S. gespalten über seine Umwelt sprach, allerdings reflexions- und introspektionsfähig war. Im Rahmen einer analytischen Gruppentherapie mit Älteren konnte er mit anderen Patienten alte Verletzungen ansatzweise durcharbeiten. So verwickelte er sich mit einem etwa gleichaltrigen Akademiker in Diskussionen über gesellschaftlichen Status. Spaltungen in nur Gut und nur Böse bezogen sich auf Herabsetzungen einiger Mitpatienten oder auf entsprechende inadäquate Idealisierungen. Im Laufe der Therapie wurde ihm schmerzlich deutlich, dass die symbiotische Beziehung zur verstorbenen Ehefrau fehlende Mütterlichkeit ersetzt hatte und dies ihm geholfen hat, weitere Hürden zu bewältigen. Nach dem Tod der Ehefrau tauchte die alte Problematik offenbar in unverminderter Härte wieder auf. Entsprechende Deutungen über die schwierige Beziehung zur eigenen Mutter und eine angemessene Durcharbeitung der Trauer konnten dem Patienten ermöglichen, neue Kontakte zu knüpfen und sich bei wieder gestiegener Affektkontrolle adäquater zu verhalten. Der Demenzverdacht konnte fallengelassen werden.

Die Unterschätzung des Entwicklungspotenzials früh gestörter Menschen gerade bei Älteren kann dazu führen, dass ihnen eine Therapie vorenthalten wird. So kommt es allzu oft dazu, dass Begriffe wie Agieren, projektive Identifikation, Alexithymie, Mentalisierungsunfähigkeit, Fehlen therapeutischer Ichspaltung und Empathiemangel bei älteren Patienten als Gründe für das Ablehnen einer Therapie genannt werden. Therapeuten sollten sich von überspitzten Verhaltensweisen, die oft schon bei Telefonkontakten in Erscheinung treten, nicht abschrecken lassen. Helfen nicht gerade bei diesen Patienten Klüwers Begriff des Handlungsdialogs (Klüwer, 1995) und die stärkere Bedeutung des Enactments als adäquate Therapiestrategie? Fiedler (1995) empfiehlt statt der einseitigen Personalisierung eines Behandlungsproblems, den Fokus der Aufmerksamkeit auf die Interaktion zwischen Therapeut und Patient zu lenken, dabei die frühen Entwicklungsdefizite und Traumatisierungen des Patienten zu berücksichtigen. Ungeplante Settingbrüche sollten erst einmal verstanden werden, bevor ein starres Widerstandskonzept und ein via projektiver Identifikation des Therapeuten induziertes Gegenübertragungsagieren den Blick auf die Chancen der Behandlung blockieren.

Sucht

Suchterkrankungen im Alter werden in der psychotherapeutischen Versorgung oft zu wenig beachtet (Curtis et al., 1989; Speckens et al., 1991). Sucht, so glaubte man, beginne im frühen Erwachsenenalter und wachse sich im Alter aus. Viele Süchtige sterben früh. Dass Sucht auch erst im Alter beginnen könne, sah man nicht. Negative Altersstereotype sind wirkmächtig: Alte Menschen seien vergesslich, verlangsamt, gangunsicher, unkonzentriert und schwerbesinnlich. Dass dahinter eine behandelbare Suchterkrankung stehen könnte, wird oft nicht erkannt. Vor allem ältere Frauen trinken heimlich, nehmen höhere Benzodiazepindosen ein und bleiben dabei unauffällig und länger alltagskompetent als Männer (Epstein et al., 2007; Greenfild et al., 2010; Lützenkirchen et al., 2010).

Neue Impulse kamen in Deutschland Ende der 1980er Jahre aus der Suchthilfe und der Gerontopsychiatrie. Die Deutsche Hauptstelle gegen die Suchtgefahren führte 1997 eine Tagung durch, der Tagungsband (Havemann-Reinicke et al., 1998) war bis 2010 die einzige deutschsprachige Buchpublikation zum Thema Sucht im Alter.

Eine Sucht im Alter wird durch viele Faktoren gefördert: Arbeitslosigkeit, Arbeitsplatzkonflikte, unfreiwilliger Vorruhestand, Statusverlust, Tod von Angehörigen, Partnern und Freunden, schwere Krankheiten, Demenz, Vereinsamung, negative Lebensbilanz und Überlebensschuld sind nur einige Faktoren. Etwa 45 Prozent der älteren Frauen und zehn Prozent (Wolter, 2011; 2012) der Männer sind verwitwet. Die Unfähigkeit zu trauern kann Rückfall oder Neuentwicklung süchtigen Verhaltens bahnen, vor allem dann, wenn eine Abhängigkeitsproblematik im Sinne einer dependenten Persönlichkeitsstörung lange durch den Partner kompensiert war. Ältere Menschen sind dann mit verspäteten Entwicklungsaufgaben überfordert. Verzögert auftretende posttraumatische Belastungsstörungen sind bei älteren Menschen relativ häufig (Fischer & Riedesser, 1999). Dies gilt insbesondere beim Aufwachsen in Kriegs- und Nachkriegszeit. Nach Wegfall alltäglicher Aufgaben und kompensierender Partnerbeziehungen treten, ausgelöst durch altersspezifische Belastungen, Retraumatisierungen in den Vordergrund. Horror Vacui bedeutet hier, dass sich ein Beziehungsvakuum mit verdrängtem traumatischem Material füllt.

Die starke Frau

Frau K., eine 92-jährige Mutter von vier Kindern, konnte mit Stolz auf ein erfolgreiches Leben zurückblicken. Nach Flucht und Vertreibung aus Pommern war sie über sechs Jahrzehnte mit einem erfolgreichen Juristen verheiratet. Nebenbei hatte sie, allerdings ohne in ein festes Arbeitsverhältnis zu gehen, Soziologie und Philosophie studiert. Alle Kinder waren erfolgreich. Das Leben in einem größeren Haus am Stadtrand glich einer bürgerlichen Idylle. Das hohe Lebensalter gestaltete sich für die sehr aktive und sportliche Frau sehr positiv, bis ihr Mann mit 96 Jahren an den Folgen einer Oberschenkelhalsfraktur starb und ein Sohn mit 65 Jahren nach seiner Pensionierung eine schwere Depression entwickelte. Frau K. forderte immer wieder die Hilfe von Kindern und Enkeln ein, die trotz regelmäßiger Besuche nie genug war. Sie selbst, die vor allem vielen Gleichaltrigen als Vorbild diente, wurde nun, wie sie selbstanklagend formulierte, zur »Jammeroma«. Als sie zu Hause stürzte, wurde sie von einer Tochter inmitten leerer Wein- und Likörflaschen angetroffen. Niemand hätte es für möglich gehalten, dass diese starke Frau jemals zum Alkohol griff.

Nach einer stationären Behandlung, bei der glückerweise keine Fraktur nachzuweisen war, suchte sich die Patientin mithilfe einer Tochter eine psychosomatische Klinik. Dort konnten bisher verdrängte Traumata, wie Bombenächte in Stettin und die Vergewaltigung durch einen russischen Soldaten, angesprochen werden. Es war aber auch möglich über ihre Aktualkonflikte wie ihre Einsamkeit, die Depression des Sohnes und die Einschränkungen des hohen Alters zu sprechen. Sie konnte mehr Milde für sich selbst einfordern und ihr Lebensmotto »Nie wieder Krieg«, das sie selbst umgemünzt hatte in »Nie wieder Probleme«, kritisch reflektieren. Es gelang auch ein Trauerprozess über alte und neue Verluste. Sie hatte sich nach langem erfolgreichen Leben vorgestellt, gegen die Anfechtungen des Alters gewappnet zu sein. Konsequentes Training hat sie bis heute sehr mobil erhalten. Es geht ihr etwas besser, seitdem sie über Ohnmachtsgefühle, Fehler, Scheitern, Tod und Endlichkeit sprechen kann. Der narzisstische Panzer des Erfolges und der Leistungsorientierung ist jedoch sehr hart. Das erschwert nach wie vor auch einen gedeihlichen Kontakt mit ihren Verwandten. In der Therapie wird deutlich, dass die Patientin, vor allem auf Gebieten, in denen sie sich überlegen fühlt, anderen gerne Ratschläge erteilt. Als ich etwas unbedacht und verärgert mit dem Spruch »Ratschläge sind auch Schläge!« reagierte, war diese Intervention zwar zu spontan und plattitüdenhaft, sie entfachte dann aber nach langem Schweigen einen sehr produktiven Streit, in dem ich als Therapeut in die Rolle des Sohnes geriet. Aufgrund vieler Traumata schien es mir plausibel, dass in der erfolgreichen Familie schon in der Pubertät der Kinder ein familiärer neurotischer Kompromiss darin bestanden hatte, Alltagskonflikte zu umgehen. Ich spürte selbst die Widerstände in der umgekehrten Übertragung, mit einem erfolgreichen Kriegskind über dessen Suchttendenzen zu sprechen.

Sucht passt nicht in beschönigende Altersbilder und wird als Laster empfunden. Man trifft auf verleugnende und bagatellisierende Einstellungen, wie zum Beispiel, ein Entzug wäre zu gefährlich, die durch populäre Schriften wie *Altern wie ein Gentleman* von Sven Kuntze (2012) unterstützt werden. Man solle alten Leuten die letzte Freude nicht nehmen. Seit einigen Jahren wird immer wieder propagiert, dass mäßiger Alkoholkonsum gesundheitsfördernde Effekte haben soll, obwohl diese Wirkung keineswegs erwiesen ist. Als Faustregel gilt bei Männern etwa 24 Gramm Alkohol pro Tag, was 0,5 bis 0,6 Litern Bier oder 0,3 bis 0,5 Litern Wein entspricht, bei Frauen 12 Gramm Alkohol pro Tag. Ferner sind viele Suchtsymptome und Spätfolgen oft unspezifisch von chronischer Herzinsuffizienz, Diabetes, Polyneuropathie und anderen Erkrankungen überlagert und werden deswegen den typischen Alterskrankheiten zugeordnet. Viele Ärzte meiden Konflikte mit älteren Abhängigen. Suchtmittel unterscheiden sich im Risiko für eine körperliche Abhängigkeit und in der Intensität der psychotropen Wirkungen.

Bei den illegalen Drogen entstehen körperliche Folgeschäden überwiegend indirekt, zum Beispiel durch Infektionen beim intravenösen Konsum. Komplikationen treten durch soziale Folgeerkrankungen auf. Viele Drogenabhängige werden heute dank besserer medizinischer Versorgung in präventiven Maßnahmen erreicht. Im Alter sind die meisten Drogenabhängigen durch multimorbide und funktionelle Störungen beeinträchtigt. Sie stellen in der Zukunft eine Herausforderung dar.

Raus aus der Alltagsödnis

Ein 60-jähriger Facharbeiter in der Autoindustrie klagte vor allem nach dem Ausscheiden aus dem Berufsleben über eine »bleierne Depression« und erhebliche Antriebsschwäche. Die Therapiestunden waren geprägt von einer unendlich wirkenden öden Passivität. Der von einem autoritären Vater erzogene Patient ging offenbar jedem Konflikt aus dem Weg. Eine Lehre als Kfz-Mechaniker hatte er mit Mühe durchgehalten und sich gegen den zu Wutausbrüchen neigenden Meister nicht gewehrt. Seit dem 17. Lebensjahr bestand ein kon-

> tinuierlicher Cannabiskonsum, der ihm nach eigenen Aussagen die Ödnis des Alltages erträglicher machte: »Morgens ein Joint und der Tag ist dein Freund.« Seiner Ehefrau, mit der er zwei Kinder hatte, ordnete er sich unter. Sie klagte über seine Passivität und trennte sich nach 20 Jahren Ehe. Er verblieb mit seinem Sohn in einem Haus, das er von den Großeltern geerbt hatte. Der Sohn wiederholte die Lebensführung des Vaters. Völlig isoliert ging er bei regelmäßigem Cannabiskonsum einer Tätigkeit als Facharbeiter nach. Seine Berufstätigkeit endete auch deswegen vorzeitig, da er mnestisch-kognitiv modifizierten Arbeitsabläufen nicht mehr gewachsen war. Nach einer heftigen Konfrontation des Therapeuten, der die bleierne Initiativlosigkeit des Patienten ansprach, einer Suchtklinikbehandlung und der Abschaffung der hauseigenen Cannabisplantage knüpfte der Patient neue Kontakte und entwickelte mehr Initiative. Zurzeit bemüht er sich, als jüngerer Alter eine neue Partnerin kennenzulernen.

Da künftige Seniorengenerationen ihre Konsummuster beibehalten, wird die Zahl drogenkonsumierender Älterer zukünftig deutlich ansteigen. Leider verfügen nur wenige Suchtkliniken über ein spezielles Behandlungskonzept für Ältere. Es steht zu befürchten, dass im Kontext mit Legalisierungstendenzen das langfristig destruktive Potenzial von Cannabis unterschätzt wird.

Soeder (1989) beschreibt bei älteren Patienten Gewohnheits- und Geselligkeitstrinker mit Toleranzminderung, Alkoholabhängige, die in früheren Jahren eine Entwöhnungsbehandlung absolviert hatten und nach längerer Zeit der Abstinenz im Alter rückfällig werden, und Patienten, die bei nicht zu verarbeitenden Altersschicksalen wie Tod des Partners, Trennung, Scheidung, Verlust von sozialen Kontakten oder Tod eines Kindes erst im Alter alkoholabhängig wurden.

Nicht nur der Alkohol als Suchtmittel, das überwiegend von Männern konsumiert wird, spielt eine Rolle, sondern auch Benzodiazepine, deren Gefährdungspotenzial oft unterschätzt wird. Sie werden oft älteren Menschen verordnet. Ihr Einsatz muss streng zeitlich begrenzt sein, da bereits lange vor dem Eintreten einer Abhängigkeit Nebenwirkungen der Langzeitbehandlung die Lebensqualität und das psychopathologische Bild beeinträchtigen. Hier bestehen erhebliche Wissensdefizite bei Betroffenen, aber auch im Gesundheitswesen. In diesem Zusammenhang beschreibt Holzbach (2012) unterschiedliche problematische Haltungen von Ärzten: Es gibt solche, die unbedenklich Benzodiazepine verschreiben, solche, die Konflikten um einen notwendigen Entzug ausweichen, und solche, die gewaltsam einen Entzug fordern. Bei allen drei Varianten fehlt meist die Berücksichtigung der hinter der Sucht stehenden Konflikte. Generell ist ein affektneutralisierendes Suchtmittel immer eine Plombe für unbewältigte innere und äußere Konflikte. Wenngleich oft völlige Abstinenz gerade bei Langzeiteinnahme eine Illusion ist, ist sie doch ein sinnvolles Ziel.

Probleme bei niederschwelligem Benzodiazepinmissbrauch werden oft als Nebenwirkung bagatellisiert. Die sogenannte Niedrigdosisabhängigkeit (weniger als 20 Milligramm Diazepam pro Tag) erfüllt nicht die Kriterien einer Abhängigkeit gemäß DSM-IV und ICD-10. Eine Niedrigdosisabhängigkeit entspricht auch nicht der Einschätzung der Betroffenen und der verordnenden Ärzte. Dosissteigerung, Toleranzentwicklung und Kontrollverlust fehlen meist. Dabei wird übersehen, dass eine langfristige Einnahme zur erhöhten Sturzanfälligkeit und zu einer allgemeinen affektiven Abflachung mit Rückzug nach Innen führen kann. Viele Oberschenkelhalsbrüche älterer Frauen gehen auf eine chronische Einnahme von Benzodiazepinen zurück. Meist wird nicht an Abhängigkeit gedacht: Üblicherweise werden niedrig- und hochdosierte Abhängigkeit unterschieden.

Die klassische Fraktur

Frau K., 73 Jahre, fiel nach dem Tod des Ehemannes in ein Loch. Der Bekanntenkreis reduzierte sich durch Todesfälle; die Angst vor dem eigenen Tod und unbewältigte Erlebnisse aus früheren Lebensphasen beförderten ein Rückzugsverhalten. Vom Hausarzt wurde ihr immer wieder Lexotanil verschrieben, um Panikattacken zu vermeiden. Der Konsum blieb etwa zwei Jahre konstant, bis die Attacken wieder in der Öffentlichkeit auftraten. Nachdem die Patientin zu Hause im Bad gestürzt war und wegen einer Fraktur des Oberarmes operiert werden musste, traten im Krankenhaus erhebliche Entzugserscheinungen auf, die der Stationsarzt mit Alkohol- und Benzodiazepinmissbrauch in Zusammenhang brachte. Da sich Frau K. einsichtig zeigte, fand nach der Frakturversorgung eine stationäre Entgiftung und Entwöhnung statt. Danach absolvierte die Patientin erfolgreich eine tiefenpsychologische Langzeittherapie und eine Gruppentherapie für Ältere. Konflikte konnten besser bewältigt werden und die Patientin verzichtete nachhaltig auf Benzodiazepine.

Beim Ausschleichen sind einige Regeln zu beachten: Bei älteren Menschen spielt eine gute schlafhygienische Behandlung eine zentrale Rolle. Ein Benzodiazepinentzug bei unsicherer Compliance ist aus meiner Sicht im ambulanten Bereich im Gegensatz zur Meinung von Holzbach (2012), der dies empfiehlt, generell und gerade bei Älteren riskant. Viele wissen nicht, dass gravierende Entzugserscheinungen wie delirante Symptome und epileptische Anfälle erst zwei bis drei Wochen nach Absetzen auftreten können. Bei polymorbiden, unsicher gebundenen und schlecht versorgten Patienten ist das Risiko einer ambulanten Behandlung hoch.

Opiate spielen in den letzten Jahren eine immer größere Rolle. Die Hemmschwelle, niederpotente Opiate (Tramadol) zu verabreichen, ist gesunken. Viele Ältere werden bei Schmerzsyndromen, die oft undifferenziert diagnostiziert werden, über benzodiazepinhaltige Schmerzmittel zu niedrigpotenten Opiaten geführt. Diese Thematik ist zwischen Alterspsychosomatikern und Schmerztherapeuten oft ein strittiges Feld. Der Suchtmediziner Christoph Maier weist in einem Interview im *Münchner Merkur* am 31.5.2013 darauf hin, dass Opiatanalgetika zu häufig verschrieben würden. Ebenso kritisch äußerst sich der Allgemeinmediziner Klaus-Dieter Kossow (2014) in seinem Zwischenruf »Arzt oder Dealer«. Sie gehören zu den meistverordneten Arzneimitteln, und das mit steigender Tendenz. Bei nicht tumorbedingten Schmerzen ist die Wirksamkeit einer längerfristigen Behandlung nicht belegt und die Risiken sind höher als angenommen. Bei Schmerzpatienten sollte man an Missbrauch oder Abhängigkeit denken: Die hohen Prävalenzangaben für Sucht bei Schmerzpatienten hängen damit zusammen, dass trotz positiver Suchtanamnese Opiatanalgetika verordnet werden. Bei vielen Schmerzpatienten liegen frühe Traumatisierungen und Persönlichkeitsstörungen vor, also eine ähnliche Prämorbidität wie bei anderen Suchtgruppen. Psychogene Schmerzen werden oft nicht sauber von anderen Schmerzzuständen differenziert (Kütemeyer & Schultz-Venrath, 1995) und leider mangelt es gerade bei Älteren an der notwendigen Sorgfalt bei der Indikationsstellung.

Kumulative Belastungen und Schmerztherapie

Frau Hatice S., eine 60-jährige türkischstämmige Erzieherin, die mit zehn Jahren mit den Eltern nach Deutschland gekommen war, wurde von den Eltern mit 18 Jahren gegen ihren Willen mit einem 15 Jahre älteren Cousin aus ihrem Heimatdorf verheiratet. Der Ehemann, der in Deutschland nie Fuß fassen konnte, entwickelte sich

> zu einem gewalttätigen Alkoholiker. Schließlich ließ sich Frau S. mit 50 Jahren gegen den Willen der Familie scheiden und zog ihre beiden Töchter allein groß. Seit der Scheidung entwickelte sich bei ihr, ausgehend von einem Bandscheibenvorfall, ein chronischer Ganzkörperschmerz, der nach Überweisung an einen Schmerztherapeuten mit niedrigpotenten Opiaten behandelt wurde. Als nach Hochzeit und Auszug der älteren Tochter die Ganzkörperschmerzen erheblich zunahmen, suchte sie sich Hilfe in einer ambulanten Psychotherapie. Erstmals arbeitete die differenzierte Patientin ihre multiplen und kumulativen Belastungen auf. Während eines achtwöchigen Aufenthalts in einer psychosomatischen Klinik konnten die Opiate abgesetzt werden. Die Schmerzsymptomatik reduzierte sich, aber Frau S. stellte immer wieder eine passagere Zunahme fest, wenn sie – vor allem bei Konflikten und Befürchtungen bezüglich der Töchter – ihren bekannten Konflikten nahekam. Sie ist jetzt opiatfrei. Es darf aber nicht übersehen werden, dass ein stationärer Aufenthalt zur Entgiftung notwendig wurde.

Die Prognose von Suchterkrankungen im Alter hängt von sozialen Einflussfaktoren und der Komorbidität ab. Zwar wäre es vermessen, ältere Patienten gegen ihren Willen rigiden und sadistischen Abstinenzvorstellungen zu unterwerfen, aber das Vermeidungsverhalten, Hochaltrigen eine aufdeckende und abstinenzorientierte Psychotherapie vorzuenthalten, sollte sehr kritisch reflektiert werden.

Traumata

Psychotraumatologie im Alter

Traumatische Gewalt kann bis ins hohe Alter zerstörerisch wirken. Dies verunsichert auch ältere Menschen, die ihre Selbstsicherheit daraus ableiten, Konflikte und Entwicklungsschritte erfolgreich gelöst zu haben. Bei einem Trauma wird die empathische Verbindung zur Umwelt durchgeschnitten und ausgelöscht. Dabei kann es sich um eine Aktualtraumatisierung oder einen kumulativen Prozess handeln, der nicht bemerkt wird. Der Verarbeitungsmodus ist unterschiedlich: Manche Traumata werden jahrzehntelang verdrängt und kehren nach langer Zeit der Stabilität scheinbar plötzlich wieder, andere führen in eine zeitnah auftretende posttraumatische Belastungsstörung. Das Unglaubliche ist nicht in Worte zu fassen. So ist es kein Wunder, dass bei beiden Modi der Traumatisierung Betroffene an der Realität ihrer Erfahrung zweifeln. Ein psychisches Trauma hat amorphe Präsenz und überschreitet räumliche und zeitliche Grenzen.

Aktualkonflikte und Traumatisierungen

Manche ältere Patienten entwickeln aktuelle Symptome, ohne dass bei ihnen trotz sorgfältiger Anamnese, genauer Betrachtung szenischer Gesichtspunkte und sorgfältiger Reflexion von Übertragung und Gegenübertragung strukturelle Störungen oder repetitive Konflikte festzustellen sind. Die aktuelle Situation überfordert diese Patienten konkret. Heuft (1997) kritisiert, dass durch die Betonung repetitiver Konflikte und der Fantasietätigkeit die Aktualneurose in den Hintergrund der therapeutischen Wahrnehmung gerückt sei. Der psychoanalytische Reflex »hier und jetzt und dort und damals« ignoriert, dass es aktuelle Konfliktsituationen im Alter gibt – ohne »dort und damals«. Nach Bräutigam (1978) durchläuft jeder Mensch Reifungskonflikte und gerät später in Familie und Beruf in Konfliktsituationen. Zwar ist es hilfreich sich die Geschichte gerade erfolgreicher Konfliktbewältigung anzusehen, aber oft ist es dann hilfreicher zu verstehen, warum ein Mensch mit bisher gutem Konfliktbewältigungsvermögen aktuell überfordert ist. Diese Betrachtungsweise als ahistorisch, unanalytisch oder naiv abzuklassifizieren übersieht die Tendenz, dass die Suche nach einer prämorbiden Persönlichkeitsstörung und defizitären frühen Objektbeziehungen manchmal eine Obsession von Psychoanalytikern ist, die den Patienten eine Pathologie überstülpt. Durch überbordende Ohnmachtserfahrungen können intrapsychische und interpersonelle Desintegration aktuell bis zum Zusammenbruch psychischer Funktionen bei gesunden Menschen führen.

> Ein repetitives Ereignis, aber kein repetitives Trauma
>
> Herr N., 83 Jahre alt, und seine Ehefrau waren Opfer einer Serie von Brandanschlägen in ihrem Wohngebiet, von der mehrere Häuser betroffen waren. Später stellte sich heraus, dass der Täter psychisch krank war. Als sich ein langwieriger Rechtsstreit mit der Brandschutzversicherung anbahnte und der Patient registrierte, dass er abgesehen von wenigen Gegenständen seine gesamte Einrichtung verlo-

ren hatte, entwickelte er Übelkeit und Magenschmerzen ohne einen organischen Befund. Von seiner Vorgeschichte ausgehend – seine Familie war in der Kölner Innenstadt ausgebombt worden – drängte sich fast auf, dass es sich um eine Retraumatisierung eines Kriegskindes handle. Der Schwerpunkt seiner sehr bewussten Beschwerden lag jedoch in der aktuellen Ohnmachtserfahrung im Konflikt mit der Versicherung, seine Kriegserlebnisse hatte er keineswegs verdrängt. Nach einer 25-stündigen tiefenpsychologisch fundierten Kurztherapie gingen die Beschwerden zurück, als er zumindest einen Teilerfolg erzielen konnte. Ohne euphemistische Idealisierung der Eltern wurde deutlich, dass die behutsame und fürsorgliche Mutter und der etwas zwanghafte, aber nicht überstrenge Vater trotz Krieg und Bombenangriffen offenbar genügend Halt gebende frühe Erfahrungen ermöglicht hatten. Konflikte in Schwellensituationen seines Lebens verleugnete der Patient keineswegs. Es zeigte sich, dass Arbeitsplatzkonflikte und Ablösungskonflikte mit seinen vier Kindern hinreichend gut bewältigt wurden. Auch nach drei Jahren war der aktive und aufgeschlossene Rentner ohne Beschwerden.

Eine intrusive Behandlung eines vermeintlich repetitiven Traumas wäre inadäquat gewesen. Sollte sich dennoch ein Behandlungsbedarf nach der Behandlung eines Aktualkonfliktes ergeben, kann die Strategie modifiziert werden. Eine ähnliche Konstellation lag bei Frau M. vor:

Der Überfall

Frau M., eine 77-jährige, seit dem Tod ihres Mannes alleinlebende Chemielaborantin, wurde, als sie vom Einkauf zurückkehrte, von zwei maskierten Männern, die aus ihrem Haus kamen, angerempelt. Körperlich war die Patientin, die seit Jahren an Osteoporose litt, bis auf ein Hämatom am Arm unverletzt. Allerdings fehlten ihr Schmuck und ein größerer Geldbetrag. Nach einigen Tagen Latenz entwickelte sie heftige Ängste, vor allem, da sie sich, sollte sich ein solcher Vorfall wiederholen, aufgrund ihrer Osteoporose nicht wehren oder weglaufen könne. Vor diesem Ereignis galt sie als tapfer und besonnen, auch war sie, aus bäuerlicher Umgebung stammend, von den Folgen des Zweiten Weltkrieges wenig beeinträchtigt gewesen. So beschäftigte sie sich in der Therapie dann auch mit weiteren Schutzmaßnahmen und bemühte sich um eine konsequentere Behandlung der Osteoporose.

In der Gegenübertragung hatte ich den Eindruck, dass die Patientin, deren Kinder weit weg wohnten, in mir eher einen Alltagsberater als einen Therapeuten suchte. Sie selbst wurde aktiv, ich geriet allenfalls in die Rolle eines Elternteils, der sie bestärken sollte. In dieser Weise beschrieb sie auch ihre Eltern, die sie als Kind und Jugendliche immer gut beraten hätten, ohne ihr stringent etwas vorzuschreiben.

Ereignisse, die an frühere Traumata erinnern, können bei Älteren frühere Traumatisierungen unter aktueller Symptombildung reaktivieren: Es kann zu Flashback-artigen Bildern und psychosomatischen Symptomen kommen:

Wiederkehr des Verdrängten

Die Vergewaltigung

Frau F., 75 Jahre alt, litt unter akutem Harnverhalt. In der Notaufnahme eines Akutkrankenhauses reagierte sie auf die erfolgreiche Katheterisierung durch einen jungen Arzt mit heftigem Schreien und panischen Angstanfällen, die von den Behandlern als hysterische Reaktion einer vermutlich Dementen fehlinterpretiert wurden. Nach einer Beruhigungsspritze wurde tags darauf ein psychiatrischer Konsiliarius hinzugezogen, der eine Demenz nicht bestätigen konnte. Er empfahl eine weitergehende Psychotherapie, obwohl oder gerade weil sich die Patientin ihm nicht öffnete. Erst in einer durch die Tochter der Patientin angestoßenen analytisch orientierten Psychotherapie konnte die Patientin erstmals über die Vergewaltigung durch russische Soldaten in Schlesien sprechen.

Der Bombenangriff

Ein 86-jähriger Mann besuchte einen Abendgottesdienst in einer katholischen Kirche. Tags darauf hatten die Lokalnachrichten berichtet, dass der Kirchturm in der Nacht zusammengebrochen und ins Kirchenschiff gefallen war. Wie durch ein Wunder sei niemand zu Schaden gekommen. Wenige Tage danach entwickelte er ausgeprägte Ängste mit Atemnot und Herzrasen sowie Erinnerungsbilder an ein traumatisches Ereignis in seiner Kindheit. Er hatte im Zweiten Weltkrieg einem Bombenangriff auf eine katholische Kirche während einer Messe überlebt, bei der er als Ministrant zugegen gewesen war. Von sieben Personen hatten nur drei überlebt. Er hatte sich damals sehr flink durch die Sakristeitür retten können, bevor die gesamte Choranlage der Kirche zusammenbrach. Heute ist der Patient leicht gehbehindert. Eine tiefenpsychologisch fundierte Kurztherapie half dem reflektierten und ichstarken pensionierten Studienrat, seine traumatische Krise zu überwinden.

Bei älteren Patienten, die sich im Alter nach einem langen symptomfreien Intervall erstmals mit traumatischen Ereignissen beschäftigen, kann meist von stabileren Ich-Funktionen ausgegangen werden. Eine konfliktzudeckende Therapie lässt solche älteren Traumapatienten im Stich. Das Wagnis einer aufdeckenden Therapie kann meist eingegangen werden. Therapeuten sollten sich jedoch intrusiven Nachfragens enthalten.

Weniger in behandlungsrelevanten Zusammenhängen trifft man gelegentlich Zeitzeugen an, die ihre traumatischen Erfahrungen zum Lebensthema machen, indem sie fortgesetzt darüber sprechen.

Der mutige Zeitzeuge

Herr M., ein 83-jähriger aus der Ukraine stammender Ingenieur, erlebte als Jugendlicher die Erschießung seiner jüdischen Verwandten an einem Bahndamm. Der in Westdeutschland beruflich erfolgreiche Mann hat seit den 1960er Jahren kontinuierlich als Zeitzeuge und Überlebender des Holocaust in Schulen und Institutionen über seine Erlebnisse berichtet. Symptome hat er bis heute keine, erst seit sich durch Kniegelenksarthrose eine Gehbehinderung eingestellt hat, leidet er subjektiv unter leichten Depressionen. Selbstreflexiv definiert er sein Lebensmotto: Darüber reden und dafür sorgen, dass sich so etwas nicht wiederholt, und die Flucht nach vorne, indem er immer aktiv gewesen sei, hätten ihm bisher geholfen. Jetzt mit einer Behinderung zu mehr Passivität verurteilt, könne er den traumatischen Bildern keine Aktivität entgegensetzten.

Transgenerationale Traumaweitergabe

Mittlerweile haben viele Patienten der Kriegsnachfahrengeneration das Rentenalter erreicht. Kriegstraumatisierungen waren in Deutschland so häufig, dass man die pathogene Wirkung dieses Massenschicksals übersah. Radebold (2000) spricht von pathologischer Normalität, die mit Einkapselung und Abspaltung des Traumas und der Unfähigkeit zu trauern zusammenhängt.

Das Individuum ist mit dem Leben seiner Vorfahren und Nachkommen verbunden. Internalisierte Objektbilder und dazugehörige Affekte der Eltern werden von ihnen an die Kinder weitergegeben, wobei meist unbewusst Aufgaben wie etwa Trauerarbeit, Wiedergutmachung erlittener Verletzungen und Kränkungen, Wiederbeschaffung von Verlorenem und Ungeschehenmachen von Hilflosigkeit delegiert werden. Die Vermischung von Täter- und Opferidentität wird bei vielen Deutschen das Schweigen befördert haben. Die Kernidentität der zweiten und dritten Generation, jetzt allmählich im frühen Alter angekommen, wird beeinflusst vom verletzten Selbst, internalisierten Objektbildern und von Affekten, die zu den ursprünglich Traumatisierten, den Eltern und Großeltern, gehören. Nach Volkan (2002) findet die Übermittlung eines traumatischen Ereignisses statt, indem elterliche Selbst- und Objektbilder in den Kindern deponiert werden und dadurch von der Person einer Generation an die nächste Generation weitergegeben werden. Mit den Kriegserlebnissen verbundene stärkere oder diskrete psychische Störungen der Elterngeneration dürften bei vielen Kindern kumulativ-traumatisierend Einfluss gehabt haben. Traumatisierung behindert die bewusste Beschäftigung mit dem bzw. das Wissen um das Trauma und fördert die Weitergabe dissoziierter Wahrnehmung und Erinnerung. Deckphänomene sind Teilwahrheiten und Hilfskonstruktionen, die verhindern, dass traumatische Ereignisse Bedeutung erlangen, assimiliert werden und ein notwendiger Trauerprozess stattfindet. Sie sind wie ein Pflaster auf oberflächlich zugeheilten Wunden. Viele kommen erst in eine Psychotherapie, wenn ein unspezifisches, aber charakteristisches Abwehrmuster zusammenbricht. Ereignisse, die Ähnlichkeit mit den Traumatisierungen der Eltern haben und Aspekte der Reinszenierung und Wiederholung aufweisen, wirken auslösend. Kinder von Kriegsgeschädigten haben oft durch transgenerationelle Identifizierung Traumatisierungen und Ressentiments verinnerlicht, die als innere oder äußere Konflikte in den Nachfolgegenerationen wieder aufreißen können. Der Krieg mit Flucht und Vertreibung zerriss die räumliche, zeitliche und soziale Integration des Selbst. Erikson (1973) beschrieb Identität als Übergangsraum zwischen innerer personaler und äußerer sozialer Entwicklung. Was Grinberg und Grinberg (1990, S. 151) in Bezug auf Traumata von Migranten anmerkten, kann auch auf ein besiegtes Volk wie auf ein Volk übertragen werden, das seit Jahrhunderten Fremdherrschaften und territorialen Fragmentierungen ausgesetzt war: Es kommen Ängste vor Vernichtung und Zerstückelungsfantasien auf.

Nebulöse Andeutungen schaffen eine diffuse, von Trauma und Schuld der Eltern durchdrungene Atmosphäre, die tabuisierend ungeklärt bleibt. Traumatische Affekte und Erinnerungsbilder bleiben getrennt und werden an Nachkommen weitergegeben (Spiegel & Cardena, 1991, S. 366–378; Gampel, 1994, S. 301–319; Brooks Brenneis, 1998, S. 801–823; Eckstaedt, 1999, S. 137–153; Hirsch, 1999, S. 125–136; Volkan, 2000, S. 945, Volkan, 2002; Kogan, 2003; 2006). Diese Vorgänge erinnern an die von Freud (1916–1917g) beschriebene pathologische Trauer. Fantasie und Realität sind diffus vermischt. Die Ablösung von den Eltern geschieht oft schuldbeladen und erschwert. Viele können die Fragmente ihrer Identität nicht zusammensetzen. Es drängt sich der Eindruck von Personen, die drei Generationen angehören, auf. Die Störung der gegenwärtigen Identität bei Fixierung an die Vergangenheit führt zu Schwierigkeiten in der Gegenwart.

Ähnliche Mechanismen der kollektiven Abwehr waren dafür verantwortlich, dass bis in die 1970er Jahre das Thema »Flucht und Vertreibung aus den deutschen Ostgebieten« im Schulunterricht nur am Rande behandelt wurde. Die bei manchen aus deutschen Flüchtlingsfamilien stammenden Nachfahren vorhandene profunde Unkenntnis geografischer und historischer Verhältnisse des ehemaligen deutschen Ostens spricht für familiäre und kollektive Verdrängung und Verleugnung. Eigene unbewältigte Schuld und Scham und deren Abwehr, weil man Anhänger oder Mitläufer eines kriminellen Regimes bzw. von dessen Führer war, sowie eigene Traumatisierungen bestimmten nach dem Zweiten Weltkrieg die Beziehung der Eltern zu ihren Kindern. Eine Auseinandersetzung mit diesem Thema fand verspätet statt. Als die Mitscherlichs *Die Unfähigkeit zu trauern* (1967) schrieben, war die Zeit noch nicht reif.

Nie wieder Krieg

Eine 63-jährige, seit 20 Jahren an Morbus Crohn leidende evangelische Pfarrerin, kam wegen einer Angststörung in meine psychoanalytische Behandlung, nachdem sie eine stationäre Therapie in einer psychosomatischen Klinik abgebrochen hatte. Dort sei sie in der Gruppentherapie von den Mitpatienten »rausgemobbt« worden, während die Therapeutin sie nicht geschützt habe. Auslösende Situation für die Zuspitzung ihrer Ängste war ein Arbeitsplatzkonflikt, der in einer vorzeitigen Pensionierung gipfelte. In ihrer letzten Pfarrstelle hatte sie ohne Rücksprache mit dem Presbyterium ein in der evangelischen Dorfkirche hängendes Eisernes Kreuz aus dem Ersten Weltkrieg entfernen lassen, mit der Begründung, dass dies ein Symbol der Vereinigung von Thron und Altar sei und darüber hinaus ein Zeichen des Militarismus. In ihrer Gemeinde habe sie sich gegen Kriegsverherrlichung gewandt und als eines der Hauptthemen der Gemeindearbeit den Kampf gegen Rechtsextremismus, Ausbeutung und Ausländerfeindlichkeit geführt. In der dörflich strukturierten Gemeinde sei sie damit auf Ablehnung gestoßen – sie unterstellte dem Presbyterium latent nationalsozialistisches Gedankengut. Die letzte Stelle war bereits ihre achte Pfarrstelle. Immer wieder war es in den verschiedenen Gemeinden zum Eklat gekommen. In den 1980er Jahren war sie aktiv in der Friedensbewegung tätig, erklärte Atomkraftgegnerin. Sie war beispielsweise von einer Gemeinde abgelehnt worden, da sie dort erhebliche Spaltungen hervorgerufen habe, wobei es zu Frontstellungen zwischen friedensbewegten Jugendgruppen und konservativen Gemeindegliedern kam.

In den ersten Stunden der psychoanalytischen Behandlung regte sie sich über spielende kleine Jungen auf, die sie beobachtet hatte, als diese sich mit Holzschwertern bekämpften. Mit dem Bibelzitat »Denn sie wissen nicht, was sie tun« eröffnete sie die Stunde und unterstellte den Eltern der Kinder faschistische Tendenzen. Schließlich berichtete sie über eine dissoziale Phase ihrer Kinder, ihre Tochter ist heute als Sozialarbeiterin tätig und ihr Sohn als evangelischer Pfarrer. Während die Tochter phasenweise ein Drogenproblem hatte und noch im Studium in der linksautonomen Szene in Berlin wegen Körperverletzung straffällig geworden war, hatte der Sohn phasenweise mit den Neonazis sympathisiert. In der Gegenübertragung rief die Patientin bei mir heftige Aggressionsfantasien und Trotzgefühle hervor. Im Laufe der Behandlung, vor allem nach einer vorsichtigen Mitteilung der Gegenübertragung, konnte die Patientin erkennen, wie sehr durch ihre religiös verbrämte Friedensideologie abgespaltenen Fragmente einer transgenerationellen Belastung abgewehrt wurden. Ihr Vater, selbst evangelischer Pfarrer, hatte sich im Nationalsozialismus den Deutschen Christen angeschlossen und gegen Mitglieder der bekennenden Kirche agiert. Ob er für das Verschwinden einiger Pfarrerkollegen verantwortlich war, wurde nicht klar, es war aber eine Vermutung der Patientin. Frühe Abhärtung wie stundenlanges Einsperren in den Keller und entwürdigende Prügelstrafen in Form von Schlägen mit Lederriemen auf das entblößte Gesäß seien an der Tagesordnung gewesen. Die Mutter, 1920 geboren und auf der Flucht von Schlesien mit 15 Jahren vergewaltigt, habe ebenfalls wenig Trost und Mitgefühl gezeigt. Die Mutter habe »automatenhaft« über zahlreiche körperliche Beschwerden geklagt, sei wie eine »wandelnde« Vorwurfshaltung gewesen und habe stets das Belastende und Tragische im Leben betont. Als sie erkannte, wie sehr sie im Dienste der Wiedergutmachung durch Abspaltung und Unterdrückung von Aggressionen ihre Kinder erzogen hatte und wie sie mit eigenen destruktiven Tendenzen durch Verleugnung und Verdrängung umging, wurde ihr auch deutlich, wie sie selbst zur heftigen Wiederkehr des Verdrängten beitrug und sich dabei in eine masochistisch gefärbte Opferposition in verschiedenen Gruppen manövrierte hatte. Ihre Depression nahm zunächst zu. Später kam es zu einem deutlichen Rückgang von Angst, Depression und psychosomatischen Reaktionen im Kontext mit dem Morbus Crohn. Mittlerweile absolviert die Patientin bei einer Kollegin eine analytische Gruppentherapie.

Tiefgreifende Trauer, Ohnmachts- und Schuldgefühle, Verzweiflung, Angst vor Vernichtung, vor Trennung, vor Verlust und vor Identitätsverlust sowie die Wut auf die Vertreiber betreffen Flüchtlinge und Heimatvertriebene. Separations- und Individuationsprozesse wurden empfindlich gestört, Geschehenes abgespalten, verdrängt und verleugnet. Kinder von Vertriebenen haben oft durch transgenerationell entstandene Identifizierung Traumatisierungen verinnerlicht, die als innere oder äußere Konflikte wieder auftauchen und deren Abwehrverhalten beeinflussen. Eine Ablösung ist deshalb oft schwierig. Es kann eine altruistische Abtretung an die Eltern erfolgen. Hirsch (1999) betont, dass überdurchschnittliche Kreativität von Nachkommen Traumatisierter in unbewussten Motiven von Wiedergutmachung, Reparation und Ersatz zu finden ist. Ein Versuch einer therapeutischen Rekonstruktion des transgenerationellen Traumas und die Abgrenzung von Fantasie und Realität sind bei transgenerationellen Identifizierungen zu fördern, um eine Entidentifizierung zu unterstützen. Die Psychoanalyse kann auch durch rekonstruktive Deutung eine Entidentifizierung mit vorangehenden Generationen erreichen. Die Kinder sind von Assoziationen und Bildern überflutet, die den Opfern direkt versperrt sind.

In die psychotherapeutische Praxis kommen in jüngerer Zeit immer wieder politisch aktuell traumatisierte Menschen. Dabei sind die älteren doppelt getroffen, fällt es ihnen schwer sich nach Traumatisierungen in der neuen Umgebung zurechtzufinden:

Flucht aus Syrien

Frau Y., eine 65-jährige Lehrerin, war mit ihrem Mann und ihren drei Kindern über den Balkan nach Deutschland geflüchtet. Sie sprach kein Deutsch. Als Dolmetscher bot sich anfangs eine arabisch sprechende Frau an und schon kurze Zeit später ihr adoleszenter Sohn. Zusätzlich wegen Gefahren durch das Assad-Regime litt sie besonders daran, dass ihre jüngste Tochter bei der Überquerung eines Flusses in Albanien ertrunken war. Man habe die Leiche noch gefunden und sie dort mithilfe Einheimischer beerdigt. Der Ehemann, ein 68-jähriger Apotheker, erlitt kurz nach der Ankunft in Deutschland einen Schlaganfall. Eine Tochter habe psychotische Erscheinungen. Auch wenn die Anwesenheit des schon jetzt parentifizierten und sehr intelligenten Sohnes bei der bruchstückhaften Therapie keineswegs einem idealen Therapiesetting entsprach, konnte Frau Y. ansatzweise über traumatische Intrusionen sprechen und es kam zu einer Beruhigung. Der Versuch, sie an eine Traumaambulanz oder eine stationäre Einrichtung anzubinden, scheiterte unter anderem an den kurzfristig nicht erreichbaren muttersprachlichen Therapeuten, aber auch an einer Überlastung dieser Einrichtungen, sodass ein Therapieprovisorium sich immerhin als ein für die erste Phase der Ankunft gangbarer Kompromiss herausstellte. Frau Y. kam zur Ruhe, allerdings war wegen der Fixierung auf den Tod der Tochter bei der gebildeten Patientin ein großer Widerstand spürbar, Sprachkurse zu besuchen. Der Druck von Kindern und Ehemann, der sich vom Schlaganfall erholt hatte, war hier immens. Es fiel mir selbst schwer, die notwendigen Grenzen zu setzten. Gerade in diesem Fall wurde mir klar, dass es nicht leicht ist, angesichts eines Traumas die eigenen begrenzten Handlungsmöglichkeiten zu akzeptieren und erst einmal pragmatisch das Mögliche vom Idealen zu trennen – eine Aufgabe, die auch dem leistungsorientierten Sohn schwerfiel, der mittlerweile nach erfolgreich abgeschlossener Kfz-Lehre an einer Fachhochschule Maschinenbau studiert. Wird er vielleicht erst in 50 Jahren sein Trauma bearbeiten?

Immer noch gibt es viele hochaltrige Kriegskinder, die durch Bilder des Syrienkrieges und jetzt ganz aktuell durch den Ukrainekonflikt getriggert werden.

Wenn die Kriegskindergeneration verstorben sein wird, treten unmittelbare und mittelbare aus der Zeit des Zweiten Weltkrieges stammende Kriegstraumatisierungen und deren transgenerationale Folgen bei den dann ins frühe Alter kommenden, jüngeren Altem in den der Kriegsenkelgeneration nachfolgenden deutschen Alterskohorten allmählich in den Hintergrund – wenn nicht die derzeitige politische Entwicklung die Gesamtgesellschaft wieder unmittelbar mit dem Thema Krieg konfrontiert. Obwohl der Schwerpunkt dieses Kapitels auf politischen Traumatisierungen liegt, dürfen sogenannte unspektakuläre Alltagstraumata nicht übersehen werden.

> Alltägliche transgenrationale Traumaweitergabe und Erinnerung
> Bei einer 65-jährigen Zollbeamtin, deren Vater früh verstorben war und deren Mutter zeitweise als Prostituierte gearbeitet hatte und alkoholkrank gewesen war, kam es zur schmerzhaften Erinnerung an frühere Zeiten, als der aus ihrer ersten Ehe stammende Sohn seinerseits drohte in die Drogen- und Prostituiertenszene abzugleiten. Alte Traumata von sexuellen Übergriffen durch Freier der Mutter und Erinnerungen an ihren mühsamen Ausstieg aus dissozialen Verhältnissen mithilfe einer sehr engagierten Lehrerin kamen wieder zum Vorschein. Die therapeutische Arbeit fand auf zwei Zeitebenen statt.

Nach einem Aktualtrauma kann durch eine Frühtherapie mit unterstützendem Einsatz von Antidepressiva die Persönlichkeit reintegriert werden. Die Spätbehandlung traumatischer Ereignisse im Alter verlangt eine analytische Haltung, die einen generationsübergreifenden Blick voraussetzt. Charakteristische Abwehrformen sollten nicht eingeengt als Hinweis auf zugrunde liegende Persönlichkeitsstörungen betrachtet werden, da hiermit leicht der traumatische transgenerationelle Ursprung übersehen wird.

Psychosen

Menschen mit Psychosen gelten als unbeirrbar in ihrem Wahnsystem verhaftet. Sie sind unfähig zum »Überstieg« (Binswanger, 1945), unfähig, das Bezugssystem zu wechseln, die Situation mit den Augen des anderen zu betrachten. Claus Conrad stellte dem Wahn die normale Wahrnehmung gegenüber:

> »Wir vermögen jederzeit den Bezugspunkt [...] in uns hinein oder aus uns heraus zu verlegen [...]. Obwohl jeder Einzelne der Mittelpunkt seiner ›Welt‹ ist, ist er doch jederzeit des ›Überstiegs‹ fähig; sich selbst von ›außen‹ oder von ›oben‹, aus der Vogelperspektive, als Wesen unter anderen Straßenbahnbenutzern usw. zu erleben, seine ›Welt‹ mit der allgemeinen Welt der anderen zur Deckung zu bringen. Er vermag also das Bezugssystem beliebig zu wechseln« (Conrad, 1993 [1958], S. 156).

Küchenhoff (2012) und Warsitz (2014) haben in Übersichtsarbeiten zur psychodynamischen Perspektive das diagnostische und therapeutische Chaos im Kontext mit Psychose und Schizophrenie etwas geordnet, dennoch bleiben Diagnose und Therapie von Psychosen bei älteren Patienten anspruchsvolle und oftmals von Therapeuten gemiedene Aufgaben. Psychose und Alter ist ein Themenfeld, das schwer zu fassen ist und Grenzen der Erkenntnis und der Therapie deutlich macht. Klassische psychotische Erkrankungen sind nach landläufiger Vorstellung der Adoleszenz oder dem jungen Erwachsenenalter zugeordnet. Nach Peters und Lindner (2019) ist die wissenschaftliche Beschäftigung mit diesem Thema unterrepräsentiert.

Nur drei Prozent aller psychotischen Neuerkrankungen beträfen Ältere. Die Vermutung liegt nahe, dass ab dem höheren mittleren Lebensalter in psychiatrischen Kliniken eine große Anzahl von Patienten, die Symptome ersten und zweiten Ranges nach Schneider (2007 [1938]) aufweisen, nicht unter den Kategorien schizophrener oder schizoaffektiver Störungen diagnostiziert werden. Auch im Bereich psychotherapeutischer Kliniken und Praxen stellen Psychosen in der Regel eine Kontraindikation für eine psychodynamische Behandlung dar. Der Gedanke, dass »einer Vielzahl beziehungslos nebeneinander stehender Bilder« (Conrad, 1947), eine Einheitspsychose (Klosterkötter, 1992) zugrunde liegen könnte, kann zu einem missverständlichen Reflex vor allem im Umgang mit älteren Psychose-Erkrankten führen: Angesichts eines manchmal uniform erscheinenden geistigen Zerfalls hin zu einem chronischen Endzustand bei langen Verläufen schaut man nicht mehr genau hin, es werden alle psychischen Phänomene gleichgesetzt. Der falsche Schluss, dass bei Psychotikern nicht auf Inhalte zu achten sei, lässt dann auch unterschiedliche Kausalitäten für psychotisches Erleben wie Traumatisierungen, hirnorganische Krankheits- und Alterungsprozesse, soziale und gesellschaftliche Faktoren außer Acht. Darauf folgt schnell die fatale Annahme, alte und chronische Psychotiker seien ohnehin festgefahren, der genaue Blick und besonders das intensive professionelle Engagement lohnten den Aufwand nicht. Vor dem Hintergrund des Alters, das auch mit mnestisch-kognitiven Störungen einhergehen kann, ist es angesichts der Vielfalt von Diagnosen vom Demenzspektrum bis hin zu Persönlichkeitsstörungen und wegen schwieriger Lebenssituationen wie Vereinsamung (Janzarik, 1973) sowie zahlreicher körperlicher Begleiterkrankungen gerade im vierten Lebensalter oft schwierig, eine präzise Diagnose zu stellen. Es gibt also Defizite des professionellen Umgangs mit dem Thema Alter, Psychose und psychodynamische Therapie. Gleichwohl kommen, wenn auch seltener, ältere Patienten mit psychotischen Erkrankungen in die Therapie:

Langjährige labile Stabilität

Eine 75-jährige Patienten, die ich in unterschiedlich langen Abständen bis heute kontinuierlich behandelt habe, entwickelte mit 35 Jahren ausgehend von der zweiten Schwangerschaft mit ihrem Sohn eine klassische schizophrene Psychose. Damals fühlte sie sich von Geheimdiensten überwacht, hatte die Vorstellung, von Nachbarn vergiftet zu werden, und war der Ansicht, ihre damals achtjährige Tochter habe sich mit dem Teufel verbunden. Manchmal zeige sie dämonische Fratzen. Es kam zu heftigen affektiven Auslenkungen in ihrem Beruf als Verwaltungsjuristin im Finanzamt, nachdem sie Mitarbeiter und Vorgesetzte beschuldigt hatte, sie den Befehlen fremder Geheimdienste folgend töten zu wollen. Dies und die Nichtbearbeitung von Vorgängen führten rasch zur Frühpensionierung. In den folgenden Jahren kam es allmählich zur Beruhigung. Zwar traten nach vorzeitigem Absetzen der Neuroleptika noch drei Rezidive auf, die Persönlichkeit war jedoch auch im Hinblick auf die Versorgung der Kinder erstaunlich intakt. Eine postschizophrene Depression überwand die Patienten drei Jahre nach ihrer Erstmanifestation. Laut ihrer Angabe war sie erblich vorbelastet, sowohl ihre Mutter als auch ihre ältere Schwester litten an paranoid-halluzinatorischer Schizophrenie. Es vermischten sich bei der aus einfachen Verhältnissen stammenden sehr leistungsorientierten Patientin verschiedene Annahmen ihrer Krankheitsentstehung. Sie hatte selbst die Annahme kumulativer Belastungsfaktoren: erbliche Vorbelastung, soziale Faktoren, nämlich die Vernachlässigung durch die psychisch kranke Mutter, einen Arbeitsplatzkonflikt, die Schwangerschaft und eine Belastung durch die Aussiedlung zusammen mit ihren Eltern 1972.

In den Therapiestunden der letzten Jahre ging es um die schmerzhafte und verspätete Ablösung der passager parentifizierten Tochter, die zunehmende Gebrechlichkeit des Ehemannes und die eigene Zukunftsperspektive im Hinblick auf einen Umzug in ein Seniorenheim. In den 20 Jahren, in denen ich die Patientin kenne, konnte sie, auch geschützt durch ihre Familie, ein von ihr zwar nicht gewünschtes, aber erträgliches Hausfrauendasein fristen. Die tiefenpsychologisch fundierte Psychotherapie zentrierte sich auf alltagsrelevante Foki und Konflikte. Die Patientin erwies sich in Bezug auf die Bedürfnisse ihrer Verwandten und auch innerhalb der therapeutischen Beziehung als durchaus reflexions- und empathiefähig. Bewusst vermieden wurden offene Deutungen; die Therapie richtete sich im Wesentlichen nach dem Prinzip Antwort nach Heigl-Evers und Heigl (1988), wonach ich vor allem bei ambivalent empfundenen Alltagsfragen als Hilfsich zur Verfügung stand. Wichtig ist aber offenbar eine externe sehr milde Realitätskontrolle durch ein therapeutisches Hilfsich, das im Dienste der Realitätsprüfung bei der Unterscheidung von Wahrnehmung, Vorstellung und Erinnerung (Bruns, 2014, S. 798), von psychischer und materieller Realität, von Innen und Außen, von Dort und Damals, Hier und Jetzt und von Selbst und Objekt dient.

Bei einem weiteren Patienten brach die Realitätsprüfung im hohen Alter zusammen und führte zu einem schizophren-depressivem Mischbild, das dankenswerterweise von der erstbehandelnden psychiatrischen Klinik nicht als senile Demenz mit paranoidem Erscheinungsbild abgetan wurde. Die klinische Voruntersuchung schloss einen dementiven Abbau und eine hirnorganische Ursache aus.

Mit Einschränkungen durchs Leben gekommen

Der 92-jährige Patient stammte aus einer ländlichen Akademikerfamilie und war bis zum 65. Lebensjahr als Amtsrichter tätig. Zwei seiner älteren Brüder erlitten im Alter von 30 und 42 Jahren gravierende psychotische Zusammenbrüche, die bei dem jüngeren zum Tod durch Atemstillstand und dem Älteren zu einer Lungenembolie im Kontext mit einer fixierungsbedingten Thrombose während eines

Psychiatrieaufenthaltes führten. Inwieweit einer oder beide der Brüder infolge eines Suizids verstarben und die Schilderungen des Patienten Deckerinnerungen waren, mag dahingestellt sei. Wegen des öffentlichen Bekanntwerdens der psychischen Auslenkungen des älteren Bruders trennte sich die Verlobte des Patienten von ihm. Seitdem ist er nie mehr eine Partnerbeziehung eingegangen – aus Angst, zurückgewiesen zu werden, und wegen der Befürchtung, die Erkrankung an die nächste Generation weiterzugeben. So orientierte er sich an der Familie seiner ältesten Schwester, die bei guter Gesundheit mittlerweile 96 Jahre alt geworden war. Sein Hauptinteresse war auf aufwendige und weite Reisen gerichtet, eine Fluchtmöglichkeit, die mit zunehmendem Alter für ihn zu riskant wurde. Es kam vor allem zum psychotischen Zusammenbruch, nachdem seine Lieblingsnichte infolge eines Arbeitsplatzkonfliktes eine schwere Depression entwickelt hatte. Die große Befürchtung, diese könne jetzt mit drei Kindern eine Psychose entwickeln, vermischte sich mit allgemeinen politischen Themen, wonach sich der Patient, der übrigens keine Fluchterfahrungen aus dem Zweiten Weltkrieg hatte, von Chinesen und Russen vergiftet fühlte. Parallel dazu entwickelten sich kommentierende und abwertende Stimmen. Als er einen öffentlichen Streit an einer Supermarktkasse mit einer mit osteuropäischem Akzent sprechenden Kassiererin anzettelte, handgreiflich wurde und behauptete, die Frau habe im Dienste Putins Lebensmittel vergiftet, kam er nach einem Polizei- und Ordnungsamtseinsatz in die regionale Psychiatrie. Mithilfe von Neuroleptika der neueren Generation wurde die akute psychotische Episode rasch durchbrochen.

In der nachfolgenden supportiven Psychotherapie ging es um die Verarbeitung psychotischer Erkrankungen in der Familie, die den Patienten lebenslang belastet hat, und um die Einordnung der eigenen Episode. Als gravierender stellte sich jedoch die Angst heraus, er könne seine vier Jahre ältere Schwester, die immer ein Halt für ihn gewesen war, überleben und allein zurückbleiben. Somit stand im Fokus weniger die Frage, inwieweit unmittelbar die Psychose zu behandeln sei, zumal der ängstliche Patient regelmäßig seine Neuroleptika einnahm. Zwischenzeitlich hatte ich die Vermutung, dass er in Bezug auf ein vermutlich sich entwickelndes Wahnsystem eine doppelte Buchführung betrieb. Auffällig war, indes, dass er in der zweiten Hälfte der 60 Stunden dauernden Therapie das Thema Psychose mied. Einer intrusiven Klärung dieser Frage habe ich mich bewusst enthalten. Unklar blieb bis zum Ende, ob es sich bei diesem Patienten um eine Spätmanifestation einer schizophrenen Psychose handelte oder ob er, in einem stabilen Wahnsystem verhaftet, schon über Jahre psychotisch erkrankt war. Auffällig war, dass er in Bezug auf seine Berufsvita anstrengende Karrieresprünge vermieden und sich in einer relativ wenig belastenden Stelle als Amtsrichter über 40 Jahre eingerichtet hatte. Der Patient hatte sich bei durchlaufender neuroleptischer Medikation gut stabilisiert. Angehörige teilten mir nach zwei Jahren mit, dass der Patient infolge eines Treppensturzes und einer Hirnblutung gestorben sei. Seine Schwester lebe noch immer. Inwieweit sich hinter dem Sturz ein Suizid verbirgt, wird sich vermutlich nicht klären lassen.

Es wäre einseitig, die zur psychotischen Dekompensation führenden Gründe ausschließlich einer Eigenprozesshaftigkeit einer sogenannten späten endogenen Psychose zuzuordnen. Unübersehbar war bei teilweise konsumorientierter Lebensführung, dass er ganz reale Ängste angesichts seines sehr hohen Alters und einer negativen Lebensbilanz hatte. Damit im Zusammenhang stand eine langjährige Spielsucht, die der Patient in jüngeren Jahren, sehr zum Missfallen seiner Verwandten, in internationalen Casinos ausgelebt hatte. Inwiefern dieses Suchtverhalten eine Plombenfunktion für eine eventuell latent vorhandene Psychose hat, ist unklar.

Es kam immer wieder zu einer Vermischung von Wahn und Realität, von realer und überspitzter Wahrnehmung in einer Grauzone zwischen genetisch verankerter neurologischer Erkrankung, Psychose, Persönlichkeitsakzentuierung, Traumatisierung, realer Bedrohung und transgenerationaler Belastung im psychohistorischem wie im konkreten biologischen Sinn.

Es darf nicht verschwiegen werden, dass die Psychoanalyse in Theorie und Praxis Menschen im Alter mit psychotischen Erkrankungen übersehen hat. Dabei ist der Grundgedanke, die Psychose sei eine Rebellion gegen die Außenwelt, die die Realität verleugnet und sie zu ersetzen sucht (Freud, 1924b, S. 365), ein guter Ansatz, der dazu zu motiviert, sich gerade aus psychodynamischer Perspektive älteren Menschen mit psychotischen Erlebnisweisen zuzuwenden. Ob in der Alltagspraxis jedoch intellektualisierte Feinziselierungen mit zahllosen Unterkategorien, über die man schnell die Übersicht verlieren kann, weiterhelfen, mag bezweifelt werden. Eine auf impressionistischem Denken basierende Semiprofessionalität aus unreflektierter Alltagserfahrung mit unpräzisem Fachjargon, zum Beispiel das berühmte Altersparanoid von Janzarik (1973), ist mit Sicherheit auch kein therapeutischer Königsweg. Die Behandlung schwankt oft wie die Patienten zwischen Sekundär- und Primärprozess, zwischen Regel und Chaos, zwischen zwanghafter Erbsenzählerei und spekulativem Denken. Leider ignorieren viele Psychiatrielehrbücher die Psychodynamik; bei Werken zur Alterspsychotherapie werden die Psychosen stiefmütterlich behandelt. Ein pragmatischer Mittelweg wäre der, soweit möglich, eine differenzialdiagnostische Klärung zu erreichen; insbesondere hilft dabei eine orientierende Demenzdiagnostik, Suchtanamnese und die Klärung der Überdosierung psychoseauslösender Medikamente, insbesondere im Kontext von Morbus Parkinson.

Nicht nur die innere Realität, sondern auch Konflikte in der äußeren Realität (Leupold-Löwenthal, 1988) ergeben auf mehreren Ebenen eine destruktive Synergie. Der Zusammenbruch der Ich-Funktionen der Patienten im paranoiden Wahn mag zusätzlich durch aktuelle und frühere Belastungsfaktoren befördert worden sein.

> »Neurose wie Psychose sind also beide Ausdruck der Rebellion des Es gegen die Außenwelt, seiner Unlust oder wenn man will, seiner Unfähigkeit, sich der realen Not, der Ananke, anzupassen. [...] Die Neurose verleugnet die Realität nicht, sie will nur nichts von ihr wissen, die Psychose verleugnet sie und sucht sie zu ersetzen« (Freud, 1924b, S. 365).

Es genügt nicht, psychotische Symptome aufzuzählen, ohne dass – wie Conrad betonte (1993 [1958], S. 4) – der Versuch unternommen wird, eine psychologische Ordnung herzustellen. Bei psychotischen Reaktionen ist es nötig, sie in den Kontext des belasteten Lebens der Patienten zu stellen. Es geht darum, Standpunkte wechseln zu können: Ein psychodynamisches Problem wird zu einem psychopathologischen und kann zu einem physiopathologischen werden. Der Sinn der wahnhaften Entwicklung ist eingebettet in einen rezenten und aktuellen traumatischen Verlauf. Gerade psychotische Symptome verpflichten die Behandler, sich darum zu bemühen, sie psychodynamisch zu verstehen. Wenn in Bezug auf nicht-wahnhafte Einengung des Realitätsempfindens bei professionellen Helfern als Gegenmittel eine mentalisierungsbasierte Reflexivität wirksam wird, die die eigene Ohnmacht angesichts Unerklärbar-Wahnhaftem und damit verbundene Abwehrmanöver mit einkalkuliert, zu denen auch der diagnostische Tunnelblick gehören kann, können verfehlte Therapien auf Kosten schwerkranker Patienten seltener werden. Eine psychodynamische Einordnung, eine sorgfältige biografische- und Familienanamnese und die Akzeptanz der Therapeuten, dass sich letztlich nicht jedes Phänomen kausal klären lässt, sind hilfreich. Es ist auch bei ausbleibenden kausalen Erklärungen ein Gebot der Behandlungsethik, beim Patienten zu bleiben. Hilfreich ist immer, sich mit den gesunden Anteilen der Patienten zu verbünden und mit neuen Ansätzen (Lindner & Sandner, 2015; Peters, 2017) einen Perspektivwechsel in die Wege zu leiten. Psychosen im Alter biopsychosozial, psychohistorisch und psychodynamisch zu betrachten und zu behandeln, ist ein Grundpostulat für jede Behandlung.

Dementive Entwicklungen

Wenn Freud den Begriff der Dementia erwähnte, dann zumeist im Kontext mit Dementia praecox oder Dementia paranoides (Freud, 1911c). Zwar hat er vermutlich im Kontext mit seinen Nebentätigkeiten in Sanatorien auch mit den heute typischen Demenzen vom Alzheimertyp und der vaskulären Demenz Bekanntschaft gemacht, aber es gibt keine Hinweise darauf, dass er sich mit diesen Phänomenen intensiver beschäftigt hat. Zwar hat Alois Alzheimer die Symptome der nach ihm benannten Demenz 1906 formuliert, aber diese Erkrankungen waren damals aufgrund einer anderen demografischen Struktur nicht so alltagsgegenwärtig wie heute. Es bestehen hier offenbar ähnliche traditionelle Ablehnungsreflexe, wie sie bei der Psychotherapie mit Älteren ohnehin bekannt sind. Lindner (2017, S. 331) bringt seine Verwunderung darüber zum Ausdruck, besonders angesichts der langjährig üblichen Behandlung und Diagnostik von Säuglingen und Kleinkindern, die sich unter anderem nonverbaler Kommunikationsformen (Lorenzer, 1970; Klüwer, 1983; 1995) bedienen. Auch bei Analytikern, die bei weniger ichstarken Patienten das Prinzip Antwort bzw. das interaktionale Verstehen als überlegene, da deutungszentrierte Haltungen betonen und in Fallbeispielen Hilfsich-Funktionen beschreiben (Heigl-Evers & Nitzschke, 1995), findet man wenig über psychodynamische Therapien mit Dementen. Ein wichtiger Zugang zu verbalisierungsbeeinträchtigten Patienten ist auch die Übertragungs- und Gegenübertragungsanalyse bzw. an der Szene orientiert, Gegenübertragungsfantasien ernst zu nehmen.

Reinszenierung früher Mutter-Kind-Konflikte

In einer gerontopsychiatrischen Station beobachtete ich das liebevolle und nachhaltige Bemühen einer Krankenschwester, eine Patientin mit Brei zu füttern. Bei der Beobachtung der Szene fühlte ich mich in Identifikation mit der Patientin und mit der Krankenschwester in folgender Rolle: Ich empfand stellvertretend für die Schwester den Gedanken einer intrusiven Mutter, die dem Kind schon früh Nahrung aufgedrängt hatte. In einem Gespräch mit einer deutlich älteren Schwester der Patientin erfuhr ich, dass die Mutter offen rigide auf Nahrungsaufnahme drängte. Sie berichtete darüber hinaus über eine Essstörung der heute auch noch sehr schlanken Patienten. Nachdem dies im Team reflektiert wurde, ihr bei der Nahrungsaufnahme mehr Zeit gelassen wurde und nicht kurzfristig ein voller Löffel nachgeschoben wurde, wurde die Patientin kooperativer.

Immer noch sind psychodynamische Therapien von dementen Patienten selten. Viele Therapeuten hängen nach Lindner (2017) dem Vorurteil an, dass eine hirnorganische Erkrankung nur mit Medikamenten wirkungsvoll zu behandeln sei und Psychotherapie nur irritiere. Ich selbst habe in der Praxis zwar mit keinem Patienten begonnen, der sichtbar dement war, aber dann Therapien weitergeführt, wenn sich eine dementive Entwicklung herausstellte. Hinzu kommt sicherlich auch, weil gerade die Angehörigen der Patienten sehr wichtig sind, traditionelle psychoanalytische Vorstellungen von Abstinenz und Neutralität zu modifizieren. Im oben genannten Fall war die Einordnung des abwehrenden Verhaltens dank der Aussage der Schwester in einen plausiblen Kontext einzuordnen.

Wie sich Behandlungsschwerpunkte innerhalb einer relativ kurzen Krankheitsentwicklung ändern können, zeigt das folgende Beispiel.

Begleitende modifizierte psychoanalytisch orientiere Therapie im Verlauf von Morbus Parkinson

Herr S. litt seit Jahren unter einer zunächst sehr diskreten Parkinson-Erkrankung, die sich jedoch trotz Implantation eines Hirnschrittmachers drastisch verschlechtert hat. Nachteilig war sicher auch coronabedingter Kontaktmangel und der Ausfall wichtiger Physiotherapie. Es gab mit dem Morbus Parkinson auch gute Tage, an denen er mobil und steuerungsfähig war. Der Abschied als Manager einer größeren Firma fiel im schwer. Es folgten depressive Verstimmungen und Selbstzweifel. Alte, überwunden geglaubte Verletzungen kamen wieder zum Vorschein: Der als uneheliches Kind geborene Patient, zudem noch rothaarig und mit Silberblick behaftet, fühlte sich in seiner Herkunftsfamilie und in der Schule lange als Außenseiter, bis er durch ein Stipendium der Gewerkschaft nach einer Kfz-Mechanikerlehre und dem Erwerb des Abiturs auf zweitem Bildungsweg Maschinenbau studierte und in der Autoindustrie eine Doppelkarriere als Betriebsrat und Manager machte. Umstellungsfähigkeit, internationale Kontakte und geistige Leistungsfähigkeit waren ihm immer wichtig. Als sozialer Aufsteiger heirate er die Tochter eines wohlhabenden Notars, mit der er drei mittlerweile erwachsene Kinder hatte. Von seiner Firma nach fortgesetztem Arbeitsplatzkonflikt in den Ruhestand gedrängt, wandte er sich selbstbestimmt, wie er mehrfach betonte, an mich mit dem Anliegen, eine analytische Gruppentherapie zu absolvieren.

In der relativ altershomogenen Gruppe übernahm der dominant auftretende Patient bald eine Alphaposition. Schon kurz danach wurden Terminverwechselungen und Zeitgitterstörungen immer deutlicher, sodass für ihn die Gruppentherapie immer schwieriger wurde. Als zunehmend klar wurde, dass der Patient dem Gruppengeschehen nicht mehr folgen konnte, führte ich die Behandlung als tiefenpsychologisch fundierte Psychotherapie weiter. Er erlebte eine höchst beunruhigende Veränderung seiner gesamten Persönlichkeit mit zunehmendem Autonomieverlust und sehr schmerzhaftem Wiedererleben alter Ohnmachtszustände. Auch mit eingeschränkten geistigen Kapazitäten war eine Therapie, in der Erinnern, Wiederholen und Durcharbeiten stattfand, möglich. Im weiteren Verlauf wurde er von seiner Tochter gebracht, die für das Ringen um Autonomie ihres Vaters großes Verständnis hatte und ganz offenbar Mutterfunktionen übernahm, die der Patient als Kind hatte entbehren müssen. Auch die spätere Pflege durch eine sehr einfühlsame und differenzierte polnische Frau tat ihm sichtlich gut.

Ich hatte die ganze Zeit das Gefühl, einen Abschiedsprozess zu begleiten, der aber für den Patienten dank günstiger Pflegesituation halbwegs erträglich wurde, obwohl nach Testung und CT in einer Universitätsklinik eine fortgeschrittene Demenz festgestellt wurde. Anfangs ging es im Wesentlichen um das fortgesetzte wiederholte Durcharbeiten alter Konflikte. Einmal sagte er: »Ich fühle mich wie der kleine asoziale Junge von früher«, als er sich über das schnippische Auftreten einer Arzthelferin beim Kardiologen aufregte. Manchmal wurden die gleichen oder wenig variierte Szenen immer wieder zur Sprache gebracht, die ich dann so behandelte, als ob er sie zum ersten Mal vorbrachte. Trotz der Perseverationen ließen sich alte Konflikte durcharbeiten und entgiften. Eine weitere Schwierigkeit stellten Albträume dar, die wegen passagerer Überdosierung von Dopamin manchmal wahnhaften Charakter annahmen; hier half es auch, mit den Themen der Träume entängstigend umzugehen. Entscheidend für meine therapeutischen Interventionen war, nicht jedes einzelne Detail der zunehmend verwirrenden Äußerungen des Patienten aufzugreifen und zu klären, sondern hinter allem seinen existenziell zentralen Beziehungskonflikt, im Kontext von Ängsten abgelehnt zu werden, und seine narzisstisch geprägten Gegenreaktionen, die nun angesichts der zunehmenden Erkrankung nicht mehr tragfähig waren, zu erkennen. Herr S. wäre bei weiter zunehmender Immobilität sicher für eine aufsuchende Therapie geeignet gewesen. Leider verstarb er im Alter von 69 Jahren an den Folgen einer Corona-Infektion zu Hause.

Begegnung im Sudetenland

Bei einem ähnlich gelagerten Patienten, einem 79-jährigen mit äußerst geschliffenem Deutsch imponierenden Germanisten, war die vordergründige Eintrittskarte für die Therapie sich wiederholende Streitigkeiten mit der Ehefrau, die darüber geklagt hatte, dass der einst sensible und einfühlsame Partner zunehmend aggressiv werde und sie anschrie. In den Vorgesprächen trat mir neben einer etwas arrogant wirkenden bildungsbürgerlichen Fassade, die ich als sehr unangenehm empfand, ein zunächst mnestisch-kognitiv unauffälliger älterer Herr entgegen. Als Sudetendeutscher sprach er gerne über seine alte Heimat. Im Laufe der Zeit, nach etwa einem Jahr, nachdem der Patient wiederholt über seine Frau geklagt hatte und im Kontext damit die Beziehung zu einer kalten unempathischen Mutter beschrieben hatte, kam es zu einer detailreichen Auseinandersetzung über eine Marginalie. Es ging um die von einer modernen Kirche dominierte Stadt Gablonz an der Neiße. Wiederholt sprach er über Gablonz an der Elbe. Als ich ihn vorsichtig auf seinen Irrtum aufmerksam machte, wurde er fast grenzenlos wütend. Ich vermied in den Folgestunden anal anmutende Streitereien um Nebensächlichkeiten, gleichwohl wurde deutlich, dass sein Altgedächtnis sehr gelitten hatte, denn er warf inzwischen Orte aus dem Sudetenland, Bayern und dem Rheinland durcheinander.

Eine von mir angeregte neuropsychologische Demenztestung einschließlich bildgebender Verfahren ergab als Diagnose den starken Verdacht auf Morbus Pick. Bei dieser Demenzform kommt es bei Atrophie des Frontallappens des Gehirns zu affektiven Entgleisungen und vergröbertem Verhalten der Patienten, bei zunächst erhaltener Intelligenz. Später folgen erhebliche mnestisch-kognitive Defizite. Vermutlich wird bei diesem Patienten, wenn er immobiler wird, eine aufsuchende Therapie nötig werden. Seine Konflikte spielen sich sehr auf analer Ebene in Form von Rechthabereien ab. Seine innere Welt scheint sich immer mehr auf die Chiffre »Sudentenland« zu reduzieren, wobei mit »Sudentenland« offenbar ein Konglomerat von relativ konfliktfreien und glücklicheren Situationen gemeint ist, hinter dem sich ein höchst verunsicherter, von der Mutter gemiedener kleiner Junge verbirgt. Die ungenauen und widersprüchlichen Bilder sind offenbar eine Abwehrformation gegen unbewältigte frühe und aktuelle Konflikte. Seitdem die Ehefrau es vermeidet ihn zu korrigieren, wenn er Zeitebenen und Orte durcheinanderwirft, ist die Beziehung besser geworden. Gleichwohl bleibt offen, ob er bei weiterem Krankheitsverlauf, auch wegen der bei dieser Diagnose zu erwartenden Zunahme der Hostilität, zu Hause bleiben kann. Über längere Zeit ist das Zustandsbild relativ stabil.

Gabbard (2010) und Lindner (2017) führen für die Therapie mit an Demenz leidenden Patienten folgende leicht modifizierte psychodynamische Grundprinzipien auf:

- eindeutig festgelegte Absprache zur Therapie
- freundliche, emotional wache Präsenz des Therapeuten
- Anpassung der Wortwahl und der Sprache an das kognitive Leistungsvermögen der Patienten, gegebenenfalls auch mit nonverbalen Mitteln
- biografische Inhalte im Fokus behalten und diese auch bei repetitiver Schilderung nutzen, um alte Konflikte und deren Neuauflagen zu entgiften
- empathisches und psychohistorisches Einfühlen in die Erlebniswelt des Patienten und ihn dort mit seinen Nöten und Konflikten abholen

- abstrakte Deutungen zurückhalten und direkte Deutungen im Hinblick auf ihre möglichen Wirkungen genau überdenken; keine infantilisierenden, verletzenden oder patronisierenden »Deutungskeulen« verwenden
- Angehörige einbeziehen und ihnen helfen, vor dem Hintergrund von zugespitzten Erlebens- und Verhaltensmustern unnötige Konflikte zu vermeiden

Die psychodynamische Psychotherapie steht im Dienste der Alltagsbewältigung und der Verarbeitung von Ohnmacht und Trauer. Dabei ist durchaus der palliative Charakter einer solchen Behandlung mit dem Therapeuten als zuverlässigem Wegbegleiter und Hilfsich wertzuschätzen – entgegen einer vergröberten Haltung, dass eine organische Hirnschädigung eine Kontraindikation für eine psychodynamische Therapie sei. Eine Demenz erfasst den ganzen Menschen, dem mit einer biopsychosozial ausgerichteten Therapie geholfen werden kann, auch unter erschwerten Bedingungen ansatzweise Konflikte zu bearbeiten, indem unter Beibehaltung seiner Würde Annahme und Halt vermitteln werden.

Grenzsituationen, Tabus und Unbehagen

Bekanntermaßen ist niemand gerne Unheilverkünder. Wer ein Tabu überschreitet, dem droht der Ausschluss aus der Gemeinschaft. Wer Kollegen kritisiert, wird schnell als Nestbeschmutzer bezeichnet. Kritik und Qualitätskontrolle ist immer ein heikler Grenzgang zwischen Unterstützung und Kontrolle, gleichwohl ist es sinnvoll, dem selbstreflexiven Pfad der Psychoanalyse – beginnend mit Freuds Selbstanalyse über selbstreflexive Ansätze von Riemann (1961; 1964) und Karl König (1995) bis hin zu Mentalisierungskonzepten – zu folgen und heiklen Situationen bei Patienten und sich selbst nicht auszuweichen.

Sexualität im Alter

Für die Lebenszufriedenheit im Alter ist entscheidend, inwieweit sexuelle Wünsche und sexuelle Aktivitäten mit dem Alter in Übereinstimmung gebracht werden können (Lehr, 1978b; Verwoerdt et al., 1969; Heuft & Schneider, 1996). Häufiger als Jüngere verneinen Ältere die Wünsche nach geschlechtlicher Aktivität. Diese Haltung sollte nicht mit falsch verstandenem triebpsychologischen Verständnis pathologisiert werden, wonach bei nachlassender Triebspannung sexuelle Motive Ausdruck von Fehlentwicklungen wären. Bei Älteren gibt es häufiger ambivalente, negative und indifferente Einstellungen in Bezug auf Sexualität. Scham wird als Konflikt zwischen Ich und Ich-Ideal beschrieben, Schuld als Konflikt zwischen Es und Überich (Piers & Siner, 1953). Der Verlust des Genitalprimates im Alter ist ein Vorurteil eines undifferenzierten Regressionskonzeptes.

Häufig wird Sexualität älteren Menschen nicht zugestanden. So kann man oft beobachten, dass zum Beispiel nach dem Tod eines Partners erwachsene Kinder auf eine neue Partnerschaft der Mutter oder des Vaters ähnlich abwehrend reagieren, wie es Eltern von Pubertierenden tun. Selbstverständlich spielen hier vielfach ungelöste ödipale Konflikte eine Rolle, die die Angst, um das Erbe betrogen zu werden, einschließen können (von der Stein, 2021b). Positive Einstellungen sind eher selten zu finden. Bei erstmals im Alter auftretenden sexuellen Störungen, die sich organisch nicht erklären lassen, besteht häufig eine große Unkenntnis. Oft verhindert falsche Scham hier Abhilfe zu schaffen:

Traumatische Sexualschuld

Frau K., 70 Jahre alt, erlebte bei der Flucht und Vertreibung aus Schlesien die Vergewaltigung ihrer Mutter und der älteren Schwester durch russische Soldaten. Dieses Trauma war lange Gegenstand der dreijährigen Analyse. Da Mutter und Schwester sexuell traumatisiert wurden, erlebte die Patientin ihr eigenes Lusterleben zeitlebens als schuldhaft und problematisch. Mit der Entwicklung der Übertragungsliebe zum 35-jährigen Therapeuten wurde deutlich, wie weit beide Beteiligten dieses tabuisierte Thema mieden. Schließlich eröffnete das Durcharbeiten der Übertragungsliebe generell eine vorsichtige Enttabuisierung sexueller Themen. So wurde deutlich, dass die langjährig verheiratete Frau bis zum Tod des Ehemannes trotz Traumatisierung sexuell aktiv war. Eine ausgeprägte Selbstwertproblematik und Ängste vor einer neuen Nähe bei einer sich anbahnenden Partnerschaft zu einem gleichaltrigen Mann bezogen sich konkret auf eine Blasenschwäche und Stressinkontinenz der Patientin. In der vertrauensvollen therapeutischen Beziehung konnte schließlich dieses konkrete Problem angesprochen werden. Urologische und gynäkologische Facharztbesuche sowie Beckenbodengymnastik schufen hier nachhaltig Abhilfe.

Nicht zum Schuss kommen

Auch bei einem 68-jährigen Mann, der die Erschießung seines Vaters erlebt hatte und Albträume von Gewehren, die auf ihn gerichtet waren und die »nicht zum Schuss« kamen, hatte, waren hinter psychohistorischem Material konkrete und bedrängende Potenzprobleme versteckt. Hier schoben sich, auch angestoßen durch eine traditionelle psychoanalytische Haltung, die reflexmäßig auf repetitive Konflikte blickt, alte traumatische Erinnerungen vor einen sehr konkreten Aktualkonflikt. Dass ich dieses peinliche »Männerthema«

vorsichtig ansprach, entlastete ihn sehr und erleichterte es ihm, sich einem Urologen anzuvertrauen.

Manchmal ist diese konkrete Ebene gerade in psychoanalytischen Behandlungen als das Produkt einer gemeinsamen Abwehr verschüttet. Hierbei kann die Umkehr der Übertragung doppelt so schwierig sein, wenn sich ödipale Wünsche des Patienten und Begehrlichkeiten an den jüngeren Therapeuten in den Vordergrund drängen. Therapeutinnen und Therapeuten sind in dieser Situation oft sehr konkret in der Vater- oder Mutterübertragung mit dem in allen Kulturen vorhandenen Inzestverbot (Hirsch, 1987) konfrontiert. Manchmal fällt es jüngeren Therapeuten sichtlich schwer sich der eigenen Abscheu gegenüber sexuellen Bedürfnissen Älterer zu stellen. Allzu oft wird Sexualität im Alter negativ konnotiert, wie sich an pejorativen populären Begriffen erkennen lässt (»Lustgreise«, »unwürdige Greisin«, »alte Scheuern brennen leichter« etc.).

Überwinden Therapeuten diese Scham, so ist es möglich, wie in den beiden Fallbeispielen gezeigt, ein Problem konkret anzusprechen oder fachärztlich von Gynäkologen oder Urologen mitbehandeln zu lassen.

Ältere Frauen

Bei Frauen verlangt die hormonell bedingt verminderte Lubrikation und Atrophie der Schleimhäute eine Verlängerung der Phase vor dem Geschlechtsverkehr. Oft haben ältere Frauen Hemmungen, die Symptome anzugeben. Das Training von Beckenbodengymnastik kommt vor allem für Frauen nach mehreren Schwangerschaften in Betracht.

Die anatomischen und physiologischen Veränderungen der weiblichen und männlichen Genitalien eröffnen beiden Seiten die Gelegenheit für Modifikationen, zum Beispiel Zärtlichkeiten mehr Bedeutung beizumessen. In der gynäkologischen Beratung können Hinweise auf die Verwendung lokaler Gleitmittel verbunden mit Enttabuisierung für beide Partner durch das begleitende Gespräch Wunder bewirken. Zwar ist die Befürchtung von betroffenen Frauen, dass eine Uterusextirpation die sexuelle Erlebnisfähigkeit beeinträchtigen würde, organisch unbegründet, gleichwohl wird der Verlust des Uterus und damit der letztendlich eindeutige Verlust der Fortpflanzungsfähigkeit von vielen Frauen als gravierend und beeinträchtigend empfunden. Unzutreffende anatomische Vorstellungen können in einem sorgfältigen Gespräch aufgelöst werden. Dennoch führt der Verlust der Gebärfähigkeit vor allem bei Hysterektomie oft in depressive Krisen (Lackinger-Karger, 2009). King (1980) betont, dass Frauen mit körperlichen Veränderungen markanter konfrontiert seien als Männer, sie sind im Klimakterium viel abrupter mit dem beginnenden Alter konfrontiert, das von vielen Männern länger verdrängt wird. Dennoch ist in vielen gynäkologischen Praxen die Verschreibung von Hormonen auch zur Verlängerung der Menstruationsblutung eine nicht unumstrittene Praxis geworden.

Problematisch ist das von den Medien propagierte Idealbild der ewig jungen und sexuell aktiven Alten. Hierdurch kommt es zu einer Tabuisierung körperlicher Alterungsprozesse. Sexuelle Leistungsnormen bewirken oft einem Teufelskreis von überhöhten Erwartungen und realen Fähigkeiten, die zu einem schamhaften Rückzug führen können.

Hierbei haben offensichtlich ältere Männer größere Schwierigkeiten, wie die populäre medikamentöse Behandlung von Erektionsstörungen durch Viagra zeigt. Dieses Medikament wird aus urologischer Perspektive zunehmend als erstrangiges Therapiekonzept gesehen – unter Missachtung möglicher kardialer Nebenwirkungen und psychosomatischer Gesichtspunkte. Funktionelle Erektionsstörungen bei Versagensangst älterer Männer mit jüngeren Partnerinnen, medikamentös verschleiert und nicht in die intrapsychische Konfliktlage eingebunden, können zu dramatischen Fehlentwicklungen im Laufe des zunehmenden Alters führen:

Ewige Jugend

Ein narzisstisch gestörter wohlhabender 77-jähriger Kaufmann verübte nach drei Ehen und immer jüngeren Geliebten einen schweren Suizidversuch mit einer Schusswaffe, als auch mithilfe von Medikamenten keine Erektion mehr zustande kam. Die bis ins hohe Alter durch Erfolg kompensierte narzisstische Störung war vorher nie behandelt worden.

Bei vielen Männern steht die sexuelle Funktion als Selbstwertgarant im Vordergrund. Wenngleich es, so Jung et al. (1995), ein Klimakterium Virile im Sinne einer Zäsur nicht gebe, muss sich dennoch jeder Mann mit veränderten sexuellen Funktionsabläufen auseinandersetzen: Es ist physiologisch, dass bei zunehmender Refraktärzeit eine volle Erektion länger dauert, als weniger intensiv empfunden wird und deren Quantität abnimmt. Übersteigerte sexuelle Leistungsnormen können vor allem bei narzisstischen Männern einen Teufelskreis von Erwartungsangst und schamhaftem Rückzug bewirken. Viele körperliche Erkrankungen wirken negativ auf die sexuelle Leistungsfähigkeit ein, bedrohen so das Empfinden der eigenen Männlichkeit und verstärken Todesängste. Mit dem Alter steigt die Wahrscheinlichkeit der benignen Prostatahypertrophie, die bei Harnverhalt einen operativen Eingriff notwendig macht. Diese Erkrankung, überschattet vom Schreckgespenst des Prostatakarzinoms, weckt bei vielen Männern Ängste, impotent zu werden.

Viele ältere Männer befürchten auch nach einem gut rehabilitierten Herzinfarkt und befriedigendem kardiovaskulären Befund bei sexueller Aktivität zu versterben. Hierbei mag auch die Assoziation von Orgasmus und Todesgefahr durch das intensive Erleben der Entgrenzung während des Orgasmus wirken. Bei manchen kann man vermuten, dass hierbei vor allem auch Strafängste bei schuldhaft verarbeiteten außerehelichen Beziehungen eine Rolle spielen.

Kastrationsangst

Der 60-jährige Herr Ö. verstand sich als westlich orientierter liberaler kurdischer Alevit. Der Vater von drei Kindern hat im letzten halben Jahr verschiedene Belastungssituationen erlebt: die uneheliche Schwangerschaft seiner Tochter, die mit einem Deutschen entgegen seinem Willen zusammenlebt, den beruflichen Erfolg seines Sohnes, der nach dem Studium Notar geworden ist, sich allerdings weitgehend von ihm entfremdet hat, und sein unfreiwilliges Ausscheiden aus dem Arbeitsprozess als Vorarbeiter in der Autoindustrie.

Kurz danach erlitt er einen Herzinfarkt. Eine benigne Prostatahypertrophie und ein Nachlassen der Potenz bestanden seit drei Jahren. Im Laufe der Therapie stellte sich folgende für den Patienten sehr belastende Zwangsvorstellung ein, deren Bearbeitung einen Wendepunkt in der Therapie darstellte: Er befürchtete, Hoden und Penis würden vom Körper verschlungen und nach innen gewendet. Er habe panische Angst kein Mann mehr zu sein und seine 14 Jahre jüngere Frau könne ihn verlassen. Ich hatte den Eindruck, dass es bei dem Patienten zu einer Genitalisierung des Körperselbst gekommen war, bei der der Penis als pars pro toto für das Gesamte steht, wie von Lewin (1989) beschrieben. Zur Vorgeschichte ist zu bemerken, dass sein Vater verstarb, als er vier Jahre alt war. Es habe eine enge Bezie-

> hung zur Mutter gehabt, die ihrerseits den Vater früh verloren habe. Sie sei als Witwe von Verwandten unterstützt worden Mit 18 Jahren ließ er sich nach Deutschland anwerben und arbeitete anschließend 40 Jahre in der Autoindustrie. Die vom Patienten beschriebene Vorstellung erinnert an das von zahlreichen Autoren in verschiedenen Kulturkreisen seit dem 19. Jahrhundert beschriebene Symptom der genitalen Retraktion, auch unter dem Namen Koro oder in China Suo Yang bekannt (van Brero, 1897; Yap, 1965; La Pierre, 1972; Hes & Nasi, 1977): Berrios & Morley, 1984; Kumar, 1987; Freudenmann & Schönfeld-Leucona, 2003). Betroffene erleben anfallsartig ein Schrumpfen und Zurückziehen des Penis und des Skrotums in den Bauch, was mit einem Angstanfall einhergeht. Garlipp und Machleidt (2003) haben eine abgeschwächte zwangsbefürchtungsartige Symptomatik beschrieben. Urologisch sind keine Veränderungen des männlichen Genitales zu finden.

Bei männlichen Therapeuten gibt es Gegenübertragungsgefühle, die sich auf ubiquitäre Momente mit bedrohter Männlichkeit beziehen; so kommt der Gedanke auf, mit impotenten Patienten nicht tauschen zu wollen. Hinter Aggressionsaufwallungen scheinen nicht nur ödipale Kastrationsangst, sondern auch frühe Ängste vor narzisstischer Fragmentierung und existenzieller Vernichtung durch. Nach Gerlach (2002) handelt es um eine imaginäre Kastration. Khan (1983) und Hirsch (1992) erwähnen bei sexuellen Störungen von Männern, wie pathogene Mutterbeziehungen wirken. Hierbei stellen die Söhne für die Mütter eine andersgeschlechtliche Erweiterung des als unvollständig empfundenen eigenen Selbst dar. Sie werden von den Müttern unbewusst instrumentalisiert. Dann steht für die Söhne deren Überschätzung anstelle einer echten Objektbeziehung im Vordergrund. Spielt nicht auch bei diesem Patienten die nahe Mutter, die ein Schreckensbild des fernen Vaters (Aigner, 2001) entwirft, um sich gegen den Sohn durchzusetzen, eine Rolle? Die Bindung zur Mutter erinnert an die von Bowlby (1976) beschriebene Angstbindung, nach der die Wurzeln der Angst vor Frauen und Frauenfeindlichkeit (Olivier, 1987) bei jenen Männern zu sehen ist, die von Müttern zu lange festgehalten, instrumentalisiert und dominiert wurden. Gebrechlichkeit und Impotenz mancher alter Männer mobilisieren auch frühe archaische Ängste vor der übermächtigen Mutter, der kreativen, gebärfähigen Frau (Bettelheim, 1982 [1954]), der bedrohlichen Vagina dentata. Nach Lewin (1989) ist in der phallozentrischen Kultur der Neid der Männer auf den weiblichen Körper in den Untergrund gedrängt. Generell besteht hier für Männer eine offensichtliche Kränkungsquelle, da erektile Dysfunktionen sichtbar sind. Pseudodominantes Rivalisieren mit anderen Männern ist manchmal Mittel der letzten Wahl. Zur Angst vor der drohenden Kastration kommt die Scham wegen der bereits vollzogenen Kastration hinzu, die der Patient auch auf der psychosozialen Ebene erlebte. In seinem Aufsatz »Das Tabu der Virginität« handelt Freud (1918) Kastrationsängste und die Bedrohung männlicher Potenz ab. Die Angst vor Ohnmacht und Impotenz ist allerdings bei deutschen Männern, die von Nazi-Erziehung beeinflusst sind (Theweleit, 1985), beträchtlich. Die Fähigkeit mit Niederlagen und Verlusten umzugehen ist eingeschränkt und die ohnmächtige Wut wird gegen das eigene Selbst gerichtet. Obwohl die Frauen mittlerweile aufholen, ist nach Teising (1992) gerade bei hochaltrigen Männern die Suizidrate erhöht.

Der therapeutische Umgang mit älteren Männern rührt an das Tabu, die Schwäche eines Vaters in der Übertragung auszuhalten. Gerade bei typischen Erkrankungen wie Herzinfarkt, erektiler Dysfunktion, Prostatakarzinom und zunehmender Gebrechlichkeit sind die Ängste von Männern sehr beträchtlich, werden aber häufig bagatellisiert oder verschwiegen. Männer haben oft eine größere Schamschwelle, über körperliche Erkrankungen oder sexuelle Themen zu sprechen. Die individuelle Biografie eines alten Mannes sollte differenziert auch vor psychohistorischem Hintergrund betrachtet werden: Wenn das Vaterbild durch die Folgen des Nationalsozialismus erheblich beschädigt sei, so betont A. Mitscherlich (1963), sei bei Verblassen dieses Bildes eine Identifizierung und Auseinandersetzung damit nicht möglich. Die Krise traditioneller Institutionen in Westeuropa nach der sexuellen Revolution führte zu weiterer Verunsicherung. Viele alt gewordene Männer, die als Arbeitsmigranten nach Deutschland kamen, waren als Väter oft jahrelang Ernährer der Familie und nahmen an deren Innenleben nicht teil. Mütter vermittelten zwischen der bedrohten Autorität des Vaters und Integrations- und Freiheitswünschen der Kinder und gerieten in Loyalitätskonflikte. Oft war der Vater informell entmachtet. Als Reaktion gegen die Depotenzierung beharren viele ältere männliche Migranten auf ihrer Autorität. Der im Status erschütterte Vater bewacht die sexuellen Regungen der Tochter, um männlicher Konkurrenz, insbesondere außerhalb der eigenen Ethnie, vorzubeugen. Zum Schutz der Familienehre ist die Virginität der Töchter maßgeblich (Schmidt-Koddenberg, 1989), deren Bedrohung die Ohnmachtsgefühle der Väter verstärkt.

Migrationsdruck verschärft traditionell kohäsive patriarchalische Familienstrukturen (Erim-Frodermann, 1999). Das Selbst älterer männlicher Migranten ist oft durch Sprachschwierigkeiten, Statusverlust, Relativierung traditioneller Rollen, Arbeitsplatz- und Partnerschaftsprobleme bedroht. Hinter Aggressionsaufwallungen scheinen nicht nur ödipale Kastrationsangst, sondern auch frühe Ängste vor narzisstischer Fragmentierung und Vernichtung durch. Nach Gerlach (2002) geht es in der Psychoanalyse um eine imaginäre Kastration, um Bedeutungen und Folgen meist unbewusster Fantasien.

Der behutsame Umgang mit schambesetzten Themen im sexuellen Bereich gehört bei alten Männern in einen analytischen Prozess, der sowohl als Schutz wie auch als Grenze fungiert. Mir scheint die Konsultation vor allem von Urologinnen und Proktologinnen für Männer problematischer zu sein als der Besuch von Frauen beim Gynäkologen. Häufiger werden solche Themen in Einzelgesprächen oder geschlechtshomogenen Gruppen angesprochen. Gelegentlich wurde auch der Wunsch nach einer reinen Männergruppe artikuliert. Vor dem Hintergrund, dass mehr Frauen in der Psychotherapie tätig sind als Männer, und der Tatsache, dass in Zukunft mehr Ärztinnen als Ärzte tätig sein werden, ist hierauf besonders zu achten.

Angleichung der Geschlechter im Alter?

Nicht eindeutig zu klären ist bisher, ob eine altersbezogene Angleichung der Geschlechter rein persönlichkeitsbedingt ist oder durch abfallende Spiegel der Sexualhormone zustande kommt. Allerdings führt die Annahme einer »neuen Gleichheit zwischen den Geschlechtern« (Fooken, 1999) zu oft dazu, dass die große Unterschiedlichkeit vereinfachend ignoriert wird und Alte als geschlechtslose Wesen jenseits von Gut und Böse diskriminiert werden. Es zeigt sich bei manchen Therapeuten eine grobe Vereinfachung in Bezug auf das Rollenverhalten, zum Beispiel zunehmende Maskulinisierung der Frauen und Feminisierung der Männer mit einer Umkehr der Geschlechterrollen gleichzusetzen. So würden Frauen im Alter dominanter, während Männer eher abhängiger und regressiver würden.

Klammert ein älteres Paar über einen längeren Zeitraum sexuelle Kommunikation aus, verliert es die Übung in diesem Umgangsmodus miteinander. Insbesondere bei beklagtem Libidomangel kann der eigentliche

Grund für die Lustlosigkeit neben einer primär depressiven Stimmung in einer Konfliktdynamik, zum Beispiel in eventuell latenten Trennungswünsche liegen. Eine paartherapeutische Intervention steht dann im Vordergrund. Leider werden Paarkonflikte bei Älteren nach langen Ehen oft nicht ernst genommen, und in vielen Fällen werden konkrete Hilfen aus falscher Scham nicht in Anspruch genommen.

> **Ehekonflikte im hohen Alter sind keine Lachnummer**
> Eine 55-jährige Frau berichtete verlegen grinsend über die Ehestreitigkeiten ihrer Eltern (85 und 80 Jahre), die sich nach einem Schlaganfall des Mannes und einer beginnenden Demenz der Mutter zugespitzt hätten.

Nicht zu vergessen, allerdings noch allzu oft verleugnet, sind die Folgen sexueller Traumata aus dem Zweiten Weltkrieg bei älteren Frauen, die unter oberflächlicher Betrachtungsweise in unserem heutigen Medizinbetrieb oft übersehen werden: Mir selbst sind in unterschiedlichen Funktionen immer wieder ältere Frauen begegnet, die nach einem harmlosen urologischen oder gynäkologischen Eingriff dekompensiert sind. Die Spätfolgen von Vergewaltigungen werden im Kapitel »Traumata« (S. 112ff.) noch einmal dargestellt. Leider ist und bleibt dieses Thema, wie jüngste Entwicklungen zeigen, immer noch aktuell.

Suizidalität im Alter

Suizidale Handlungen wurden lange ausschließlich als Wendung der Aggressionen gegen sich selbst verstanden. Ein erweiterter Zugang wurde durch die Sichtweise der Suizidalität als narzisstische Krise möglich, wonach der Kränkung der Verlust oder die Enttäuschung durch ein Objekt oder Objektsymbol vorausgegangen ist, das für die Stabilität des narzisstischen Gleichgewichts bedeutsam war. Dieses Objekt wird zum Ziel unbewusster Aggressionen, dadurch aber zusätzlich gefährdet. Um es zu schützen, wird es introjiziert und die Aggression gegen das Selbst gewendet. Somit geht es um ohnmächtige Wut nach einer narzisstischen Kränkung. Altern erhöht die Gefahr narzisstischer Krisen durch Schwierigkeiten bei der Versorgung basaler Bedürfnisse, Abhängigkeit, Konflikte um Einfluss und Macht, die Veränderung der psychosexuellen Identität und der körperlichen Attraktivität sowie die Schwächung der generativen Potenz. Manche Menschen reagieren im hohen Alter erstmals suizidal, wenn sich bestimmte Kränkungen nicht mehr kompensieren lassen. Teising (1992) geht es zunächst um die Suche nach kränkenden Anlässen. Sie sind suizidalen Patienten oft auch bewusst und werden benannt. Deshalb sollte nach einem Suizidversuch schnell ein Gesprächsangebot folgen, um Konflikte verdeckenden Abwehrmechanismen, die rasch wieder etabliert werden, zuvorzukommen (Tüschen & Gruber, 2007). Der kränkende Anlass geht der Suizidhandlung oft nur kurze Zeit voraus. Der unbewusste Hauptgrund liegt in einem zentralen Konflikt, der aus der Biografie heraus verständlich werden kann. Erst durch seine Kenntnis wird die Bedeutung des kränkenden Anlasses, der banal erscheinen mag, verstehbar.

Parallel notwendige Hilfen im Umfeld des Patienten sind für die Stabilisierung in akuten Krisen sehr wichtig und sollten sorgfältig geplant werden. Es gilt auf konkrete Bedürfnisse eingehen. Sozialarbeiter können familiäre Ressourcen überprüfen und öffentliche Hilfsangebote vermitteln. Es hat sich bewährt, suizidale Patienten mithilfe zum Beispiel multiprofessioneller Dienste bestehend aus Ärzten, Psychologen, Sozialarbeitern und Pflegekräften regelmäßig in Fallbesprechungen zu behandeln. Im stationären Rahmen der Akutbehandlung sollten organmedizinisch tätige Mitarbeiter in die Teambesprechungen einbezogen werden.

Es gibt in Industrieländern ein erdrückend einheitliches Bild darüber, dass die Zahl der vollendeten Suizide mit dem Lebensalter steigt; die Differenz zwischen Suizidhandlungen und vollendeten Suizid nimmt mit steigendem Lebensalter ab. Das höhere Alter scheint mir – nach Depression und Suchtmittelabhängigkeit – die dritthäufigste Gefährdungskategorie für eine suizidale Entwicklung zu sein. Suizidalität kann bei bestehender depressiver Störung, aber auch durch eine narzisstische Krise hervorgerufen werden. Die meisten Suizidenten kontaktieren in den Wochen vor ihrem Suizidversuch den Hausarzt. Bilanzsuizidalität ist auch im Alter eher selten und findet dann meist nicht während einer Behandlung statt, da die Betreffenden nach einer Entscheidung oft nicht mehr gesprächsbereit sind. Ein mögliches Suizidrisiko ist abzuklären. Empathisches Nachfragen weckt keine schlafenden Hunde auf, sondern wird häufig als Erleichterung empfunden. Betroffene leben nach wiederkehrenden Erwägungen oft in einem längeren Stadium der Ambivalenz, bevor die Suizidhandlung vollzogen wird (Suizidphasen nach Pöldinger, 1998; Phase 1–3). Durch die Exploration parasuizidaler Gesten und Suizidgedanken sowie konkrete Suizidpläne lässt sich oft ein Risiko abschätzen. Für ein erhöhtes Suizidrisiko sprechen vorausgegangene Suizidversuche, Suizidhandlungen naher Bezugspersonen oder von Personen des öffentlichen Lebens. Nachahmungstaten können durch Medien indiziert werden. Bei steigender Gefährdung nimmt die Notwendigkeit der stationären gerontopsychiatrischen Unterbringung nach dem Psychisch-Kranken-Gesetz (PsychKG) zu. Der Arzt hat nach PsychKG die Möglichkeit, einen Patienten bei akuter Eigen- oder Fremdgefährdung gegen seinen Willen in einen geschützten klinischen Rahmen einzuweisen. Voreilig mit stationärer Einweisung zu drohen, entwertet den stationären Schutz zu einer Strafmaßnahme. Besser ist, Suizidgefährdete bündnisfähig zu machen und weniger einen Schutz durch Mauern als einen Schutz durch Beziehungen herzustellen. Auch aus rechtlichen Gründen ist es notwendig, sorgfältig Diagnostik und Therapieplanung zu dokumentieren. Eine Suizidhandlung ist niemals nur eine rein demonstrative Geste. Man sollte sie, auch wenn sie wiederholt vorkommt, ernst nehmen. So enden viele Suizidversuche von Älteren durch unglückliche Umstände tödlich.

Bei Depressiven besteht ein 30-fach erhöhtes Suizidrisiko im Vergleich zur Normalbevölkerung. Während einer Behandlung depressiver Patienten gibt es kritische Abschnitte: zu Beginn der Wirkung von Antidepressiva, wenn der Antrieb des Depressiven gesteigert ist, während die Stimmung noch depressiv ist, und im Verlauf, wenn der Patient, der suizidal gefährdet war, plötzlich scheinbar ausgeglichen und heiter wirkt, da er durch einen endgültigen Vorsatz die vormalig belastende Ambivalenz überwunden hat und unmittelbar vor einer Suizidhandlung steht.

Narzisstische Krisen im Alterungsprozess, aber auch verstärkte narzisstische Krisen durch eine narzisstische Persönlichkeitsstörung erhöhen die Suizidalität. Diese können auch dann eintreten, wenn das Selbstwertgefühl erheblich gestört ist, zum Beispiel bei sensomotorischer Deprivation.

Was hat mir das Leben noch zu bieten, wenn ich schlecht sehe und höre?

Frau Dr. J., eine 88-jährige ehemalige Kinderärztin, lebt nach dem Tod ihres Mannes allein in ihrem großen Haus. Die Patientin erlitt in der Trauerphase einen Schlaganfall mit einer vorübergehenden armbetonten Hemiparese, ferner waren Teile der Sehrinde offensichtlich vom Schlaganfall beeinträchtigt, was eine Katarakterkrankung in ihrer Wirkung verstärkte. Darüber hinaus hatte sie vor dem Ereignis schon unter Schwerhörigkeit gelitten. Die Patientin war vereinsamt, als einzige Angehörige existierten ihre jüngere Schwester und eine Nichte, die sich gelegentlich um sie kümmerten. Sie wurde betreut von einer russischen Haushälterin. Die Patientin war bis zu ihrem Schlaganfall geistig und körperlich aktiv, nahm am öffentlichen Leben teil, ging gerne in Konzerte, las sehr viel und interessierte sich auch für Fortentwicklungen in ihrem Fachbereich. Nach dem Schlaganfall waren sensomotorische Einschränkungen, Schwerhörigkeit und vor allem die Sehbehinderung gravierend. Sie konnte nicht mehr lesen, ferner hatte sie auch nach der Anschaffung von Hörbüchern Schwierigkeiten durch ihre Schwerhörigkeit. Die armbetonte Hemiparese und eine leichte Fußheberschwäche auf der linken Seite entwickelten sich in einer Rehabilitationsbehandlung auffallend gut. Gleichwohl war die Patientin gangunsicher und fühlte sich in ihrer Kommunikation beeinträchtigt. Nach einem Treppensturz, der glücklicherweise ohne Fraktur abgelaufen war, wurde sie von ihrer Nichte zu einer psychoanalytischen Behandlung motiviert. Nach einer Explorationsphase gab die Patientin an, sie habe sich in suizidaler Absicht fallen lassen, da sie im Leben keinen Sinn mehr gesehen habe. Zwar wurden von der Nichte Kriegstraumatisierungen durch Flucht und Vertreibung in den Vordergrund gestellt, jedoch konnte die Patientin deutlich formulieren, dass die Störung der Sinne mit einer zunehmenden sozialen Desintegration einherging, da sie ihre Außenkontakte in verschiedenen Fachgremien, Freundeskreisen und Gesprächsgruppen nicht mehr habe aufrechterhalten können. In kurzer Zeit erlebte sie einen Verlust der Gruppenzugehörigkeit und der Autonomie. Kriegstraumatisierungen wurden von ihr angesprochen, allerdings war die aktuelle Situation für sie schwierig.

In einer zunächst analytisch orientierten 25-stündigen Kurztherapie konnten suizidale Impulse durchgearbeitet werden, als günstig erwies sich eine Staroperation, die die Lesefähigkeit zwar nicht vollständig wiederherstellte, aber deutlich verbesserte. Bei der Patientin scheinen sensorische Deprivationen, soziale Desintegration, eine narzisstische Verletzung und alte Traumatisierungen in einer dynamischen Wechselwirkung gestanden zu haben, die letztlich einen Suizidversuch beförderten.

Es gibt auch bei manchen älteren Menschen suizidal anmutende Lebensrestzeitbilanzen, bei denen sie sich ihre statistisch verbleibende Lebenszeit ausrechnen und diese als Wartezeit vor dem Tod entwerten. Hiermit sei keineswegs der Tod in der Behandlung ausgeklammert. Es kann jedoch sein, dass Todessehnsucht auch ein Widerstand gegen anstehende Entwicklungsaufgaben des höheren Lebensalters ist.

Ein Grenzbereich zwischen akuter Suizidalität und der gesunden Verarbeitung eines normalen Sterbeprozesses ist ein Übergangsbereich, den man suizidal-anmutende Selbstaufgabe oder Erlöschen der Lebenskraft nennen möchte.

Schicksalsergebenheit oder latente Suizidalität

Ein 83-jähriger evangelischer Theologe litt seit Jahren an einem metastasierenden Prostatakarzinom, einer globalen Herzinsuffizienz sowie dem Zustand nach Rektumkarzinom mit Anlage eines Anus praeter. Kognitiv war der Patient unbeeinträchtigt, in seiner Bewegung, seiner Lebensqualität und durch die zunehmenden Schmerzen jedoch erheblich eingeschränkt. Eine tiefenpsychologisch fundierte Kurzbehandlung kam zustande, da die ihn betreuende 53-jährige Tochter befürchtete, dass der Vater aus suizidalen Gründen seine Gesundheit vernachlässige. Der Patient konnte sich nur noch innerhalb der Wohnung mit Gehhilfen bewegen. Auch die Zusammenarbeit mit einem versierten Schmerztherapeuten konnte die Schmerzen im Bereich des Rückens und des Beckens nicht lindern. Der Patient weigerte sich hartnäckig, eine anstehende Erneuerung seiner Schrittmacherbatterie durchzuführen. Zunächst wurde das Ignorieren eines Termins bei einem Kardiologen als Vergesslichkeit eingeordnet. Nach mehrfachem Nachfragen der Tochter formulierte der Patient, dass er »nicht mehr wolle« und sein Leben in einem natürlichen Verlauf enden lassen wolle. Aufgrund der Immobilisation war eine aufsuchende Psychotherapie notwendig.

In einem sehr geordneten Schreibzimmer, mit vielen theologischen und psychologischen Büchern bestückt, empfing der Patient den Therapeuten. In einer etwa 50-stündigen tiefenpsychologisch fundierten Therapie konnten mit ihm seine Ängste vor dem Tod durchgearbeitet werden, letztlich wurde während der Behandlung aber eine tiefgreifende Störung, etwa eine Persönlichkeitsstörung oder ein nicht bearbeitetes Trauma nicht deutlich. Vielmehr ging es darum, ihm zu helfen, eine gewisse Schicksalsergebenheit, die mit theologischen Reflexionen verbunden war, zu verstehen und zu respektieren. Er regelte Erbschaftsangelegenheiten und schloss einen Artikel in einer theologischen Fachzeitschrift ab, den er als Vermächtnis seiner Vorstellungswelt hinterlassen wollte. Der Patient verstarb acht Wochen nach Abschluss der Therapie an einem erwartungsgemäß auftretenden Lungenödem auf der Normalstation eines internistischen Krankenhauses. Dem Drängen der Tochter nach Erneuerung der Schrittmacherbatterie hatte er nicht nachgegeben. Im Laufe der Behandlung sah die Tochter ein, dass es theologisch, nach Auffassung ihres Vaters, gerechtfertigt sei, einem normalen Sterbeprozess ohne übertriebene medizinische Interventionen seinen Spontanverlauf zu lassen.

Bei vielen suizidalen Patienten reicht eine psychotherapeutische oder medikamentöse ambulante Therapie nicht mehr aus. Dann muss man eine stationäre Aufnahme erwägen. Neben dem Verständnis für qualvolles Erleben, zum Beispiel durch narzisstische Entleerung, Sinnlosigkeit und Perspektivlosigkeit oder depressive Gedanken und Grübelzwänge, sollte der Therapeut stellvertretende Hoffnung vermitteln. Appelle, sich mehr zusammenzureißen, gerade bei zwanghaft-depressiven Patienten mit hoher Eigen- und Fremdverantwortung, führen eher zu einer Verstärkung der Schuldgefühle und der Suizidalität. Der Spagat, zum einen dem Betreffenden innerlich die Möglichkeit zu lassen, seinem Leben tatsächlich ein Ende zu setzen, zum anderen, seine Entscheidung zum Weiterleben zu unterstützen, ist schwierig. Eine klar bilanzierende Suizidhaltung ist bei Älteren sehr selten. Therapeuten sollten ihre eigenen unbewussten Einstellungen kennenlernen, um differenzieren zu können, dass Suizidalität keine normale Reaktion bei alten Menschen ist. Nicht selten sind lakonische Sprüche von ihnen zu hören, dass es mit zunehmendem Alter doch am besten sei, sich umzubringen. Damit wird manchmal indirekt die Haltung des Therapeuten zum Suizid angefragt.

Das Selbstbestimmungsrecht als höchstes Gut – immer angemessen?

Frau M., eine 89-jährige Krankenschwester, wurde gegen ihren Willen auf Initiative der Nachbarin in die Notaufnahme einer Psychiatrie gebracht. Diese hatte die Polizei gerufen, als Frau M. einen Tag nicht vor die Tür getreten war. Sie hatte Schlaftabletten eingenommen und sich in der Badewanne die Pulsadern aufgeschnitten. Gerade noch rechtzeitig war sie gerettet worden. Nach einer kurzen Zeit in der Inneren Medizin wurde die körperlich gesunde Patientin in die Psychiatrie verlegt. Mit mir als damals jungem Assistenzarzt versuchte sie eine ideologisch-philosophische Diskussion über das Selbstbestimmungsrecht zur Selbsttötung zu führen. Tags darauf wollte sie entlassen werden mit der Ankündigung eines erneuten Suizidversuchs. Das war eine doppelte Botschaft: Als erfahrene Krankenschwester wusste sie, dass dies eine Indikation zur Unterbringung gegen den Willen des Patienten ist, und setzte damit das Behandlungsteam unter Druck. Besonders konfliktreich war ihr Aufbegehren gegen die Abteilungsärztin, zu der sich eine überspitzte Mutterübertragung ausbildete. Schließlich wurde in der anschließenden Psychotherapie, die ich als Ausbildungskandidat durchführte, deutlich, wie sehr die aktiv in der NSDAP tätige gewesene Frau ein vernachlässigtes und einsames Kind gewesen war. Letztlich war sie nach Überwindung einer depressiven Phase, die sie selbst als Schwäche verurteilte, zufrieden bei guter Gesundheit weiterleben zu dürfen. Die Tendenz, eine existenzielle Not durch die verzerrte Brille destruktiver Ideologien von lebensunwertem Leben und der Überflüssigkeit Älterer zu betrachten, reflektierte nicht nur zeitgeschichtliche Einflüsse auf ihr Leben, sondern auch eine lieblose Kindheit.

Diese Patientin würde auch heute sehr eloquent Argumente für den selbstbestimmten oder assistierten Suizid finden. Es sei darauf hingewiesen, dass der Anteil an Personen mit psychischen Störungen, die dies fordern, hoch ist (Wedler, 2012). Todeswünsche und Suizidalität sind häufig auch Folgen vielfältiger konflikthafter lebensgeschichtlicher Entwicklungen (Lindner, 2014; 2015; Lindner & Vogel, 2012).

Gegenübertragungsgefühle können sehr belastend werden. Der Selbsthass des Patienten kann sich im Gegenübertragungshass äußern. Suizidale Abgründe des Patienten können zu besonderer Freundlichkeit und Aggressionsverleugnung von Therapeuten führen, wodurch das Durcharbeiten von Verzweiflung und Selbsthass erschwert wird. Besteht er weiter, kommt es zu erneuten Suizidversuchen. Die Kooperation mit anderen Berufsgruppen – Sozialarbeiter, Seelsorger, Pflegepersonal – ist wichtig, da ein einzelner Therapeut mit einer suizidalen Krise, vor allem bei narzisstischen Patienten, überfordert sein kann. Eine Erschwernis für manche Behandler, sich mit suizidalen Patienten zu beschäftigen, kann sein, von Kontaktpersonen in die Garantenfunktion für das Überleben des Patienten hineingezwungen zu werden.

Symbiose und Suizidalität

Frau C., eine 75-jährige vereinsamte Geschäftsinhaberin mit einer chronischen Polyarthritis mit Verschlechterung der Nierenwerte, kam nach einem Suizidversuch mit Schlaftabletten auf die internistische Station eines Allgemeinkrankenhauses. Der psychiatrische Konsiliarius wurde herbeigerufen mit dem Argument, die Patientin spreche verwirrt, sei offensichtlich dement. In einem orientierenden Gespräch wurde deutlich, dass die Patientin von äußerster Verzweiflung getrieben war, ihre Erkrankung könne sich so weit verschlechtern, dass sie pflegebedürftig würde. Zur Vorgeschichte der Patientin ist zu erwähnen, dass sie sich stets von der Mutter abgestoßen und vernachlässigt gefühlt habe, sodass bereits im Vorgespräch eine ausgeprägte Sogwirkung auf den Therapeuten ausgeübt wurde, der dies auch als vereinnahmend und unangenehm empfand. Gleichwohl wurden weitere Termine vereinbart, als die Patientin aus dem Krankenhaus entlassen wurde. Es schloss sich eine 50-stündige tiefenpsychologisch fundierte Psychotherapie an. Zentraler Beziehungskonflikt war die soghaft-aggressive, symbiotische Beziehungsgestaltung, die ansatzweise durchgearbeitet werden konnte. In Beispielen aus Beziehungen außerhalb der Übertragung konnte deutlich werden, dass die Patientin mehrere Personen mit ihrer Objektsuche abgeschreckt hatte. In einem kurzen Gespräch mit der behandelnden Krankenschwester und dem Seelsorger gaben diese zu, vor der Vereinnahmung zurückgeschreckt zu sein. Es habe die Angst bestanden, sich für einen Suizid der Patientin verantwortlich zu fühlen.

Negative Gegenübertragungsaspekte erwachsen oft aus Kränkung oder Zurückweisung und überhöhten Forderungen von Patienten. Therapeuten, die sehr strenge Elternrepräsentanzen verinnerlicht haben, fliehen geradezu vor solchen suizidalen Patienten oder lassen sich projektiv in Aggressionen hineindrängen, die den versagenden Eltern der Patienten gelten.

Es gilt alles zu tun, um Alterssuizide zu verhindern. Bei den 60- bis 90-jährigen Patienten in suizidalen Krisen hat sich ein zweiseitiges Behandlungskonzept (Teising, 1994) als hilfreich erwiesen: aus psychotherapeutischer Sicht die Suche nach kränkendem Anlass und Bearbeitung des Konfliktes und dazu parallele soziale Hilfen im Umfeld des Patienten. Im stationären Rahmen arbeiten multiprofessionale Teams zusammen. Diese Situation ist in der ambulanten Therapie nicht gegeben, deswegen ist der dringende Verweis auf Qualitätszirkel, Supervisionen oder kollegiale Interventionen in solchen Problemfällen geboten.

Tod und würdevolles Sterben: Spiritualität und Religion als therapeutische Hilfe?

Tod, Sterben, Glaube und existenzielle Fragen oder Nichtglaube sind ähnlich wie die Sexualität sehr intime tabuisierte Bereiche. Das Tabu erstreckt sich auch darauf, dass transzendente Aspekte des Daseins im Zuge der Dominanz der Naturwissenschaft zugunsten immanenter, mit den Sinnen wahrnehmbarer und messbarer Erfahrungen zunehmend entwertet wurden. Traditionell wird in der Psychoanalyse, ausgehend von Freuds positivistisch beeinflusstem Atheismus, religiöser Glaube vor dem Hintergrund unterschiedlicher Narzissmuskonzepte diskutiert (Ruff, 2017, S. 155). Sich zum Glauben an Gott zu bekennen ist für viele Menschen peinlich geworden und auf eine heimliche Tabuzone reduziert worden. Küng (1987, S. 72) wies zu Recht darauf hin, dass menschliches Glauben, Hoffen und Lieben Momente der Projektion enthalte, dadurch aber keineswegs die reale Existenz Gottes ausgeschlossen sei. Aufgeklärtes Vernunftdenken schließt den Glauben an das Wirken Gottes im Alltag nicht aus. Deshalb ist es hilfreicher, gerade Menschen in existenziellen Krisen in diesen Fragen offen zu begegnen und nicht den konkreten Ausdruck religiösen Glaubens als Naivität zu entwerten.

> **Ich weiß, dass er da ist**
> Eine 82-jährige ehemalige Gymnasiallehrerin berichtete über ihre lebenslang bestehende Gebetspraxis: Sie führe regelmäßig ein Gebetsgespräch mit Jesus, der sie dann im Alltag begleite. Viele glückliche Fügungen führe sie auf seine gütige Hand zurück. Er werde sie nun, wo angesichts einer unheilbaren Tumorerkrankung das letzte Kapitel angebrochen sei, treulich begleiten. Wenngleich dieser feste Glaube hilfreich war, gab es Phasen des Zweifels und Selbstzweifels. Ihre vertrauensvolle Grundhaltung verhinderte jedoch, dass Selbstmitleid, Selbstbeschuldigung, Anklagen gegen andere und Hadern mit dem eigenen Schicksal in den Vordergrund rückten.

Durch die zunehmende Individualisierung, Diversität und Säkularisierung ist Religion zur Privatsache geworden. Das Angebot zur Sinnfindung ist vielfältig. Viele ältere Menschen unseres Kulturkreises bewegen sich meist unbewusst zwischen den Polen traditioneller Religion und Aufklärung und atheistischer Vorstellungen. Im Angesicht des Todes kommt bei den meisten Menschen sehr viel in Bewegung. Es gibt Lebensphasen, in denen die Anwesenheit des Todes verdrängt ist. In Phasen, insbesondere nach schweren Erkrankungen, Unfällen und im vierten Lebensalter, die nicht nur einen selbst, sondern auch andere Menschen betreffen, ist die Gewissheit des Todes wirkmächtig.

Die Ohnmacht vor dem Tode macht sprachlos – gerade Patienten mit infauster Prognose. Bronfen (1998) erwähnt in diesem Zusammenhang nicht nur die Urszene am Anfang des Lebens, sondern auch die Urszene des Todes am Ende. Nach der Vertreibung aus dem Paradies bleibt Unsterblichkeit allein das Privileg Gottes. Nach einer Phase der Todesverleugnung suchen manche Patienten einen Gesprächspartner, da sie sich manchmal erstmalig in ihrem Leben existenziellen Fragen stellen. Das Totentanzthema vom Mittelalter hat bis heute zahlreiche Künstler inspiriert (Kraft, 2004). Die Übergangsphase zwischen Leben und Tod ist ein sensibler tabuisierter Bereich. Hierbei spielen Fragen aus dem Grenzgebiet von Psychotherapie und Theologie oft eine Rolle. Diese Grenzlage verleitet Angehörige verschiedener Berufsgruppen manchmal dazu, sich in der konkreten Situation dem Patienten zu entziehen. Die Angst vor dem eigenen Tod spielt hierbei sicher ebenso eine Rolle wie die Angst unprofessionell und grenzüberschreitend zu agieren. Oft haben die Fragen mit Ängsten und Schuldgefühlen der Sterbenden zu tun.

Die Verletzlichkeit trifft Menschen in der Endphase des Lebens unverhüllt. Todesverleugnung in Form eines Glaubens an die eigene Unverletzlichkeit und dem daraus resultierenden Streben nach Macht, Einfluss und Bedeutung ist dann am Ende. Deshalb treten narzisstische Konflikte bei den Betroffenen selbst und deren Angehörigen verstärkt auf. Der Glaube an einen allmächtigen Retter bzw. der Zweifel an ihm kommt manchmal zum ersten Mal ins Bewusstsein, wodurch frühe Gefühlsambivalenzen reaktiviert werden.

Sterben ist heute stark tabuisiert und findet meist in Kliniken und Altenheimen statt. Wir verbinden heute Sterben mit dem Alter. Bis in das 19. Jahrhundert hinein betraf es überwiegend junge Menschen. Man denke nur an die damals hohe Säuglingssterblichkeit. Schätzungen zufolge vollendeten im Mittelalter nur 50 Prozent der Neugeborenen das erste Lebensjahr; nur 20 Prozent der Menschen sollen das Erwachsenenalter erreicht haben.

Das vierte Lebensalter ist nicht ausschließlich auf den Tod ausgerichtet. Das Klischee vom weisen Alten, der abgeklärt illusionslos in das große Nichts geht oder geläutert der himmlischen Glückseligkeit entgegenharrt, geht um. Die Aussage Freuds, dass niemand so ganz an seinen Tod glaubt, gilt auch für die letzte Lebensphase. Lange Zeit und oft im alltäglichen Umgang droht die Verbindung des Lebens mit dem Sterben verschleiert zu werden, was sich auch auf das Altern bezieht. Lifton (1979) sprach vom Verlust des Todes in der modernen Kultur. Heute sterben viele Menschen langsam. Bei allen Bemühungen um den längstmöglichen Erhalt der körperlichen Leistungsfähigkeit und der Gesundheit bleibt doch die Erkenntnis, dass der Mensch letztlich stirbt.

Der Zeitpunkt des unvermeidlichen Todes ist nicht planbar, es sei denn, wir legen selbst Hand an uns. Die Ohnmacht der Ungewissheit in der Gewissheit beschäftigt uns. Der Tod kommt wie ein Dieb in der Nacht. Versuche, die zeitliche Unbestimmtheit des Todes zu kontrollieren, reduzieren die Freude an Beziehungen und der eigenen Existenz. In der Jugend ist der Tod noch wenig präsent, obgleich jeder Menschen kennt, die früh starben. Durch Krankheiten und Unfälle werden wir darauf gestoßen, dass auch wir selbst sterblich sind. Derzeit wird in den Medien häufig auf die Notwendigkeit von Patientenverfügungen aufmerksam gemacht.

Die Frage nach dem Ende der menschlichen Geschichte und danach, ob es nach dem Tod individuell weitergeht, zerreißt die vertraute Wirklichkeit und setzt ein Fragezeichen hinter den Sinn des menschlichen Lebens. Sind eschatologische Erwartungen über das Reich Gottes, die Auferstehung der Toten und das Gericht Gottes eine Vertröstung auf das Jenseits und ein Ablenken vom Leben in der Gegenwart? Umgekehrt ist festzuhalten: Der Mensch ist überfordert, wenn er sich, sein Glück oder Gerechtigkeit allein schaffen möchte. Deshalb ist es nicht ausgeschlossen, dass es das Einwirken eines gnädigen Gottes in Leben, Tod, Zeit und Ewigkeit geben könnte.

Kinder berichten schon mit vier Jahren über Ängste vor dem Tod. Nach Kernberg (2000) und Fuchs (2000) trägt eine religiöse Interpretation des Leidens in der Regel nicht nur dazu bei, Schmerz leichter zu ertragen, sie kann auch eine neue Kreativität freisetzten, die eine Neubewertung des Lebens ermöglicht und das Sterben erleichtert. Heuft et al. (2006) betonen den Zusammenhang von religiösen Bindungen und der Fähigkeit zur persönlichen Sinnfindung mit einem positiv besetzten Altersbild. Bei vielen Therapeuten besteht allerdings eine Hemmung, religiöse Themen anzusprechen. Gleichzeitig gibt es vonseiten der Patienten die Vorannahme, dass Analytiker religiöse Themen und Phänomene im Bereich des Pathologischen und des Infantilen ansiedeln, obgleich die grundsätzliche Vereinbarkeit religiöser Überzeugungen und psychoanalytischer Identität von vielen Autoren betont wird. Freuds negative Äußerungen über Religion unter Einfluss eines positivistischen Wissenschaftsverständnisses des 19. Jahrhunderts haben eine derartige Haltung verstärkt.

Im Laufe des Lebens verliert der Tod nicht an Schrecken, es sei denn, wenn das Leben selbst als Qual und der Tod als Erlösung gesehen wird. Bei spirituell ausgerichteten Menschen kann es auch ohne einschneidende Lebensveränderungen im Alter zu einer gewissen Todessehnsucht kommen. Jedoch haben Gedanken, sterben zu wollen, häufiger mit körperlichen Schmerzen, körperlichem Versagen, Vereinsamung und einer negativen Lebensbilanz zu tun. Erfahrungen mit todkranken Gläubigen zeigen, dass es in Zeiten, in denen die Kraft nachlässt, für viele wichtig ist, einfache Grundgebete auswendig zu können, um trotz aller Zweifel hier eine Quelle der Hoffnung zu eröffnen. Viele sind davon überzeugt, dass es nach dem Tod weitergehen wird.

> **Wir sehen uns im Himmel wieder**
> Ein schwer depressiver und zeitweise suizidaler 75-jähriger Patient, dessen Sohn nach langer schwerer Krankheit verstorben war, hofft diesem wieder zu begegnen. Für ihn hat der Tod weniger mit Suizid zu tun, vielmehr verspricht ihm der Tod das Wiedersehen mit seinem Sohn.

Solche Vorstellungen sind nicht ausschließlich christlich. In anderen Religionen steht die sofortige Wiedergeburt, die Reinkarnation, im Vordergrund. Sind solche Annahmen einer personalen Zukunft nach dem Tod nur Illusion? In wissenschaftlichen Untersuchungen versucht man Nahtoderfahrungen zu analysieren, die auf ein Weiterleben nach dem Tod hinweisen. Häufig wird geschildert, wie sich die Person, die schon fast tot ist, als getrennt vom Körper erlebt. Außerdem glauben manche, sich an ein früheres Leben erinnern zu können. Wir können nicht über die Todesgrenze hinaussehen. Hier fängt Glaube oder Unglaube an. Für manche ist die Furcht vor dem Tod die Hintergrundmelodie ihres Lebens. Manche überkommt die Todesfurcht in Zeiten der Ruhe und viele wehren ihre Todesfurcht durch ruhelosen Alltagsaktivismus ab. Yalom äußert sich darüber metaphorisch: »Ich würde niemandem empfehlen, in die Sonne zu starren, doch dem Tod ins Gesicht zu sehen, ist eine völlig andere Sache« (Yalom, 2008, S. 261). Yalom wehrt sich gegen generalisierte Aussagen, wonach Todesfurcht keine Angst vor dem Tod, sondern eine Tarnmaske für ein anderes Problem im Leben ist. Das kann zwar manchmal zutreffen, dennoch ist die Angst vor dem eigenen Vergehen ein unabweisbares existenzielles Dilemma. Sie könne vielleicht abgemildert werden, wenn es gelingt, in Dankbarkeit darüber nachzudenken, was man von anderen Menschen empfangen hat, und wenn man sich vorstellt, dass das eigene Tun auch nach dem Tod weiterwirken kann, so wie Wellen, die sich ausbreiten, wenn man einen Stein ins Wasser geworfen hat. Yalom unterstützt daher eine Grundhaltung, die einen persönlichen und authentischen Bezug zu anderen Menschen fordert. Wer Bezug zu anderen Menschen habe, lebe in deren Erinnerung weiter.

Da es keinen Königsweg gibt, mit der existenziellen Verlegenheit des Todes umzugehen, sollten auch Therapeuten die eigene Todesangst vor Patienten nicht verschweigen. Dennoch gibt es einige Folgerungen für die Praxis und die eigene Lebensführung. Gerade wenn man wahrnimmt, dass Sterben und Tod nicht nur ein Schicksal alter Menschen ist, gilt es, die Anwesenheit des Todes im Leben zu akzeptieren. Trauern bedeutet Sich-Trennen mit den Schritten des Ungeschehen-machen-Wollens, Verleugnungsversuchen, Verzweiflung, Gegenwehr und letztlich Anerkennung der Endgültigkeit. Der Tod hilft unser Leben intensiv, bewusst und reflektiert zu erleben, denn ein großes Hindernis für das Leben ist die Erwartung an die Zukunft mit Aufschiebetendenzen und Entwertung der Gegenwart. Zwanghafte Postulate nach Zeiteffizienz führen andererseits zu selbstquälerischen Bilanzierungen – Gedanken, die in der Lebensmitte häufiger werden. Hier erscheint Seneca zwiespältig: Er ermahnt zur sinnvollen Nutzung der Zeit, treibt aber bei sogenannten Versäumnissen eher in die Verzweiflung:

> »Sehr viele wirst du sagen hören: Vom 50sten Jahr an will ich mich ins ruhige Leben zurückziehen, das 60ste Jahr wird mich von allen Verpflichtungen entbinden. […] Schämst du dich nicht, die Überbleibsel des Lebens für dich aufzusparen und allein die Zeit für hohe Gedanken vorzusehen, die für nichts anderes zu verwenden ist. Wie spät ist es, erst dann mit dem Leben zu beginnen, wenn man es beenden muss« (Seneca, 2006, S. 27).

Heute verschiebt sich diese Fragestellung wegen des gestiegenen Lebensalters vielleicht eher auf das 75. Lebensjahr, aber oft kommen solche Gedanken früher. Dem eigenen Tod ins Auge zu sehen, vor allem bei zum Tode führenden Erkrankungen, kann durch eine Trauerarbeit ante mortem, die sich auf verpasste Gelegenheiten, Unterlassungen und Versagen beziehen kann (Wenglein, 1997 S. 130–132), freimachen. Dazu gehören die Auseinandersetzung mit eigenen Fehlern und die Fähigkeit und Gelegenheit damit verbundene Gefühlsäußerungen mit anderen Menschen zu kommunizieren. Auch Wut auch auf sich selbst ist Teil des Trauerprozesses. Wird diese in einem therapeutischen Prozess erarbeitet, erleichtert es das Sterben. Leider entziehen sich nicht selten auch professionelle Helfer solch bedrängenden Gesprächen.

Dies alles ist schwierig und gleitet nur allzu oft in fromme Sprüche und besserwisserische Vorschläge ab. So sehr das nach einer Plattitüde klingt, ist es manchmal nur hilfreich, da wo Worte fehlen oder versagen, einfach anwesend zu bleiben, um Alleinsein zu verhindern.

Der medizinische Fortschritt hat die Art des Sterbens verändert. Meist droht nicht mehr der plötzliche Tod, sondern das langsame Sterben als Prozess, worauf schon Elias (1982) hinwies. Es ist wichtig, Patienten in diesen Phasen zu begleiten.

Not hinter Forderungen und Verbitterung

Eine 74-jährige Frau, die an einem Pankreaskarzinom litt, beschäftigte Mitarbeiter eines Hospizes durch ihr ständiges Klagen. Ein Pfleger berichtete von einem Traum, mit der kachektischen Frau in einem entgleisenden Zug zu sitzen. Die Patientin ist unter ärmlichen Verhältnissen in Oberschlesien aufgewachsen und hat ohne Berufsausbildung als Magd bei Verwandten gearbeitet. Kindheit und Jugend waren bestimmt von Gewalt, vom Alkoholismus des Vaters, von sexuellen Übergriffen und schließlich, nach dem verlorenem Zweiten Weltkrieg, von Schikanen durch polnische Soldaten und durch die nachrückende polnische Zivilbevölkerung. Ihre Ehe blieb kinderlos. 1976 war das Ehepaar nach Westdeutschland ausgesiedelt. Bis zur Wende hatte man die in Polen verbliebene Verwandtschaft mit Geld unterstützt. Ein Jahr nach dem plötzlichen Tod des Ehemannes erkrankte die Patientin. Für sie bestand das Leben nur noch aus Verzicht, Versagung und Groll auf die undankbaren Verwandten. Ihre Lebensbilanz fiel negativ aus. Sie äußerte heftige Ressentiments gegen Polen und andere Ausländer. Die Migranten im Pflegeteam fühlten sich angegriffen. Ein Pfleger, selbst Spätaussiedler, erwähnte ähnliche Erfahrungen, eine polnische Krankenschwester sprach von der Schwierigkeit, mit Ressentiments umzugehen, zumal einige alte Verwandte im Zweiten Weltkrieg durch deutsche Bomben ums Leben gekommen waren. Eine aus der Ukraine stammende Schwester war erbost über antisemitische Äußerungen von alten Patienten. Letztlich wurde in der Supervision aber auch deutlich, dass mit dem Migrationsthema die Ohnmacht vor dem Tode und die Ängste vor dem Sterben verdrängt wurden. Wie eine Zwiebelschale hatten sich offenbar Ängste verschiedenster Art um diese Fallgeschichte gelegt.

Die gedrückte Stimmung des Teams löste sich etwas, als auch tabuisierte Gefühle gegenüber der Patientin angesprochen werden konnten. Das Tabu, über Tote und Sterbende schlecht zu reden, wurde durchbrochen, ohne dass das Gespräch abwertend wurde, indem die Wut über die sehr fordernde und verbitterte Patientin angesprochen werden konnte. Hilfreich war vor allem die Erkenntnis, bei ähnlichen Erfahrungen die Möglichkeit nutzen zu können, für sich Grenzen zu ziehen. Generell berührte diese Patientin aber eine für viele Menschen brennende existenzielle Sinnfrage, wie man angesichts des unausweichlichen Todes einen Sinn finden kann trotz der Gleichgültigkeit des Universums oder eines abgewandten Gottes. Ferner demonstrierte die Patientin durch ihre aggressiven Beziehungsforderungen und ihre zynische Verbitterung die beängstigenden Dimensionen ihrer Isolation: die erlebte Trennung, die zunehmende Unfähigkeit, allein zu sein, der verzweifelte Versuch, Isolation und Todesangst durch Verschmelzung zu überwinden, und gleichzeitig die Unmöglichkeit diese existenzielle Tatsache zu beheben. Solche Patienten zerstören mit ihren Forderungen ungewollt altruistisch gefärbte Größenfantasien, die unbewusst in narzisstische Wut umschlagen können.

Ein weiteres Beispiel zeigt, dass der Schutz durch religiöse Überzeugungen die Todesangst oft nicht besiegen kann.

Späte Zweifel in der Verzweiflung

Herr M. hatte, als er im Hospiz aufgenommen wurde, ein inoperables stenosierendes Rektumkarzinom. Nach einer Untersuchung wurde er ohne weitere Therapie nach Hause entlassen. Er warf sich vor, zu spät zum Arzt gegangen zu sein. Die Schmerzmedikation durch den

Hausarzt pendelte zwischen Über- und Unterdosierung von Opiaten, er litt an explosionsartigen Durchfällen und dann wieder an Verstopfung. Seine Situation spitzte sich zu, als er Kot erbrach. Wegen eines akuten Darmverschlusses musste der Patient sofort operiert werden. Er bekam einen künstlichen Darmausgang. Eine Schwester berichtete, wie sie von dem verzweifelten Patienten gerufen worden war, als dieser Kot erbrach. Das habe sie so schockiert, dass sie ihren Ekel kaum überwinden könne; sie träume von diesem Patienten und empfinde Koterbrechen wie einen Tabubruch. Er selbst habe sehr betroffen reagiert, als seine Enkel nicht in sein Zimmer wollten, er ekle sich vor sich selbst. Bei diesem Patienten war der Gefühlskontrast besonders drastisch, da er in gesunden Zeiten als penibler Ästhet bekannt war. Das Zulassen von negativen Affekten ohne moralische Verurteilung verschaffte allen eine Erleichterung. Deshalb verteilte man unangenehme Tätigkeiten auf mehrere Personen. Viele Mitarbeiter waren dem Patienten gegenüber offenbar in einer Elternübertragung, die Erfahrung seines Endes war für sie schwer erträglich. Im Angesicht des Todes wurde aus dem standfesten Katholiken ein unsicherer Zweifler. Er weinte öfter und es wurde deutlich, dass sein Glaube an einen guten allgegenwärtigen Rettergott unsicher geworden war. Er formulierte klagend viele bedrängende existenzielle Fragen: Warum lässt Gott ihn so leiden? Alles drehe sich nur noch um Ausscheidungen, phasenweise verlangte er nach der Todesspritze. Es fehlten die wegweisenden letzten Worte und die Abgeklärtheit vor dem drohenden Ende. Stattdessen formulierte er angstvoll die Frage der Theodizee – Wie kann Gott Leiden, Übel und Tod in der Welt zulassen? – angesichts einer für ihn schwer erträglichen Pflegesituation. Wenn er über suizidale Impulse sprach, wurde gerade an diesem Patienten deutlich, wie Teising (1992) formulierte, dass sich wohlwollendes Verständnis für alte Selbstmörder auf Menschen beschränkt, denen man nicht nahesteht. Als er letztlich unspektakulär für immer einschlief, waren Erleichterung und Enttäuschung zu spüren. Allerdings gab es auch Stimmen im Team, die gerade seine offene Unsicherheit angesichts des bevorstehenden Todes wertschätzten.

Traditionelle Religiosität christlicher Provenienz gestaltet unbewusste Vorstellungen vieler Älterer. Ob Glaubensinhalte hilfreich sind, hängt wesentlich vom Niveau der Überich-Entwicklung des Sterbenden ab. Entspricht es der präödipalen Zeit – mit Spaltungstendenzen zwischen den Extremen nur gut und nur böse –, sind auch religiöse Vorstellungen davon geprägt: Van de Pol (1967) weist auf einen fundamentalistischen Aspekt im konventionellen Christentum hin – durch den Dualismus von Himmel und Erde und von Gottes Reich und äußerer Welt. Frömmigkeitshaltungen sind durch Unanfechtbarkeit, Sicherheit, Geborgenheit, Hartnäckigkeit, Heftigkeit der Reaktionen gegen Apostaten, Isolierung, Unmündigkeit und Vorurteile gekennzeichnet. Freuds Aufsatz »Zwangshandlungen und Religionsausübung« (1907b) bezieht sich auf diese Form von Religiosität. Regressive, paranoid-schizoide religiöse Ideen mit der Aufteilung der Menschheit in Gut und Böse führen zu strengen Moralregeln, der Bekämpfung Ungläubiger, der radikalen Selbstverurteilung und der Angst vor der ewigen Verdammnis. Dementsprechend sind religiöse Begriffe wie Fegefeuer, Hölle, jüngstes Gericht, Todsünde und endgültiger Tod für solche Patienten quälend. Ein Therapeut kann den Sterbenden helfen reifere Formen der Religiosität zu entwickeln, die durch Toleranz, Hoffnung, Vertrauen in das Gute ohne Verleugnung des Bösen und einen Sinn für Verantwortung gegenüber einer höheren moralischen Instanz gekennzeichnet sind (Kernberg, 2000). Es gilt, zu helfen ein fragmentiertes und inkohärentes Selbstbild besser zu integrieren. Dies ist möglich ohne in die Gefahr zu geraten ein Ersatzpriester zu werden. Es ist hilfreich, religiöse Einflüsse nicht als lästige Konkurrenten in der Therapie zu empfinden, keine Entmythologisierung von konkret verstandenen Glaubensinhalten zu betreiben, die Persönlichkeitsakzentuierung im Kontext der Affinität des Patienten zu bestimmten Glaubensformen zu berücksichtigen und kein (negatives) Urteil über die Existenz Gottes oder die Gültigkeit religiöser Systeme im Allgemeinen abzugeben. Es bedarf einer analytischen Haltung, die die unbewusste Natur religiöser Überzeugungen als einen wesentlichen Aspekt beim Menschen respektiert. Folgende Fallvignette kann dies noch einmal verdeutlichen:

Hilfe zur Entwicklung reiferer Formen des Gottesbildes

Ein 73-jähriger Schreinermeister kam nach einem Suizidversuch mit Tabletten in die internistische Abteilung eines Krankenhauses. Er hatte versucht sich umzubringen, als ihm die Ärzte eröffnet hatten, dass er an einem fortgeschrittenen Leberzellkarzinom litt, an dem er bald sterben werde. Das Herkunftsmilieu des Patienten wird als konventionell katholisch beschrieben. Der Religionsunterricht habe im

Auswendiglernen des Katechismus bestanden. Jetzt habe er Angst, da er die Todsünde begangen habe, einen Suizidversuch zu unternehmen. Ob Gott ihn annehme? Ein Pfarrer habe ihm geraten, sich psychotherapeutisch beraten zu lassen, er könne ihm nur die Absolution für seine Sünden erteilen und darauf hinweisen, dass Gott ein liebender und vergebender Gott sei.

In einer knapp 50-stündigen tiefenpsychologischen Psychotherapie konnten Aspekte seiner Ängste und seiner Religiosität durchgearbeitet werden. Ein Analytiker kann als Hilfsich zur Verfügung stehen, um paranoid-schizoide Glaubensmotive entgiften zu helfen. Indem Projektionen früher traumatischer Erfahrungen bewusst werden, kann man Patienten helfen, ihre Gottesvorstellung von strafenden und verfolgenden Elementen zu befreien und damit protektive Aspekte reifer Religiosität mobilisieren. Der Patient hatte sich im Laufe der Therapie stabilisiert. Da es ihm körperlich relativ gut ging, konnte er seinem Hobby, dem künstlerischen Schnitzen nachgehen. Er lebte insgesamt noch zwei Jahre, bis er mit einem sich anbahnenden Leberkoma ins Krankenhaus eingewiesen wurde. Dort sah ich ihn dann das letzte Mal. Die ihn betreuende Seelsorgeschwester betonte, dass der Patient undramatisch verstarb, nachdem er die Sterbesakramente empfangen hatte. Er habe viel davon profitieren können, dass er habe Kraft schöpfen können aus üblichen Gebeten, die er seit der Kindheit auswendig konnte. Das konventionelle Christentum hat oft mehr eine Drohbotschaft als eine Frohbotschaft vermittelt. So war der Patient im Bild eines strengen Vatergottes verhaftet.

Nach Fuchs (2000) ergibt sich für Ältere ein negativer Effekt im Hinblick auf Ängste, Depressionen und psychosomatische Störungen, wenn der Glaube an Gott mit dem Bild eines strafenden und strengen Vaters verbunden ist. Unsicherheit, Besorgnis, mehr Schuldgefühle und rigides Denken werden von Koenig und Larson (2001) als weitere Negativeffekte von Spiritualität ins Feld geführt. Für den Sterbeprozess wichtige religiöse Glaubenssätze, heilige Texte und Gleichnisse können verschieden ausgelegt werden. Integrierte Religiosität zeichnet sich nach Kernberg (2000) aus durch den Respekt für das Individuum, Verbote gegen Mord und Inzest sowie Regelungen für sexuellen Beziehungen. Toleranz, Hoffnung, Vertrauen in das Gute ohne Verleugnung des Bösen, Verantwortung gegenüber einer höheren moralischen Instanz, Kreativität, der Spielraum für den unvermeidlichen Neid und den Geiz, ohne zuzulassen, dass diese das eigene oder das andere Verhalten dominieren, sind weitere Zeichen integrierter Religiosität. Gott ist der gütige Herrscher der Natur und Schöpfer der Welt, er ist mitfühlend, verzeihend, jedoch auch strafend. Die Merkmale reifer Religiosität, die sich aus Quellen des Ich-Ideals und Überichs herleiten, und die Dominanz von Libido über Destruktion sowie die Eigenschaften Gottes in der jüdisch-christlichen Religion sind keine Gegensätze. Er ist transzendent und seine Weisheit ist die Quelle menschlichen Verständnisses. Durch die Offenbarung gibt er sich den Menschen zu erkennen und durch Erlösung heiligt er alle Existenz. Die Übereinstimmungen zwischen den Eigenschaften reifer Religiosität und Eigenschaften der Gottheit in der jüdisch-christlichen Religion sind augenfällig. Ein solches Glaubensverständnis ist hilfreich für ein würdevolles Sterben.

Bei vielen Patienten ist diese Form der Religiosität nicht erreicht, es besteht vielmehr eine Mischung aus präödipaler Religiosität und reiferen Anteilen. Manchmal kann eine Therapie helfen, zu reiferen Formen der Religiosität zu gelangen. Das Christentum bietet hierfür Begriffe und Gleichnisse: Das Gleichnis vom verlorenen Sohn, die Bergpredigt, das Gebot der Nächstenliebe, die Ausführungen von Paulus über die Liebe – all dies sind markante Schriftstellen, die die Dominanz von Liebe über den Hass, psychoanalytisch ausgedrückt von Libido über den Todestrieb, zum Ausdruck bringen.

Wenn man mit Sterbenden zu tun hat, wird auch die Angst vor dem eigenen Tod berührt. Im Umgang mit unheilbar Kranken und Sterbenden kann es zu heftigen Übertragungs- und Gegenübertragungsreaktionen kommen. Diese überfordern oft die Verarbeitungskapazität des Therapeuten mit der Folge vermeintlich unlösbarer Arbeitsstörungen. Die Konfrontation mit Sterben und Tod und unlösbare existenzielle Konflikte von Sterbenden und deren Angehörigen führen oft zu zugespitzten Verhaltensweisen, für die eine Abgrenzung notwendig ist. Diese kollidiert mit einem altruistisch geprägten Ideal der Selbstaufopferung und führen zu einem verstärkten Empathiestress und dem permanenten Gefühl, nicht zu genügen. Dies führt bei manchen Therapeuten zu einem Wiederaufleben eigener alter Traumatisierungen und Konflikte. Es gilt, als Analytiker in der Rolle des Therapeuten und Supervisors dabei zu helfen, dass der konfliktreiche und angstbesetzte Intermediärraum zwischen Leben und Tod auch Kreativität entfalten kann, die nötig ist, um professionell analytische orientierte Sterbebegleitung leisten zu können.

Scheitern in der Therapie und häufige Behandlungsfehler mit Älteren

Dieses Kapitel betrifft ein generelles Tabu in therapeutischen Beziehungen. Es fällt schwer, eigene Fehler zuzugeben, aber auch zum Beispiel in einer Supervision andere auf blinde Flecken aufmerksam zu machen. Schon in der Bibel gibt es das Gebot, den Balken im eigenen Auge zu erkennen, bevor man den Splitter im Auge des Nächsten sehe. Der Vorwurf der Projektion eigener Defizite auf andere und der Denunziation schwingt sicherlich manchmal mit, wenn über Missstände nicht kommuniziert wird. Andererseits führt die beständige Verleugnung von Fehlern und eigener Unsicherheit zu gravierenden Fehlentwicklungen auch innerhalb von Institutionen. Für Einzeltherapeuten, die sich Supervisionen entziehen, besteht die Gefahr im Mikrokosmos ihrer Praxis Versäumnisse und Gefahren nicht zu erkennen. Nicht umsonst haben sich in vielen Arbeitsbereichen Qualitätskontrolle und Evaluation durchgesetzt, wenn auch oft unvollkommen, überspitzt, bürokratisch manchmal nur pro forma oder im schlimmsten Fall als inadäquates Mittel, kollegiale Rivalität auszuleben.

Das Thema ist und bleibt ein Minenfeld und sicherlich auch eine wissenschaftlich und systematisch zu erkundende Terra incognita. Aus eigenen und Supervisionserfahrungen möchte ich bruchstückhaft etwas über Behandlungsfehler berichten. Damit ist man bereits bei einem wichtigen Stichwort gelandet: Bruchstück oder Fragment – ein Teil von etwas und niemals das Ganze! Psychotherapie ist grundsätzlich ein bruchstückhaftes Unternehmen (Freud, 1937c), nicht zuletzt auch bedingt durch die Einschränkungen des Therapeuten. Ein zu hohes therapeutisches Ideal schafft Druck angesichts von Verantwortung und Überforderung und führt dann bei Therapeuten zu dem in Ehrenbergs Buch formulierten Phänomen der Erschöpfung des Selbst (Ehrenberg, 2004). Die Aufgabe, das Mögliche in einer Therapie mit Älteren herauszufinden, anstatt unrealistischen Zielen folgend das Unmögliche erzwingen zu wollen, bedarf der kritischen Reflexion der Ressourcen von Patient und Therapeut. Gerade bei Menschen, die noch eine überschaubare »Restlaufzeit« haben, kann der Druck auf Therapeuten immens sein, besteht doch nicht selten vor allem bei Patienten im dritten Lebensalter manchmal die Vorstellung, nicht richtig gelebt zu haben (Teising, 2018, S. 193f.) und dies in der verbleibenden Zeit nachholen zu müssen. Einen angemessenen Trauerprozess begleiten zu können ist hilfreicher als unbewussten Wünschen von Patienten und Therapeuten zur Selbstoptimierung nachzukommen. Nach Hellwig (1997) sollten Therapeuten ein Vorbild in der Reflexion eigener Scham und Schwächen sein. Darüber sei ein Trauerprozess nötig, den Therapeuten mit narzisstischen und hysterischen Tendenzen vermieden. Diese umgäben sich gerne mit Patienten, die mit Idealisierung dem eigenen Narzissmus schmeichelten. Zu diesem Trauerprozess auch seitens der Therapeuten gehört es, über Fehler zu reflektieren:

Die Gründe für das Scheitern und Behandlungsfehler in der Psychotherapie mit Älteren sind unendlich. Gleichwohl gibt es typische Verwicklungen. Generell sollten jedoch einige Gesichtspunkte vor einer Therapie berücksichtigt werden. Immer wieder kommen jedoch auch banale Fehler vor, die an grobe Fahrlässigkeit grenzen. Hierzu gehört, Schwerhörige einer Gruppentherapie auszusetzen, eine schwere Depression oder extremes Agieren mit Demenz zu verwechseln und tabuisierte Themen auszublenden.

Fehldiagnosen und eingefahrene Denkschemata

Die zunehmende Spezialisierung und Fachdifferenzierung verleitet manchmal dazu, Wesentliches zu übersehen. Tendenzen in die falsche Richtung zu denken und Fehldiagnosen zu stellen sind zwar nicht eine typische Domäne der Psychotherapie im Alter, kommen aber auch dort vor. Das mag manchmal auch mit der Polymorbidität älterer Patienten zusammenhängen und mit Reflexen vieler Behandler, bei einer Vielzahl von Diagnosen und vielen undifferenziert betrachteten Endstrecken nicht genau hinzusehen.

Nicht nur psychodynamisch denken!

Ein 63-jähriger Mathematiker, der eine Anstellung im öffentlichen Dienst hatte, galt bei seinen Kollegen immer als schwierig – eine Haltung, die auch von seiner Familie geteilt wurde. Ein Grund war sicherlich auch, dass der Patient nach einer Drogenkarriere mit Heroin und Kokain in seiner Jugend straffällig geworden und nach etlichen Ehe- und Arbeitsplatzkonflikten mehrfach in psychosomatischen Kliniken behandelt worden war. Nach einer Psychoanalyse in den 1980er Jahren hatte sich das interaktionsreiche Bild des Patienten beruhigt. Er hatte eine Familie gegründet und war konstant beim gleichen Arbeitgeber. Jetzt, angesichts des in Aussicht stehenden Ruhestandes und eines erneuten Arbeitsplatzkonfliktes, war es zu heftigen Auseinandersetzungen gekommen, wegen der er in der Institutsambulanz einer psychosomatischen Klinik vorstellig wurde und schließlich, anknüpfend an alte Diagnosen mit der Diagnose einer frühen Störung an mich weitergeleitet wurde.

Wegen seines polarisierenden Interaktionsstil hatte ich zunächst den Eindruck, diese Diagnose treffe zu. Allerdings war mir sein impressionistisch-ungenauer Sprachstil sehr aufgefallen, auch, dass er manchmal etwas begriffsstutzig wirkte. Eines Tages, als er entgegen seiner bisherigen Gewohnheit nicht erschienen war, sah ich, wie er mit seinem Schlüssel vergeblich versuchte, die Tür des Nachbarhauses zu öffnen. Ich sprach ihn darauf an und holte ihn in meine Praxis. Er war verwirrt und gab an, dem Irrtum erlegen zu sein nach dem Arbeitsende seine Wohnung aufzuschließen. Da er weder alkoholisiert noch anderweitig intoxikiert war, mir aber erstmals seine unterschiedliche Pupillengröße aufgefallen war, wies ich ihn unverzüglich in eine neurologische Klinik ein. Nach einer MRT-Diagnostik stellte sich ein frontalbetontes Meningeom dar. Es ist bekannt, dass Patienten bei Beeinträchtigung des Frontallappens aggressiv und enthemmt reagieren können. Nach einer Hirnoperation besserte sich das Zustandsbild.

Immer wieder kommt es gerade auch bei Psychotherapien mit Älteren zu solchen diagnostischen Fehleinschätzungen (von der Stein, 2022), die vor allem mit sehr einseitigem diagnostischen Denken von Therapeuten zusammenhängen. Deshalb ist vor eine Psychotherapie auch eine ärztliche Untersuchung so wichtig, denn oft werden einfache differenzialdiagnostische Erwägungen einfach nicht angestellt.

Zu frühe Grobeinschätzung des Therapeuten

Eine 70-jährige Frau rannte mehrfach mit verzweifelter Mimik aus einer analytischen Gruppentherapie in einer Klinik. Vom Therapeuten wurde dies als Agieren in angstbesetzen Situationen, gegebenenfalls auf einem tieferliegenden Trauma beruhend, interpretiert. Ein Gespräch mit der einfühlsamen Stationsschwester ergab jedoch eine verschwiegene und unbehandelte Inkontinenz. Mit Beckenbodengymnastik und Behandlung des akut bestehenden Harnwegsinfektes konnte der Patientin nachhaltig geholfen werden.

Ein weiterer diagnostischer Missgriff führte zur Beschämung eines Patienten in der Gruppe:

> **Übersehen einer Demenz in Vorgesprächen**
> Ein 78-jähriger ehemaliger Gerichtspräsident kam aufgrund privater Beziehungen der Angehörigen zum Verwaltungsleiter in eine psychosomatische Privatklinik. Der als prominent eingestufte Patient brillierte mit beachtlicher Eloquenz und einer gönnerhaft-überlegenen Attitüde. So wurde er auf seinen Wunsch in eine analytische Therapiegruppe aufgenommen. Dort wurde er nach anfänglicher Hochachtung als »Häuptling Silberzunge« verspottet und in eine Außenseiterposition gedrängt, bei der er die Projektionsfläche des Sozialneides einiger Gruppenmitglieder wurde. Rasch stellte sich, bestätigt durch eine Spezialuntersuchung in einer Universitätsklinik, eine fortgeschrittene Demenz des Patienten heraus.

Möglicherweise wagte der Assistenzarzt, der Berufsanfänger war, auch wegen des Prominenzstatus des Patienten nicht, über dessen Demenz zu kommunizieren. Die Möglichkeiten Fehldiagnosen zu stellen sind wie in jedem therapeutischen Bereich groß. Deshalb sind ideologisch überspitzte Sichtweisen aus biologisch-psychiatrischer, psychoanalytischer und sozialpsychologischer Perspektive bei mangelnder Vernetzung und fehlender Dialogbereitschaft ein Nährboden für Fehleinschätzungen.

Gegenübertragungsagieren

Bei Gegenübertragungssymptomen und Fehlleistungen des Therapeuten kommt es auf beiden Seiten zu regressiven Prozessen. Diese Regression erreicht passager eine tiefe Ebene, auf der Subjekt und Objekt nicht getrennt sind. Die für den Analytiker persönlich eingefärbte Weise des Gegenübertragungsagierens lässt vermuten, dass die Patienten eine spezifische Abwehrreaktion in Form von Gegenübertragungsreaktionen beim Analytiker auslösen können. Nach Eickmann (2004) kommt es bei starken Gegenübertragungsreaktionen zu einer unfreiwilligen Aufgabe der analytischen Haltung. Die Analyse der Reaktion deute auf eine offenbar projektive Identifikation des prägenital gestörten Patienten hin, die gekennzeichnet sei durch ohnmächtige Abhängigkeit und Verleugnung dieser Abhängigkeit durch Allmacht und Gier. Es kommt zu einem Machgradienten zwischen beiden, wobei der Analytiker passager depotenziert wird, was zur Rollenumkehr führt (Sandler, 1976).

Patienten, die Gegenübertragungsreaktionen des Analytikers auslösen können, verfügen über eine große Macht. Sie vermögen nach Ogden (1988) via projektiver Identifikation die therapeutische Situation, oft im Übergangsbereich zwischen Integration und Fragmentierung, zu zerstören. Häufig ist der Analytiker verdutzt, vermeintlich zu wenig schlagfertig. Während sich der müde und schläfrige Analytiker (Zwiebel, 1992) passiv von Schuldgefühlen und Aggressionen gegen den Patienten zurückzieht, wird der inadäquat agierende Analytiker in persönlicher Art hilflos und gibt sich einer gewissen Lächerlichkeit preis. Von einer Pervertierung der Therapie kann man immer dann sprechen, wenn der Patient mit leidendem Gestus masochistisch über den Analytiker zu triumphieren versucht. Dessen wohlwollende Interventionen werden dann durch negative Reaktionen depotenziert oder ins sadistische Gegenteil verkehrt (Marggraf, 2004).

Wenn ein Patient auf einen Therapeuten im regredierten Zustand trifft, der sich unbewusst den Beziehungsmodalitäten des Patienten angenähert hat – wie infiziert von dessen Gedanken –, verbleibt der Patient in der omnipotenten Haltung, ein Phänomen, das zum Beispiel bei Patienten mit heimlicher Selbstbeschädigung, die als sogenannte Koriphäenkiller auftreten, überdeutlich ist. Hier ist oft ein heftiges sadistisches Gegenübertragungsagieren von Ärzten und Therapeuten zu beobachten (Hirsch, 1989c).

Von Patienten ausgelöste inadäquate Handlungen im Sinne des Gegenübertragungsagierens bei Analytikern führen zu peinlichen Situationen der Verlegenheit. Meines Erachtens gibt es bei Gegenübertragungsreaktionen eine steigende Schamschwelle: Während der Schlaf des Analytikers (Zwiebel, 1992) als aggressives Gegenübertragungsphänomen öfters in saloppen kollegialen Gesprächen zugegeben wird, ist es bei passageren körperlichen Reaktionen des Analytikers (Ferenczi, 1912; Eickmann, 2004) schon schwieriger; ein unprofessionelles Gegenübertragungsagieren zuzugeben, fällt sehr schwer. Der peinliche Beigeschmack mag darin begründet sein, dass unmittelbare körperliche Symptome und Gegenübertragungsverwicklungen etwas mit der Persönlichkeit und den blinden Flecken des Analytikers zu tun haben, worüber verständlicherweise ungern berichtet wird. Falsche Scham führt zu Tabus, Therapieabbrüchen und sadomasochistischen Therapieverläufen. Besser wäre eine Selbstanalyse, Intervision oder eine erneute Analyse.

Analytische Rigidität und Fundamentalismus als Schamabwehr

Freud schrieb in seiner Arbeit *Die Zukunft einer Illusion* (1927c) über Tendenzen zur Dogmatisierung. So wird ein Schatz von Vorstellungen geschaffen, geboren aus dem Bedürfnis, die menschliche Hilflosigkeit erträglicher zu machen.

Nach Casement (1989, S. 3) sitzen in jedem Sprechzimmer höchstwahrscheinlich zwei sehr verängstigte Menschen, der Patient und der Therapeut. Ferner gebe es in psychoanalytischen Kreisen manche unkritische Gläubige, die nichts hinterfragten und sich an starren Begriffen festhielten.

So soll die Abstinenzregel die Nebenwege versperren und dem Patienten ein Maß an kontrollierter therapeutischer Versagung (Klemann, 1995, S. 223) zumuten, das die Therapie mit Inhalt und Dynamik bereichere. Falsch verstandene oder ungeschickt vermittelte Abstinenz kann problematische Interaktionen lostreten. Cremerius (1984) äußerte die Meinung, dass der Gegensatz zwischen Brutalisierung der Abstinenz bis hin zur inhumanen Rigidität und ihrer Reduzierung auf ein Mindestmaß bis heute anhalte. Die Schwierigkeit der Rollenfindung des Analytikers zwischen warmer Identifikation und zärtlicher Verschmelzung mit den Patienten einerseits und distanziert beobachtender kühler Distanz andererseits ist nicht nur ein Phänomen psychodynamischer Schulen oder zeitbedingter Moden, sondern auch der Persönlichkeit und dem jeweiligen Maß an psychischer Integrität des Therapeuten geschuldet. Eine elastischere Handhabung der Abstinenzregel (Greenberg, 1986; Kernberg, 1993) gilt gerade bei älteren Patienten. Gerade vor dem Hintergrund der populistischen Burn-out-Debatte sollte man bedenken, dass auch Analytiker in Situationen geraten können, in denen es ihnen schwerfällt, ihre Integriertheit aufrechtzuerhalten. In Zeiten größerer Belastung kommen auch die gut durchgearbeiteten und vermeintlich überwundenen Frühstörungsanteile wieder zum Vorschein, an die dann präödipal gestörte Patienten anknüpfen können.

Szenische Frühdeutungen

Casement (1989) geht davon aus, dass es einen weitverbreiteten Irrtum gibt, der Analytiker verstehe den Patienten ohne Weiteres und irre sich nie. Gergely (2000) sieht einen Zusammenhang zwischen der Ambivalenztoleranz, der Fähigkeit Spaltungen durch wiederholte erfolgreiche emotionsregulierende Interaktionen zu überwinden, und einer generalisierend wohlwollenden Einstellung. Dazu gehört auch, in Krisensituationen keine Übertragungsdeutungen zu geben und auf voreilige genetische Deutungen vor allem in der Vorgesprächsphase zu verzichten. Szenische Deutungen vor einem Gespräch zu geben, also bereits zu antworten, bevor man hingehört hat, ist hochdestruktiv und wirkt auf Patienten wie ein Gewaltakt:

Schlag auf Schlag

Eine ältere Frau, die berufliche Überforderungen und ein Burn-out angegeben hatte, kam mit mehreren Taschen zur Aufnahme in die Klinik. Im Eingang fielen ihr der Koffer und mehrere Taschen aus der Hand: Die Therapeutin kommentierte spontan in verständnisvoll-ironischen Ton: »Ja, so ist das mit dem Multitasking«, worauf die Patientin schnippisch konterte: »Da bin ich ja froh, dass Sie das jetzt schon erkennen. Vielleicht helfen Sie mir mal beim Aufheben!« Darauf die Therapeutin: »Eins zu null für Sie ... Gut, dass Sie nicht so depressiv sind.« Darauf die Patientin: »Na, dann warten Sie doch mal ab, junge Frau!«

Bei einer weniger schlagfertigen Patientin hätte ein solcher Empfang sehr abschreckend gewirkt und die Patientin in die Defensive gebracht. Voreilig etwas zu deuten, bevor man eine einfache Reaktion verstanden hat, ist missbräuchlich, darüber täuschen Slapstick-artige Dialoge nicht hinweg.

Die psychoanalytische Therapie tendiert dazu, lebensgeschichtliche Bezüge auf zugrunde liegende strukturelle Konflikte zurückzuführen, wobei das auslösende Ereignis rasch marginalisiert wird. Damit wird oft unreflektiert ein regressiver Prozess angestoßen, der bei manchen Älteren destruktiv wirken kann. So kann eine szenische Frühdeutung Auslöser einer malignen Regression werden:

Die Sünderin

In einer Supervision berichtete eine jüngere Psychotherapeutin über eine 77-jährige Frau W., die nach Aussage ihrer Tochter in inadäquater Weise immer wieder über Harndrang klagte. Die Patientin hatte als Pfarrsekretärin gearbeitet. Mit 26 Jahren war sie – aus einem streng religiösen Haus stammend – vorehelich von ihrem Verlobten schwanger geworden, der dann im Zweiten Weltkrieg fiel. Später blieb sie beruflich im Umfeld der Kirche, wo man, wie sie annahm, ihren »Fehltritt« tabuisierend tolerierte. Trotz starker Sehnsüchte und unerfüllter sexueller Wünsche hatte sie sich nie mehr einem Mann hingegeben.

In der psychoanalytischen Therapie fiel der 35-jährigen Therapeutin vor allem ihr Sexualneid gegenüber jüngeren Frauen auf. Oft rannte sie, wenn solche Themen zur Sprache kamen, einem imperativen Harndrang folgend auf die Toilette. Die vordergründig unterwürfige Patientin dachte in vielen Bereichen sehr polarisierend. Hinter einer ödipal erscheinenden Fassade gab es Hinweise auf eine frühe Störung. In der Einzeltherapie konnte sie ihre von religiösen Schuldgefühlen geprägte Sexualmoral thematisieren. Die Therapeutin gab der Patientin nach acht Stunden die Deutung, dass diese offenbar ein Mammakarzinom, das sie mit 50 Jahren bekommen hatte, ebenso wie wiederkehrende Infektionen im Genitalbereich als »Strafe Gottes« für ungezügelte Sexualität empfinde. Danach entwickelte Frau W. einen Versündigungswahn, wonach der strafende Gott durch die Therapeutin gesprochen habe. Ferner entwickelte sie einen Dermatozoenwahn, der sich in ihrem Empfinden manifestierte, dass schwarze Spinnen ihr an den Beinen heraufkröchen. Die Symptomatik erwies sich als so heftig, dass die Patientin vorübergehend in die Psychiatrie verlegt werden musste. Als sie zurückkehrte, wurde die Therapie fortgeführt, wobei auch mehr supportive Elemente zum Tragen kamen. Nach einem Gespräch mit einem katholischen Seelsorger fühlte sie sich entlastet. Danach gingen die quälenden Symptome des Harndranges zurück. In einem späteren Abschlussgespräch betonte die eindeutig nicht demente und nicht an einer Psychose erkrankte Patientin, dass die tiefgehende Deutung in der Gruppe zwar den »Nagel auf den Kopf« getroffen habe, sie dies aber wie eine Bloßstellung ihrer sehr rigiden Mutter vor den Geschwistern empfunden habe. Danach habe es für sie kein Halten mehr gegeben. Bei dieser Patientin erwies sich eine assoziativ relativ frei laufende analytische Therapie mit einer zu frühen und zu tiefen Deutung als schädlich: Die Therapeutin hatte wegen der guten intellektuellen Ausstattung der Patientin deren strukturelle Ich-Schwäche und die Gefahr in eine passagere psychotische Reaktion zu regredieren unterschätzt. So war es vor Etablierung einer vertrauensvollen therapeutischen Beziehung zu einer Übertragungspsychose gekommen, wobei die Therapeutin in die Rolle einer sadistisch-rigiden Mutter geriet.

Wenn erst einmal eine Übertragungspsychose entstanden ist, ist es schwierig für einen Therapeuten aus dieser schwierigen, mitunter sogar gefährlichen Position herauszukommen und in den Übergangsraum der Therapie zurückzufinden, ohne einen Therapieabbruch mitzuinszenieren. Dabei ist vor allem wichtig, geduldig und sorgfältig das Eigen- und Fremdgefährdungspotenzial abzuschätzen, um nicht übereilt eine Verlegung in die Psychiatrie zu erwirken. Erfahrungsgemäß gehen passagere Übertragungspsychosen, wenn Therapeuten den Rahmen halten, relativ schnell zurück. Besser ist natürlich, bei strukturell gestörten Patienten erst das solide Fundament einer vertrauensvollen Beziehung aufzubauen und eher auf eine voreilig zu tiefe Deutung zugunsten des Prinzips Antwort zu verzichten. Selbstanalyse und Inter- bzw. Supervision helfen die abgewehrten Bedürfnisse und Konflikte des Patienten zu erkennen, aber auch seine eigenen Verletzungen, Konflikte und blinden Flecken zu sehen und zu bearbeiten.

Gespräche mit Älteren sind vor allem am Anfang schwieriger, da von ihnen ausgedrückte Emotionen oft durch die altersbedingt veränderte Oberflächenstruktur und Erschlaffung der mimischen Muskulatur fehlgedeutet werden. So wirken manche Ältere depressiv, mürrisch oder abweisend, obwohl sie es nicht sind. Manchmal kommunizieren sie in Erzählform, sind weitschweifiger, aber auch konkretistischer (Schachtner, 1988; Filipp & Mayer, 1999). In dieser Weitschweifigkeit sind vor allem vereinsamte Ältere dann oft dominant, wobei es Jüngeren oft schwerfällt, den Redefluss zu unterbrechen (Williams & Giles, 1996).

Weitschweifigkeit

Auf die Frage an einen 79-jährigen Mann, welchen Beruf er ausgeübt habe, kam die Antwort: »Damals in Berlin, schon vor dem Krieg, haben mich Bagger interessiert, ja und da wurde die U-Bahn erweitert und dann, auf dem Gymnasium in Schöneberg, da habe ich mich immer für Mathematik interessiert und dann habe ich noch im Krieg … dann kam ich nach Aachen an die technische Hochschule. Da waren dann einige auch von den Hochschullehrern mit kriegswichtigen Dingen beschäftigt. Einige waren auch schon im Pensionsalter, wie übrigens auch einige Lehrer auf dem Gymnasium. Und dann habe ich nach dem Krieg, da war ja auch alles kaputt, habe ich dann Ingenieurswesen studiert, auf einer Baustelle habe ich mir dann Geld verdient, da wurde ja viel gebaut. Da habe ich mir den Knöchel verknackst und musste ins Luisenhospital in Aachen, die Krankenschwester in der Chirurgie, die hat sich um mich gekümmert, sie ist heute meine Frau. Wir haben drei erwachsene Kinder. Ach ja, da wurde ich Tiefbauingenieur.«

Peters (2006) beschreibt eine Tendenz zur Vergangenheitsorientierung, Altersrollenfixierung und die Angst als Alte nicht ernst genommen zu werden. Weitschweifige Selbstenthüllungen, Hinweise auf die eigene Gebrechlichkeit und die Unzuverlässigkeit des Gedächtnisses entsprechen der Altersrolle. Oft bezeichnen sich die Älteren selbst als den Jüngeren unterlegen, obgleich das häufig nicht zutrifft. Manche Jüngere deuten dies als subtiles heimtückisches Dominanzstreben.

Dem Gebot folgend, Eltern und Großeltern nicht zu widersprechen, im regressivem Gegenübertragungsagieren befangen, neigen jüngere Therapeuten dazu, sich Älteren überanzupassen, zum Beispiel indem sie sich auf altersspezifische Themen beschränken oder übertriebene Toleranz in Bezug auf Grenzüberschreitungen zeigen. Das regressive Gegenteil hiervon ist ein Rückfall von Therapeuten in pubertätsähnliche Trotzhaltungen und Verwicklungen in anale Konflikte.

Gerade durch die umgekehrte Übertragung zu Beginn der Therapie werden jüngere Therapeuten oft kritisch hinterfragt, was sie an alte Kränkungen durch Eltern und Großeltern erinnert. Dies kann durch sehr verunsicherte und fordernde Patienten vergröbert oder subtil geschehen. Indem der jüngere Therapeut mit dem eigenen Narzissmus beschäftigt ist, unbewusst nach Rache dürstet und übersieht, dass der Patient in der Rollenumkehr seine Angst abwehrt, kann er in eine unreflektierte Gegenübertragung geraten. Er ist dann blind dafür, dass der Patient einen Konflikt, für den er keine Ausdrucksform findet, in den Therapeuten projiziert. Die Wut und die Enttäuschung an den eigenen Kindern sind unübersehbar. Manche ältere präödipal gestörte Patienten greifen die Basis der Überzeugungen der Analytiker an und bringen sie in Verlegenheit. Falsch verstandene oder ungeschickt vermittelte Abstinenz kann problematische Interaktionen lostreten.

Dialog in Fäkalsprache

Ein von seinen Kindern enttäuschter, durch Kriegsgefangenschaft beschädigter 80-jähriger, ehemals selbstständiger Handwerker berichtete, von mehreren Psychiatern und Ärzten anderer Fachrichtungen abgelehnt worden zu sein. Im Kontext der drastischen Schilderung seiner Lebensgeschichte äußerte er mehrfach provozierend: »Da waren Sie ja noch nicht einmal gezeugt. Wo ich überall hingepinkelt habe, haben Sie noch nicht mal hingerochen!« Durch verschiedene Therapieabbrüche im Vorfeld gewarnt reagierte ich zunächst auf die grobe Provokation nicht, sondern sprach dieses problematische Verhalten erst an, als sich eine vertrauensvolle therapeutische Beziehung etabliert hatte. Von meiner persönlichen Kränkung ausgehend wäre ich initial den unflätig auftretenden Patienten gerne wieder losgeworden. Nur durch diese bewusste Haltung geriet ich nicht in aggressives Gegenübertragungsagieren. In späteren Therapiestunden war der Patient gut erreichbar und erwies sich als differenziert, dabei aber hochverletzlich. Es kam nur noch selten zu beleidigenden Auslenkungen.

Der therapeutische Umgang mit aggressiven älteren Männern rührt an manche Tabus, zum Beispiel die Schwäche eines Vaters in der Übertragung auszuhalten oder, wie Windel (2004) es formulierte, sich nicht in Vorurteile über die tatsächliche oder postulierte Nazi- oder SS-Vergangenheit eines Patienten zu verstricken.

Dialog in bildungsbürgerlicher Manier

Subtiler verhielt sich ein älterer, von seinem Sohn offenbar sehr enttäuschter Jurist. Sein äußerst gewählter, etwas gespreizter Kommunikationsstil war durchsetzt von lateinischen Sprüchen und Goethe-Zitaten mit Anspielungen auf den Bildungsnotstand der jüngeren Generation. Bei der anfangs unerträglichen Arroganz geriet ich ins Gegenübertragungsagieren. Eine von Ärger beeinflusste Intervention, dass es Zitatesammlungen für Bildungsbürger gebe, führte bereits zu einer Kränkung, die eine mehrwöchige Therapiepause nach sich zog. In späteren Therapiestunden war es mit dem narzisstisch brüchigen Patienten möglich in der Übertragungsbeziehung den entgleisten Dialog mit dem Sohn durchzuarbeiten. Hierbei wurde auf einer tieferen Ebene die Enttäuschung am eigenen Vater, einem in die NSDAP eingetretenen Studienrat (bezeichnenderweise mit den Fächern Latein und Deutsch), deutlich, der, als der Patient 16 Jahre alt war, bei einem Bombenangriff in Berlin zu Tode kam. Der Patient betrauerte die Unmöglichkeit, sich in der Pubertät mit einem realen Vater auseinandergesetzt zu haben. Vor diesem Hintergrund konnte er die entgleiste Vater-Sohn-Beziehung in der Pubertät seines eigenen

> Sohnes erkennen. Zwar hatte ich frühzeitig die narzisstischen Seiten des Patienten erkannt, doch wäre die Therapie fast an meinem unbeherrschten Gegenübertragungsagieren gescheitert.

Wichtig ist, dass auch in der Anfangsphase vorhandene Konflikte vorsichtig berücksichtigt werden, zu frühe konfrontierende Interventionen führen jedoch zu Verwicklungen und Therapieabbrüchen. Wenn ein Patient einen Analytiker im regredierten Zustand trifft, der sich unbewusst den Beziehungsmodalitäten des Patienten angenähert hat, verbleibt der Patient in der omnipotenten Haltung, ein Phänomen, das bei intergenerationellen Konflikten in der Elternübertragung überdeutlich ist. Alte Männer mit anmaßendem Verhalten und sexuellen Anzüglichkeiten, sehr fordernde depressive alte Frauen, verbitterte Misanthropen, aggressive Verwandte, die ihre Schuldgefühle durch ungerechtfertigte Anschuldigungen gegen Therapeuten und Ärzte abwehren, narzisstische Patienten, die in ihrer Ohnmacht in der umgekehrten Übertragung Therapeuten infantilisierend oder wie Dienstboten behandeln, können sadistische Gegenübertragungsreaktionen auslösen (Hirsch, 1989c) – so auch Patienten, die gegenüber ausländischen Therapeuten Nazi-Ideologie erkennen lassen, ehemalige Kriminelle, ansprüchliche Migranten, Patienten, die eine Sonderbehandlung erwirken wollten, und viele mehr. Als Therapeut darf man niemals der Richter eines Patienten sein, was nicht bedeutet, dass man die Behandlung eines Täters nicht ablehnen kann. Nazivokabular sollte nicht dazu verleiten, unbedarft in die Täter-Opfer-Falle zu tappen. Es ist zu bedenken, dass Millionen von Menschen mit diesen Begriffen groß wurden.

Manchmal bewirken auch formelhaft vorgebrachte Abwehrmuster beim Therapeuten Aversionen, die wiederum den Widerstand des Patienten verstärken. Es kann dazu kommen, dass ein Therapieabbruch durch aversive Aktionen der Therapeuten provoziert wird, die sich mit dem negativ konnotierten Gedankengut der eigenen Eltern und Großeltern konfrontiert fühlen. In solchen Fällen können Therapeuten nicht davon ablassen, ältere Patienten vom Abwehrcharakter ihrer Gewohnheiten zu überzeugen. Dass auch differenzierten Patienten der Abwehrcharakter mancher Gewohnheiten sogar bewusst ist, sie diese dennoch nicht aufgeben können, wird oft übersehen. Vorstellungen, die eine stützende oder stabilisierende Rolle hatten, tastet man besser nicht an. Es gibt Patienten mit starrer Fassade, die analytisch dennoch erreichbar sind. Für eine Psychoanalyse gibt es keine Altersgrenze und es ist auch im Alter notwendig, nicht realisierte Wünsche, soweit sie nicht nachgeholt werden können (Radebold & Schweizer, 2001), zumindest zu betrauern, vorausgesetzt ein alter Mensch ist hierfür ichstark genug.

Ein weiteres Beispiel einer initialen Blindheit des Therapeuten bei einer intellektuell äußerst beweglichen Patientin zeigt folgende Zuspitzung in einer analytischen Gruppentherapie, die sich nicht mehr im Therapieprozess auflösen ließ und zu einem Therapieabbruch führte:

> **Vertreibungen – Handlung statt Verständnis**
> Die 75-jährige pensionierte Studienrätin Frau G. kam mit der Bitte um eine analytische Gruppentherapie. Ihr Ehemann war drei Monate zuvor verstorben. Sie betonte im Erstgespräch ausdrücklich das Gelungene ihres Lebens: ein großes Haus, ein Mann, der als Rechtsanwalt erfolgreich gewesen war, und ihre erfolgreichen Kinder. Nun leide sie unter ausgeprägtem Schamgefühl, da sie sich seit dem Tod des Mannes nicht mehr zusammennehmen könne.
>
> Ihre Kinder 45, 43 und 39 Jahre, kümmerten sich rührend um sie. Sie leide an Depressionen und Leeregefühlen, wolle sich allerdings nicht stationär behandeln lassen. In den Vorgesprächen wurde deutlich, dass hinter einer als glücklich geschilderten, idealisierten Kindheit, die sie als Tochter eines Gutsbesitzers in Ostpreußen erlebt habe, sehr wahrscheinlich schon vor Kriegseinbruch Beziehungsmodi begründet wurden, die auch in den weiteren Lebensepochen wieder auflebten. Sie sei von Gouvernanten und einer Privatlehrerin erzogen worden. Zu den Eltern habe sie, als Einzelkind aufgewachsen, wenig Kontakt gehabt. Die Mutter, die sie als gebildet, kalt und unempathisch schilderte, habe ihre Zeit mit Klavierstunden, Literaturzirkeln und Theaterbesuchen im nahen Königsberg verbracht, während der idealisierte Vater in der Verwaltung des Gutshofes aufgegangen sei. Zu den Kindern der Gutsangstellten hatte sie keinen Kontakt, was vom elterlichen Gebot unterstützt wurde, dass man sich nicht bei Untergebenen anbiedern solle. Außerdem seien diese Kaschuben, Schameiten und Polen Nachfahren unterworfener baltischer und slawischer Völker, die man meiden sollte. Inwieweit die Eltern aktiv in den Nationalsozialismus verstrickt gewesen waren, blieb unklar; auffällig war nur, dass die Patientin viele Redewendungen aus dieser Zeit benutzte. Den Krieg, die Flucht und Vertreibung, vor allem aber die Erschießung des Vaters durch russische Soldaten habe sie bis heute nicht verkraftet. Der elterliche Reichtum, die ge-

ordneten Verhältnisse und das Bewusstsein, der besseren Gesellschaft anzugehören, seien nach der Vertreibung zunächst verloren gegangen. Gleichwohl gelang es ihr, nach einer Zwischenphase als Dienstmädchen in einem Ärztehaushalt im Rheinland, ein Lehramtsstudium zu absolvieren, unterstützt durch Gelder aus dem Lastenausgleich. Sie lernte einen gleichaltrigen jungen Mann aus einer angesehenen Industriellenfamilie kennen, den sie nach Abschluss des Examens heiratete. Bald kamen ihre Kinder zur Welt. Nach einer kurzen Anfangsphase im Schuldienst widmete sie sich gesellschaftlichen Verpflichtungen. Ähnlich wie ihre Mutter überließ sie große Teile der Erziehung Angestellten. Die beiden älteren Kinder, eine Ärztin und ein Diplom-Kaufmann, die ab dem 14. Lebensjahr in Eliteinternaten erzogen worden waren, seien erfolgreich. Der jüngste Sohn sei »nur Koch« geworden, führe aber ein Lokal der gehobenen Gastronomie.

In der Initialphase der analytisch orientierten Gruppentherapie mit älteren Patienten trat Frau G. zunächst als tolerante Intellektuelle auf. Ihre gönnerhafte Attitüde rief das Befremden der anderen hervor, wurde aber toleriert. Der Gruppe gehörten auch ältere Migranten an. In einer Sitzung kam es zu einer Diskussion über den Status verschiedener Bevölkerungsgruppen in Deutschland. Die Patientin vertrat die Ansicht, dass vertriebene Flüchtlinge aus den Ostgebieten einen besseren Status verdient hätten als alt gewordene Gastarbeiter. Als es einige Wochen später zu einer Neuauflage dieser Diskussion kam, wurden der entwertende Argumentationsstil der Patientin und ihr NS-Gedankengut deutlich. So sprach sie von »ostischen Menschen und Turkvölkern«, die nach Deutschland drängten. Als es in der Gruppe um beruflichen Erfolg, den Familienzusammenhalt und gute Beziehungen zu Kindern und Enkeln ging und Rivalitäten untereinander deutlich wurden, kam es zu einer malignen Wende: Die Patientin deutete an, dass ihre Kinder mit ihren Familien in Urlaub führen und sie das erste Weihnachten nach dem Tod des Ehemannes allein verbringen müsse. Daraufhin äußerte sich eine ältere Kurdin, die zuvor stolz über die Karriere ihres Sohnes als Rechtsanwalt und Notar geschildert hatte, provokativ dazu, dass das geschilderte Familienidyll von Frau G. mit den fürsorglichen Kindern nicht stimme. In Reaktion hierauf verstieg sich die Patientin in abwertende Äußerungen über Ausländer, bis hin zu der Meinung, man solle solche Elemente wie ihre Mitpatientin aus Deutschland ausweisen. Eine Intervention meinerseits mit der

Deutung, es handle sich um eine Rivalitätssituation, die zu entgleisen drohe, wurde von der Gruppe ignoriert. Die Situation entgleiste nach einer Äußerung von Frau G., dass die Anwürfe der Kurdin eine Kriegserklärung seien. Ein weiterer Hinweis meinerseits, dass offenbar solch heftige Kränkungen den Konflikt aufzuschaukeln drohten, lief ins Leere. Meine Versuche, die Situation zu entschärfen und die Patientin vor einer Sündenbockposition, die sie provozierte, zu bewahren, scheiterten. Vielmehr verschärfte sie die Situation noch durch rechtsradikale Äußerungen. Ihre Schmähungen wurden so drastisch, dass ich sie eindeutig darauf hinwies, dass ich grobe Beleidigungen und diskriminierende und rechtsradikale Äußerungen nicht dulde. Hierauf verließ sie voller Wut die Therapie. Auf das Angebot eines klärenden Einzelgesprächs ging sie nicht ein.

In den folgenden Tagen drohte mir Frau G. in Schmähbriefen und auf dem Anrufbeantworter, sie werde dafür sorgen, dass solche Leute wie ich, die solches Gesindel behandelten, aus ihrer Umgebung vertrieben würden. Offenbar reinszenierte sie das eigene Vertreibungstrauma. Sie versuchte den Hausarzt gegen mich aufzuhetzen, schrieb eine Beschwerde an die Ärztekammer. Erst eine schriftliche Warnung an die Patientin, dass ich sie wegen Verleumdung verklagen werde, wenn sie ihre Unterstellungen und telefonischen Belästigungen nicht unterlasse, brachte Ruhe. Anhand ihres Agierens außerhalb des therapeutischen Rahmens wurde mir klar, dass die intellektuell und kognitiv rege Patientin alte Gefühle ohnmächtiger Wut und destruktiven Hasses in der Therapie wiederbelebt hatte. Die 40 Jahre dauernde Ehe hatte ihr offenbar eine annähernde Wiederherstellung des alten Sozialstatus mit wirtschaftlichem Erfolg und vordergründiger Wiedergutmachung ermöglicht. Die traumatischen Erlebnisse in Kindheit und Jugend vor dem Hintergrund einer eher kalten und unempathischen Elternbeziehung waren verdrängt geblieben. Die Frühstörungsanteile und die Destruktivität der äußerst kränkbaren und traumatisierten Patientin hatte ich offenbar verleugnet. Anfängliche Gegenübertragungseindrücke, in denen ich mir merkwürdig entpersonalisiert vorkam, und die seltsam konturlos bleibenden Schilderungen von ihr eigentlich nahestehenden Personen habe ich im Nachhinein betrachtet ebenso zu wenig beachtet. Es handelte sich um eine Fehlindikation zu einer analytisch orientierten Gruppentherapie, die in malignes Agieren umschlug.

Bei Gegenübertragungssymptomen und Fehlleistungen des Therapeuten kommt es auf beiden Seiten zu regressiven Prozessen. König (1993;1995) beschreibt derartige Konstellationen für Charaktertypologien, die sich auf Therapeutenverhalten zuspitzen lassen: zum Beispiel, dass depressiv akzentuierte Therapeuten Konfrontationen scheuen, um die Liebe des Patienten nicht zu verlieren, zwanghafte Therapeuten versuchen den Patienten ihre eigenen Vorstellungen aufzudrücken, eher hysterische Therapeuten das Szenisch-Dramatische bevorzugen und das Steineklopfen des Durcharbeitens vernachlässigen, narzisstisch akzentuierte Therapeuten Patienten als ihre Schöpfung betrachten und sie mit zahlreichen wohlüberlegten Rechtfertigungen loswerden wollen, wenn der erwünschte Erfolg ausbleibt, oder sich von ihnen trennen, wenn sie drohen, erfolgreicher zu werden, und schließlich schizoid akzentuierte Therapeuten mehr zur therapeutischen Ideologiebildung neigen und oft die sogenannte banale Realität verleugnen.

Bei gescheiterten Therapien gibt es eine ansteigende Schamschwelle: Während der Schlaf des Analytikers (Zwiebel, 1992) als aggressives Gegenübertragungsphänomen in saloppen kollegialen Gesprächen häufig zugegeben wird, ist es bei passageren körperlichen Reaktionen des Analytikers (Ferenczi, 1912; Eickmann, 2004) schon schwieriger. Ein unprofessionelles Gegenübertragungsagieren und Hilflosigkeit zuzugeben fällt sehr schwer. Der peinliche Beigeschmack mag darin begründet sein, dass derartige Therapieentgleisungen etwas mit der Persönlichkeit und den blinden Flecken des Analytikers zu tun haben können.

Falsche Scham von Therapeuten führt zu Tabus und Stillstand. Um dem entgegenzuwirken, sei noch einmal daran erinnert, dass eines der unbewussten Motive von Therapeuten sein könnte, einer unausgesprochenen Norm zu folgen, wonach die Entwicklung des Patienten von unreifen, pathologischen und am Wiederholungszwang orientierten dysfunktionalen Einstellungen hin zu einer reiferen integrierten Sichtweise fortzuschreiten habe. Zwanghaft einen Entwicklungsprozess protegieren zu müssen ist nicht nur bei älteren Patienten eine problematische Einstellung. Gerade diese erleben eine solche vermeintlich gut gemeinte Haltung als intrusiv und patronisierend, kämpfen doch gerade Hochaltrige um ihre Autonomie. Reaktionen darauf können Rückzug und Therapieabbruch sein, häufig mit passiven Widerständen einhergehend, oder eine Anpassung im Sinne eines falschen Selbst.

Unauflösbar ist die Asymmetrie zwischen Patient und Therapeut, was nicht nur in der umgekehrten Übertragung zu Kränkungen und Groll führen kann. Es gibt das Missverständnis, oft aus der Haltung einer diffusen Mischung aus Schuldgefühlen und Scham gegenüber Älteren, nivellierende Selbstenthüllungen, Bekenntnisse oder Informationen aus dem eigenen Leben preiszugeben. Gerade verunsicherte und unerfahrene Therapeuten neigen zu dem Fehlgriff, besserwisserisch eigene Lebenserfahrungen als Modell für eine adäquate Konfliktbewältigung anzubieten. Oft werden solche Haltungen mit der Vorstellung ein Hilfsich anzubieten verwechselt. Es ist schon ein gewaltiger Unterschied bei der Affektdifferenzierung oder Situationsklärung, ob man das eigene Gefühl als unterstützend anbietet oder ob man sich mit intimen Details aus dem eigenen Leben unangemessen als Vorbild aufdrängt. So wäre es zum Beispiel unterstützend, angesichts einer bevorstehenden Operation zu sagen: »Sie berichten über ihre Ängste. Das kann ich gut nachvollziehen, solche Situationen sind ja auch ängstigend und es hat keinen Sinn den Helden zu spielen.« Nicht hilfreich wäre es hingegen, den Patienten intrusiv mit Details aus der eigenen Krankheitsgeschichte zu belasten oder ihm Informationen aus der eigenen Entwicklung aufzudrängen. Die Gefahr sich selbst als heroisches Vorbild darzustellen und eine sektenhafte Abhängigkeit beim Patienten zu provozieren ist groß.

Lesmeister (2018, S. 30f.) fordert die kompromisslose Vorrangstellung des anderen, damit der Patient nicht im Bade der Intersubjektivität untergehe. Konsequenz daraus ist, dass Neutralität und gleichschwebende Aufmerksamkeit als analytische Haltung zu bewahren sind, auch angesichts einer zunehmend zwanghaften Zielorientiertheit von Therapiemanualen und Effizienzdruck.

Psychodynamische Psychotherapie im Alter

Es gibt immer eine oft als künstlich empfundene Kluft zwischen Theorie und Praxis. Das ist auch darin begründet, dass dynamisches und kategoriales Denken oft auch unbewusst ineinander übergehen. An dieser Stelle erfolgt keine systematische Einführung in die Therapieverfahren, sondern ein pragmatischer Ausblick.

Psychoanalyse und verwandte Verfahren

Psychotherapie im Alter ist mehr als Pflegebegleitung und supportive Begleitung am Lebensende. Sie umfasst die Bewältigung und Verarbeitung des normalen körperlichen Alterungsprozesses, beschäftigt sich mit psychischen Störungen und Persönlichkeitsstörungen im Alter, mit Somatisierungsstörungen, mit den Folgen von Traumatisierungen und deren oftmals später Aufarbeitung, mit den Auswirkungen körperlicher Erkrankungen auf die Psyche und reflektiert Anpassungsprozesse im Zusammenhang mit im Alter auftretenden Verlusten oder Gewinnen. Insgesamt stehen nicht defizitorientierte Konzepte im Vordergrund, sondern der Entwicklungsaspekt einer Lebensphase. Zwar ist eine einseitig traditionell psychoanalytische Sicht auf das Alter nur in Bezug auf biografische Belastungen in der Kindheit verengt, gleichwohl ist die Bedeutung der Biografie und in diesem Kontext psychohistorischer Einflussfaktoren für Störungen im Alter eminent. Biografische Belastungen in früheren Lebensphasen zeigen Zusammenhänge zu psychosomatischen Erkrankungen im Alter (Tress, 1986; Schepank, 1987; Egle et al., 1991; Franz et al., 1995; 1999). Auch in der differenziellen Gerontologie wird die Bedeutung der Auseinandersetzung mit Aufgaben früherer Lebensabschnitte betont (Kruse, 2005; Lehr, 1980; Thomae, 1996). Das Defizitmodell des Alters stand der Beachtung dieser Lebensphase in der Psychoanalyse lange entgegen. Entsprechend mühselig war der von Radebold (1992) beschriebene Aufbruch. Er hat gemeinsam mit einer älteren Patientin einen tiefen Einblick in die psychoanalytische Pionierarbeit mit Älteren gewährt (Radebold & Schweizer, 2001).

Im therapeutischen Alltag wird jedoch eine Langzeitanalyse im klassischen Setting eher selten sein, zumal nicht jeder Ältere einer solch vertieften Erkenntnishaltung gegenüber aufgeschlossen ist und mancher von deutungszentrierten Verfahren überfordert ist. Bei analytisch orientierten Therapien mit Älteren ist es auch aus ethischen Erwägungen sinnvoll, nicht Vorstellungen analysieren zu wollen, die im Leben der Patienten einen stabilisierenden Effekt hatten. Bei Hochaltrigen zum Beispiel narzisstisch gestörten Patienten ist es meines Erachtens nicht hilfreich, die nach Kohut und Kernberg beschriebene depressive Phase, unter Umständen mit passagerer Suizidalität, in Kauf zu nehmen, wenn der Patient aufgrund von hohem Alter und Gebrechlichkeit in Verbindung mit struktureller Ichschwäche den Belastungen einer aufdeckenden Therapie nicht gewachsen ist. Geht es aber um eine längerfristige psychoanalytische Behandlung von relativ ichstarken Älteren, so ist es notwendig, auch solche Vorstellungen in den angebotenen Übertragungskonstellationen durchzuarbeiten. Eine Psychoanalyse kann als eine Folge von Fokaltherapien mit wechselndem Fokus und wechselnder Übertragung verstanden werden, in der abgewehrte Beziehungswünsche durchgearbeitet werden können. Es gibt keine Behandlung, bei der nicht Aspekte ausgeklammert bleiben. Bei älteren Menschen sind in einer begrenzten Therapiezeit ideale Ziele nicht zu realisieren. Dies kann zu dem Fehlschluss führen, Ältere seien unanalysierbar. Gleichwohl ist es die Psychoanalyse, die mit einer skeptischen Sicht die Unvollkommenheit und Unabgeschlossenheit als spezifisches Leitthema des Alters begriffen hat. Die konfliktorientierte Sicht der Psychoanalyse, der zufolge Trennungen im Leben unvermeidlich und Voraussetzung für Weiterentwicklung sind, gilt es daher modifiziert und therapeutisch umsetzbar auf das Alter zu übertragen. Diese Modifikationen (Newton et al., 1991; Radebold, 1992; Bechtler, 2000; Ermann, 2004; von der Stein, 2008) gilt es in psychoanalytischen Kurz-, Fokal- und Gruppentherapien einer größeren Patientenzahl zugänglich zu machen. Psychoanalytisches Verständnis ist hierbei als Reflexionshilfe unverzichtbar. Für die einzelnen Therapieverfahren gibt es in diesem Buch zahlreiche Fallbeispiele.

Analytische Gruppenpsychotherapie mit Älteren

Gruppen können im Alter Sozialkontakte fördern und zu einer altersgerechten Identität verhelfen. Gerade nach Verlusten und Kränkungen ist es hilfreich, Einsamkeit zu überwinden. Nach Tschuschke (2004) können Gruppen ein Zugehörigkeitsgefühl vermitteln und helfen, die existenzielle Angst der ultimativen Getrenntheit zu lindern. Die von Yalom (1996) genannten Wirkfaktoren Gruppenkohäsion, interpersonales Lernen, Informationen, Katharsis, Altruismus, korrigierende emotionale Erfahrungen, Einsicht, Einflößen von Hoffnung, gemeinsames Ertragen existenzieller Faktoren, wozu auch das Altern und die Endlichkeit des Lebens gehören, sind hier wirksam. Gerade in der Gruppe können sich Mitglieder, die eine wichtige Person verloren haben, helfen, indem sie auch die Schwierigkeiten und gegenseitigen Aggressionen, die mit einem solchen Ablösungsprozess einhergehen, offen schildern. Besonders in einer Gruppe, in der jemand stirbt, erweist sich in vielen Therapiephasen die Therapie als hilfreich.

Tod und Abschied

In einer analytischen Psychotherapiegruppe mit neun älteren Patienten im Alter von 58 bis 80 Jahren spielten Tod und damit der Abschied immer wieder eine Rolle. Nach einer Initialphase, die durch vorzeitige Abbrüche von etwa der Hälfte der Teilnehmer, somatoformes Klagen und Einzelkontakte zum Gruppentherapeuten charakterisiert war, konnten allmählich Fremdheit und Scham überwunden werden. Um die 30. Stunde entwickelte sich nach dem Schlaganfall einer Patientin eine produktive Arbeitsphase mit Biografiearbeit, der Bearbeitung des Tabuthemas Tod und der Bewältigung von Krankheiten und Verlusten in einem gemeinsamen Trauerprozess:

Der mit Sprachverlust einhergehende Schlaganfall einer Mitpatientin, die pflegebedürftig wurde, und der Tod von Papst Johannes Paul II. traten zeitgleich ein und bestimmten mehrere Stunden. Einige Patienten bedauerten, mit der Mitpatientin nichts mehr klären zu können, während die Meinungen zum Papst gespalten waren: Manche empfanden die öffentliche Darstellung seiner Leiden abstoßend, andere meinten, die öffentliche Demonstration von Krankheit und Tod sei angesichts einer Ausgrenzung des Todes aus dem Alltagsbewusstsein wichtig. Einige betonten den Vorbildcharakter seines Abschiedes und seine treffenden, Mut machenden letzten Worte. Hierauf wurden manche Gruppenmitglieder sehr nachdenklich, andere meinten, dem Papst seien letzte Worte angedichtet worden. Dann berichteten mehrere Gruppenmitglieder von ihren Erfahrungen mit den Abschieden von ihnen nahestehenden Menschen:

Herr S., 80 Jahre alt, kam nach dem Tod seiner Frau nicht mehr zur Ruhe. Er habe ihr, vor allem in den letzten Wochen seiner krebskranken Frau, nie gesagt, dass er sie liebe. Als Kind aus einer Schaustellerfamilie sei er von der Mutter nur wenig versorgt worden und habe oft gefroren. Im Krieg habe er viele Kameraden sterben sehen. Seitdem habe er seine Todesangst mit Zynismus bagatellisiert. Seine Frau sei für ihn immer eine Ersatzmutter gewesen. Dass sie ihn oft tyrannisiert habe, hätte ihn zu mancher schroffen Äußerung getrieben. Das Ehepaar habe zwar fünf Kinder und acht Enkelkinder gehabt und zusammen ein Haus gebaut, er und seine Frau seien aber oft grob zueinander gewesen. Als er 50 Jahre alt war, hatte er mehrere Monate eine Außenbeziehung. Angesichts der häufigen Streitereien sei ihm ein guter Abschied wichtig gewesen. Stattdessen habe man in den letzten Tagen geschwiegen oder über Belanglosigkeiten gesprochen. Die letzten Worte seiner Frau – »Leere den Ascheneimer aus« – waren banal und hätten ihn sehr enttäuscht. Als die Gruppe überdeterminierend versuchte, hierein eine sinnvolle Aussage zu interpretieren, vielleicht habe die Sterbende gemeint, es sei hilfreich, im Rahmen eines Trauerprozesses alte Konflikte aufzuarbeiten half, half dies Herrn S. tatsächlich den Trauerprozess adäquater zu bewältigen. Indem er sich von idealisierten Selbstobjektvorstellungen bezüglich seiner Frau lösen konnte, war es ihm möglich, auch seine Schuldgefühle zu überwinden und die überhöhte Bedeutung der letzten Tage seiner Frau zu relativieren. Ihm wurde klar, wie überkritisch er die letzten gemeinsamen Tage betrachtete, Mitpatienten verhalfen ihm zu einem milderen Urteil über sich selbst und seine Ehe, da sie sein Bemühen anerkannten, der schwerkranken Frau im letzten Jahr ihres Lebens durch häusliche Pflege die gewohnte Umgebung zu erhalten. Im wachsenden Bewusstsein, dass die Negierung des gemeinsamen Endes als Paar auch eine Leugnung des eigenen Endes beinhaltete, konnte er sich in vorsichtigen Schritten sowohl mit seiner eigenen Mutterbeziehung als auch mit früheren Traumatisierungen durch den Krieg auseinandersetzen.

Hierauf schilderte die 74-jährige Frau. K., dass ihr Mann ihr auf dem Sterbebett gebeichtet habe, sie vor 30 Jahren einmal betrogen zu haben. Zwar hätte sie dies immer vermutet und angesichts einer langen, weitgehend als glücklich empfundenen Partnerschaft habe sie diese Aussage »nicht umgehauen«, gleichwohl sei sie enttäuscht, dass dies die letzten Aussagen ihres Mannes gewesen seien. Sie empfinde es wie ein Nachtreten des Mannes, als eine letzte Kränkung, die die Illusion einer perfekten Ehe endgültig zerstört habe. Auch hier half es Frau S., libidinöse und aggressive Tendenzen (Kernberg, 1992) in der Zweierbeziehung als etwas Normales zu begreifen und auch die zunehmende Aggression des Verstorbenen, der in den letzten Jahren in erheblich schlechterem Zustand gewesen war als seine Frau.

Frau M., 67 Jahre alt, berichtete voller Schuldgefühle, die Todesstunde ihrer Mutter verpasst zu haben, nachdem sie nächtelang bei ihr gewacht und sich schließlich für einige Stunden ausgeruht hatte. Ferner sei sie enttäuscht gewesen, dass die Mutter, statt sich mit dem Tod auseinanderzusetzen, ihren ernsten Zustand bis zum Ende verleugnet habe.

Die letzten Worte der dementen Mutter des 69-jährigen Herrn D., die im letzten Jahr ihres Lebens um sich geschlagen, Kot geschmiert und – entgegen ihrer Gewohnheit während des gesunden Lebens, sich um eine gewählte Ausdrucksweise zu bemühen – beleidigende Schmähungen in Fäkalsprache geäußert hatte, waren Schimpftiraden. Er schämte sich, dass die ehemals gebildete Mutter, eine Studienrätin, in der Demenz so ungefiltert triebhaft und destruktiv geworden sei.

An diese Schilderungen schloss sich eine Diskussion über Altersklischees an: über das defizitäre Altersbild eines kontinuierlichen Abbauprozesses zur Demenz einerseits und die Idealvorstellung von weisen Alten andererseits. Ängste, Ersteres selbst zu erleiden und Letzteres nicht zu erreichen, kamen zur Sprache. Es breitete sich angesichts nicht idealer realer Abschiede eine gedrückte Stimmung aus. In Bezug auf letzte Worte polarisierten sich Äußerungen zwischen Idealvorstellungen und der Entwertung realer Abschiede. Hierfür bot sich der Papst als Projektionsfläche für die Fantasien der Gruppenmitglieder an: Einige hielten ihn für weise, andere meinten, er sei eine demente Marionette machtgieriger Günstlinge. Letztlich half aber ein Fantasieren über prominente Personen außerhalb der Gruppe, wichtige Themen durchzuarbeiten: Man betonte Karol Wojtylas besonderes Verhältnis zur Selbstinszenierung. Andererseits verglichen die Patienten seinen Abschied mit dem von Lady Di, um deren Tod es einen vergleichbaren Rummel gegeben hatte. Zwar hätte diese im Unfalltod keine Chance eines allmählichen Abschiedes gehabt; dennoch sei auffällig, dass es fast keine veröffentlichten Aufnahmen der Toten gibt. Auch heute noch sei sie in Kitsch-Illustrierten eine eigenartige Untote, eine ewig jugendliche attraktive Modepuppe. Im Gegensatz dazu habe der Papst seine Parkinson-Erkrankung nicht verborgen, auch sei er als Toter öffentlich aufgebahrt worden. Mit der Feststellung, dass die Umstände des Todes bei beiden vermutlich in der Realität anders waren als in der Öffentlichkeit dargestellt, und der Differenzierung von Lady Di und dem Papst endete diese Behandlungssequenz. In Bezug auf den Papst hatte die Gruppe zu einer entidealisierten, aber nicht entwerteten Sichtweise gefunden. Vor diesem Hintergrund konnten die Patienten leichter den nicht idealen Abschied von ihren Verstorbenen akzeptieren. Es war besser zu ertragen, dass die letzten Worte der Verstorbenen unpassend oder verletzend gewesen oder verpasst worden waren. Es wurde klar, dass sich im letzten Abschied oft misslungene Trennungen und in Abschieden alte Kränkungen wiederholten. Die narzisstische Stabilisierungsfunktion eines würdevollen Abschiedes wurde erkannt und relativiert zugunsten einer realistischeren Gesamtsicht langjähriger Beziehungen.

Nach dem zentralen Thema Tod und Abschied, in dessen Zusammenhang auch die Ablösung von Kindern und Enkeln thematisiert wurde und sich einige Mitpatienten aggressiv-rivalisierend verwickelten, kamen in der Abschlussphase häufiger Berichte über Änderungen im realen Leben, dem Sich-Abfinden mit Unabwendbarem. Der anfangs sehr deutliche Wunsch nach Unsterblichkeit (Grunberger, 1976 [1971]) gepaart mit narzisstisch akzentuierten Gefühlen sakraler und tabuisierender Erhabenheit und der Gegentendenz, diese Vorstellungen ins Lächerliche zu ziehen, wich einem offeneren Umgang mit Tod und Sterben, aber auch generell mit unvermeidlichen Trennungen. Das Ich-Ideal ist eine Mischung aus ethischen, moralischen und Leistungsvorstellungen, die nach Freud (1914c) aus der Omnipotenz des infantilen Narzissmus hervorgegangen ist. Gerade bei einer gestörten Entwicklung durch ein einzelnes gravierendes Trauma oder ein kumulatives Trauma (Khan, 1963), wenn die Mutter ihre Rolle als Reizschutz im Laufe der Entwicklung des Kindes vom Säuglings- bis zum Jugendalter nur mangelhaft erfüllt, korrespondiert das Ich-Ideal mit von Kohut (1977) beschriebenen narzisstischen Konfigurationen wie der idealisierten Elternimago und dem Größenselbst. Diese Positionen machen es im Alter schwer, bei defizitären Ich-Funktionen die Spannung zwischen überhöhtem Ich-Ideal und einer als banal abgewerteten Lebensrealität im Alter auszuhalten. Gruppentherapie ist hilfreich älteren Patienten eine realistische Orientierung zu einem »genügend gut« verlaufenden Leben und »genügend guten« Abschieden zu vermitteln und Scham- und Schuldgefühle zu vermindern.

Ein von Frau K. formuliertes Postulat bestand darin, die verbleibende Lebenszeit im Alter nicht als Wartezeit auf den Tod zu entwerten, sondern aktiv zu nutzen.

In einer psychoanalytischen Therapiegruppe treten üblicherweise typische Konstellationen und Themen auf, die bei einem mittleren Störungsniveau der Patienten gut bearbeitbar sind: Konkurrenz bezüglich Kindern und Enkeln, aggressives und entwertendes Vorgehen alter Frauen gegen die Männer, narzisstische Wut bei alten Männern, beschämende Arbeitsplatzkonflikte bei unfreiwilligem Verlust des Arbeitsplatzes, narzisstische Altersklischees (der weise Alte, der grenzenlos leistungsfähige Rentner), Verleugnung von Regressionstendenzen, faschistoide Tendenzen, der Zweite Weltkrieg und die Folgen, allgemeine politische Verbitterung (»Untergang des Abendlandes«), Tod des Partners und Todesangst.

Trotz der positiven Wirkung von Gruppenangeboten sollte kritisch hinterfragt werden (Trilling & Peters, 2005), ob nicht manchmal ökonomische Vorstellungen anstatt sorgfältiger Indikationsstellung zur Gruppentherapie oder die unreflektierte Vorstellung, dass eine Gruppe mit lteren ähnlich wie Gesprächskreise in Altentreffs Selbstläufer seien, im Vordergrund stehen. In gescheiterten Therapien zeigt sich, dass es wichtig ist, darauf zu achten, schwerer gestörte narzisstische Patienten trotz guter intellektueller Fähigkeiten besser im Einzelsetting zu behandeln. Narzisstische ältere Patienten in der Gruppe zeichnen sich durch eine Überbetonung des Sozialstatus und durch die Demonstration der eigenen Lebensleistung aus und vertreten die Ansicht, dass die eigenen Probleme einzigartig sind; deshalb sind sie an den Themen der Mitpatienten desinteressiert. Besserwisserische Äußerungen von Lebensweisheiten, abwertende Kommentare über Jüngere, Verleugnung des eigenen Alters, übermäßig gekränkte Zurückweisung von Hilfsmitteln, eine ausgeprägte Anspruchshaltung, Konkurrenz mit dem Gruppenleiter und Abwertung der Therapie sind manchmal unüberwindbare Hindernisse, die durch eine sorgfältige und geduldige Auswahl der Patienten zu umgehen sind. Die Gruppentherapie ist kein Allheilmittel für alle Älteren, aber dennoch ein Behandlungsverfahren mit einem großen Potenzial.

Neuere Behandlungskonzepte

Das Konzept der differenziellen Entwicklung im Alter

Unterschiede nehmen mit dem Alter nicht ab und sind von Sozialschicht, Schulbildung und Berufstätigkeit abhängig. So steht die Heterogenität von Altersformen (Baltes & Baltes, 1994; Thomä, 1987a; 1987b; Lehr, 2000) im den Vordergrund der Betrachtung.

Mentalisierungskonzepte in der Psychotherapie mit Älteren

Mentalisierung bedeutet die Fähigkeit, sich und andere als Wesen mit geistig-seelischen Zuständen zu betrachten (Gergely, 2002; Bateman & Fonagy, 2004, S. 13) und die innere Welt (Gedanken, Gefühle Absichten) bei sich und anderen wahrzunehmen. Mentalisierungskonzepte knüpfen an die Bindungspsychologie und die Neuropsychologie an. Von der Identifizierung führt ein Weg über die Nachahmung zur Einfühlung, das heißt zum Verständnis des Mechanismus, durch den uns überhaupt eine Stellungnahme zu einem anderen Seelenleben ermöglicht wird (Freud, 1910k, S. 121). Zu Facetten des Begriffs Empathie haben sich selbstpsychologische Autoren (Kohut, 1977; Schwaber, 1981; Lichtenberg et al., 1992) geäußert. Körner (1998) hob sozial erlernbare Kompetenzen wie die der Perspektivenübernahme und die Fähigkeit, den Kontext sozialer Situationen zu verstehen, hervor. Die Fähigkeit zum Perspektivenwechsel in die Einfühlung fremder und eigener mentaler Zustände ist dabei an einen interaktionistischen Ansatz geknüpft. Sie ist eine intra- und interpersonale Fähigkeit. Menschen zu verstehen, die anders sind als wir selbst, setzt voraus, die Gedanken, Gefühle, Absichten und Fähigkeiten, kurzum die innere psychische Welt des anderen, wahrzunehmen. Was denkt und fühlt der andere, von welchen inneren Motiven und Leitbildern ist er beeinflusst, welche Wirkungen hat er auf mich bzw. was löse ich bei ihm aus, wenn ich ihm in bestimmter Weise begegne? Nach Dornes (2004) läuft bei bestehender Mentalisierungsfähigkeit gleichsam neben dem unmittelbaren Erleben eine zweite Spur mit, die den Umgang mit dem Erleben vertieft reflektiert. Dieser Vorgang sei ein verinnerlichter Stil des Nachdenkens über sich selbst und komme nach traditioneller Terminologie der emotionalen Einsicht und der therapeutischen Ich-Spaltung nach Sterba (1934) nahe, die beide die Parallelität von Erleben und selbstbeobachtender Verarbeitung des Erlebens betonen. Diese Fähigkeit ist nach Dornes (2004) von der affektiv-interaktiven Qualität der Primärbeziehungen abhängig. Nach gängiger Auffassung (Kirsch, 2014; Schultz-Venrath, 2013) entwickeln sich die Fähigkeiten zu mentalisieren und zur Introspektions- und Reflexionsfähigkeit, die eher bewusstseinsnah sind, in der Kindheit bis zur Adoleszenz. Die angeborene Fähigkeit zu reflektieren wird durch wichtige Bezugspersonen gefördert und vermittelt, kann jedoch durch gravierende Einflüsse wie zum Beispiel Traumata und Deprivation gestört werden (Fonagy & Target, 2003). Mentalisierungsfähigkeit und Selbstreflexion setzten innere Repräsentanzen voraus, die sich nach Fairbairn (1952 [1940]) und Winnicott (1984 [1958]) aus Beziehungserfahrungen und frühen Konflikten bilden. Um sie zu entwickeln, ist die Voraussetzung mindestens eine sichere Bindungsperson, die dem heranreifenden Kind hilft Affekte zu erkennen und zu regulieren. Nach der Bindungstheorie korrelieren die bekannten Bindungstypen (sicher, unsicher-ambivalent, unsicher-vermeidend und desorganisiert) mit dem späteren Auftretenden von Störungen. So ist es zumindest in klinisch-praktischer Hinsicht naheliegend, Persönlichkeitsstörungen den unsicher-vermeidenden und unsicher-ambivalenten Bindungsstilen zuzuordnen und Borderline-Zustände und Zustände des pathologischen Narzissmus dem desorganisierten Bindungsstil. Immerhin sind nach einem Übersichtsartikel von van Asche (2013) ca. 50 Prozent der Erwachsenen sicher gebunden mit sinkender Tendenz im Alter, wobei die Rate der unsicher-vermeidenden Bindung deutlich, auf 40 bis 70 Prozent, zunehme. Zu den einzelnen Mentalisierungsmodi bei Älteren liegen keine harten Daten vor. Peters und Lindner (2019) ordnen die Tendenz zur Konfliktvermeidung dem Als-ob-Modus zu. Die Vermeidung, negative Affekte zuzulassen und Konflikte zu klären, könne damit zusammenhängen, dass Betroffene sich partiell von der Realität entkoppeln, um sich vor den Altersbelastungen zu schützen. Das entspreche auch dem Widerstand mancher Älterer gegen aufdeckende Therapieformen, da hier auch frühe innere und äußere Konflikte in Erinnerung gerufen würden. Manchmal entscheiden sich Ältere ganz bewusst für Konfliktvermeidung gerade im Gruppensetting:

> Alles soll beim Alten bleiben
>
> Eine reflektierte Kunsthistorikerin erlebte in der Gruppentherapie Konflikte mit Mitpatienten, besonders mit einer zwei Jahre älteren Frau. »Dass ich mich mit der Rivalität mit der Schwester immer schwergetan habe und das auf andere etwas ältere Frauen (Lehrerinnen, Vorgesetzte, Politikerinnen) bezogen habe, ist mir klar. Bei Streitigkeiten wird dann schnell deutlich, dass ich da etwas unflexibel bin. Das weiß ich und versuche solche Situationen zu vermeiden, aber muss ich das hier in der Gruppe wiederholen? Mir wird nur das Verhältnis von Aufwand und Ergebnis im Alter von 82 Jahren klarer. Können Sie akzeptieren, dass mir dies zu mühsam ist?«
>
> Mach es wie die Sonnenuhr, zähl die heiteren Stunden nur
>
> Ein 83-jähriger sehr rüstiger pensionierter Realschullehrer sprach zwar von einem schwierigen Verhältnis zu seinen Eltern und von einer konfliktreichen Ehe, doch er sehe jetzt ganz bewusst nur positive Aspekte. »Mir ist klar, dass ich den Tod verleugne, aber seit drei Jahren gehe ich auf keine Beerdigung mehr. Ich tu so, als laufe das Leben immer weiter. Bisher habe ich keine Einschränkungen.« Dann erwähnte er die Sonnenuhr-Metapher als Lebensweisheit seiner fröhlichen Mutter, die mit dieser Einstellung Flucht und Vertreibung aus Schlesien überstanden habe.

Der Äquivalenzmodus liege dann vor (Peters & Lindner, 2019, S. 201; Schrader, 2017, S. 55f.), wenn es im Erleben keinen Unterschied zwischen innerer und äußerer Realität gebe, sodass erschreckende Fantasien und intrusive Erinnerungen für real gehalten werden.

Bei alten Menschen fließen belastende aktuelle Aspekte des Alterns im Hier und Jetzt oft mit Bedrohungen in Kindheit und Jugend im Dort und Damals zusammen, sodass frühe Konflikte und Traumatisierungen im Alter reaktiviert werden. Stress, Angst, Einsamkeit, Bedrohung und Phasen größter Abhängigkeit (Bowlby, 1976; 1983), also vor allem Erfahrungen der Kindheit und des vierten Lebensalters, aktivieren die

Bindungsmuster der frühen Kindheit. Nach Kirsch (2014) wird der Bindungsstil kulturspezifisch beeinflusst. Überträgt man diesen Gedanken auf heutige Ältere, so sind die historischen Umstände der Kindheit der Patienten als prägend anzusehen: harte Erziehungsideale, zum Beispiel in der Nazizeit (Haarer, 1987 [1940]), frühe Traumatisierungen durch Stress und Lebensbedrohung, etwa durch Bombenangriffe, Hunger, Flucht und Vertreibung, die Abwesenheit von Vätern etc. Mentalisierungsfähigkeit hängt mit dem Beziehungskontext zusammen, in dem sich eine Störung manifestiert. Hier wird der Einfluss gesellschaftlicher und historischer Prozesse deutlich (Shaked, 2011), da ja Objektbeziehungen in den relevanten Entwicklungsphasen auch die gesellschaftlichen und historischen Verhältnisse der konkreten Epoche widerspiegeln. Somit ist eine psychohistorische Dimension schon dadurch evident, dass kindliche Objektbeziehungen eine sozial typisierte Form haben, die von gesellschaftlichen Verhältnisse beeinflusst wird. Somit trifft die populäre Aussage zu, nach der jeder Kind seiner Zeit sei.

Viele Zusammenbrüche im Alter sind keine Folgen eines unvermeidlichen Alterungsprozesses, sondern Folgen bislang verborgen gebliebener früher Entwicklungsstörungen und Traumata. Bei Älteren, die ihre Lebensgeschichte erzählen, können plötzlich sehr unangenehme Affekte auftreten. Alte Traumatisierungen können unsichere Bindungsmuster in der Therapie aktivieren und die Mentalisierungsfähigkeit beeinflussen. Auch vulnerabilitätsfördernde Verluste, wenn alte Bindungen zum Beispiel durch Tod des Partners verloren gehen, und die Schwierigkeit, neue Beziehungen zu etablieren, beeinflussen dann den Therapieverlauf: Unsicher gebundene Personen, die bei Stress hyperaktiv reagieren, verfolgen ängstlich die Erreichbarkeit der Bezugsperson, Menschen mit unsicher-vermeidendem Bindungsstil aktivieren bei Belastungen kognitive Aspekte von Mentalisierung, unterdrücken Gefühle und versuchen autonom zu bleiben. Diese Zustände werden in schwierigen Phasen der Therapie deutlich.

Psychoanalyse und psychodynamische Psychotherapie sind nach Fonagy (2003) mehr als die Erzeugung eines Narrativs, sie sind vielmehr auch eine neue Art das Selbst- mit dem Ein-Anderer-Sein zu erleben. Die heilsame Wirkung besteht in einer Perspektivenerweiterung in der Unterscheidung von Vergangenheit, Gegenwart und Zukunft. Es kommt so zu einer differenzierteren Erfassung des Nacheinanders mit allen Brüchen, Widersprüchen und Unauflösbarkeiten. Nach Wurmser (2005) kommt es durch die Neukonstruktion der Vergangenheit zu einer tragischen Einsicht und einer

Verwandlung, die wie Wellendorf (2000) formulierte, »die erstarrte, immobile Zeit der neurotischen Symptome auflöse und verflüssige«.

Versucht man die Begegnung zweier Personen in dieser Hinsicht zu konzeptualisieren, kommt die Metapher des Containing (Bion, 1990) dem Geschehen nahe, wobei die unbewussten Ausdrücke vom Therapeuten aufgenommen, metabolisiert und zurückgegeben werden. Gerade durch die sinnliche Einfühlung in die historische Epoche der älteren Patienten kann eine Verknüpfung von interaktiv-affektiven mit kognitiv-deutenden Therapieinterventionen geschehen. Das Verständnis und die Anwendung von Metaphern kann die Verbindung von sinnlichem Eindruck und Begriff und hiermit die Verlötung von Affekt und selbstreflexivem Denken offenlegen. Sensorische Eindrücke mit visuellen, auditorischen oder taktilen Qualitäten sind »Bilder« von sensorischen Empfindungen (Osgood, 1980). Emotional bedeutsame Ereignisse prägen sich gewöhnlich als Bild ein. Affekte werden in ikonischen Modalitäten enkodiert, die sich von verbalen und kognitiven Formen unterscheiden. Bilder haben eine metaphorische Funktion und sind Ausdruck von Umformungen verschütteter Affekte. Das Verständnis von Metaphern (Fabregat, 2004; Fabregat & Krause, 2008) kann ein wichtiges Zwischenglied für die Metabolisierung früher traumatischer Erlebnisse darstellen. Die Bedeutung einer Metapher wird in einer Interaktion zwischen Patient und Therapeut verstehbar. Für Klarifizierung und vertieftes weiteres Durcharbeiten ist jedoch ein Therapeut hilfreicher, der sich in die metaphorische Welt seiner Patienten hineinzuversetzen vermag. Nach Fabregat und Krause (2008) waren Patienten-Therapeuten-Paare, die Zugang zur gegenseitigen metaphorischen Welt erreichten, mit dem Behandlungserfolg zufriedener und empfanden eine bilderreichere Sprache als Gewinn. Gerade diese Erkenntnis unterstreicht, wie wichtig es ist, Erinnerungsfragmente zu integrieren und verschiedene Perspektiven zu menschlichen Erfahrungen einnehmen zu können.

Es gilt, ältere Menschen anzuregen, alternative Perspektiven einzunehmen oder mit anderen, nicht ganz deckungsgleichen Konzepten zu argumentieren, den Überstieg (Conrad, 1993 [1958]) zu vollziehen, das heißt die Fähigkeit, eine Situation aus mehreren Perspektiven zu betrachten. Wesentlich dazu gehört aus der paranoid-feindgetönten Haltung herauszukommen, eigene innere Zustände zu reflektieren im Sinne Sterbas (1934) und dabei offen für andere Sichtweisen zu werden. In den Mentalisierungskonzepten (Fonagy et al., 2004) bzw. in deren praktischen Anwendungen (Schultz-Venrath, 2013, S. 172–191) finden sich diese Gedankengänge wieder. Was bedeutet das aber für die Psychotherapie mit Älteren? Beeinträchtigungen der Mentalisierungsfähigkeit können sich bei schwer traumatisierten, stark vernachlässigten, überforderten Personen, mit der Folge ichstruktureller Störungen und letztlich schwerer Persönlichkeitsstörungen einstellen. Ein großer Anteil der heute hochaltrigen Kriegskinder war in Kindheit und Jugend durch die Folgen des Zweiten Weltkrieges und des Nationalsozialismus beeinträchtigt und mit Tod, Zerstörung, Verfolgung, Vergewaltigung, Vertreibung und Verwahrlosung konfrontiert. Zur pathologischen Normalität gehören auch Parentifizierung und Frühreifung und oft erst in späteren Jahren die bekannten Traumafolgestörungen. Sicherlich gibt es bei Älteren auch jenseits typisch zeitgeschichtlicher Häufung andere Traumata und wiederkehrende kumulative Traumatisierungen wie Gewalterfahrungen, sexuellen Missbrauch und vieles andere. Durch die Labilisierung der Abwehr- und Bewältigungsmechanismen können im Alter durch größere oder kleinere Retraumatisierungen alte Wunden wieder aufreißen. Deswegen ist eine praktische Mentalisierungshaltung des Therapeuten relevant, die sich modifiziert nach Euler und Schultz-Venrath (2014) sowie Schrader (2017) in verschieden Haltungen und Interventionstypen zeigt: Fragen richten sich klarifizierend auf das innere Erleben des Patienten, gerade unter Berücksichtigung biografischer Aspekte; Patientengedanken werden abgeglichen und validiert, um sicher zu sein, ob man alles verstanden hat. Bei Unklarheiten erfolgt wohlwollendes klarifizierendes Nachfragen, ohne dass jedoch bei verwirrenden Situationen eine Vorwurfs- oder Besserwisserhaltung gegenüber dem Patienten eingenommen wird. Bei unklaren Situationen hilft es auch, dem Patienten vorsichtig Konflikthaftes mitzuteilen und nachzufragen, wie er das versteht. Es ist immer auch wichtig im Blick zu haben, in welchem Mentalisierungsmodus sich der Patient befindet, und auf die Affektbeteiligung und Regulation zu achten. Wird der Patient bei kleinen Unklarheiten unruhig, zieht er sich ängstlich zurück oder versucht er, weil er sich angegriffen fühlt, aggressiv zu reagieren?

Klagend, vorwurfsvoll und gemieden?

Frau Z., eine 75-jährige Patientin, beklagte sich darüber, dass viele Menschen sie meiden würden. Sie habe den Eindruck, dass ihre Kinder und Enkel, aber auch Nachbarn und andere Menschen eher Abstand von ihr nehmen wollten. Die Patientin war kurz nach dem Krieg in ärmliche Verhältnisse unehelich geboren worden. Zur sehr oft kranken Mutter hatte ein distanziertes Verhältnis bestanden, der Stiefvater, überstreng, sei ihr aus dem Weg gegangen. Sie gab Missbrauchserfahrungen durch den Großvater mütterlicherseits an. Beruflich stieg sie nach einer Lehre zur Groß- und Einzelhandelskauffrau zur Filialleiterin eines Sportbekleidungsgeschäftes auf und heiratete einen selbstständigen Schreinermeister. Der Ehemann sei so etwas wie eine bessere Mutter gewesen, auch mit den Schwiegereltern habe sie manche gute Ersatzelternerfahrungen machen können. Ihr Sohn, 46 Jahre, und ihre Tochter, 43 Jahre, seien beide erfolgreich, verheiratet und hätten jeweils zwei Kinder. Seit dem Tod ihres Mannes gehe es mit ihr bergab. Sie sehe selbst voller Sorge, dass ihre Stimmung immer schlechter würde, sie ertappe sich bei misanthropischen und negativen Gedanken. Wirtschaftlich habe sie keine Probleme, die Einsamkeit mache ihr zu schaffen.

Ein verkürzt wiedergegebenes Transkript aus dem ersten Vorgespräch soll verdeutlichen, wie mentalisierungsbezogene Überlegungen bei einem Therapiegespräch eine Rolle spielen:

P.: »Wäre fast zu spät gekommen. Eine Bahn ist mal wieder ausgefallen. Das Ganze fing schon beim Fahrkartenautomaten an, der war defekt, die kümmern sich nicht darum. Mir sagte der Techniker, ich sollte so fahren … Es sei ja das Problem der Bahn.«

T.: »Gut, dass Sie doch noch rechtzeitig gekommen sind, und selbst, wenn sie zu spät gekommen wären, wäre das ja auch kein Beinbruch.« (Versuch, eine wohlwollende therapeutische Beziehung zu etablieren. Mir war der Widerspruch aufgefallen, dass die Patientin den Globalvorwurf gegen die Bahn erhob, dass sie sich nicht kümmere, dass aber bereits ein Techniker am Automaten war. Die Patientin schilderte diese Situation im Äquivalenzmodus. Das bedeutet in ihrem Fall: Sie erlebte aufgrund ihrer inneren Welt die Deutsche Bahn wie eine vernachlässigende Mutter, obwohl bereits der Techniker als Hilfe vor Ort war. Hierbei färbte sie die verzerrt wahrgenommene äußere Realität konkretistisch mit ihrem Denken, Fühlen und Wünschen ein. Da ich befürchtete, in eine rechthaberische Diskussion zu geraten, hielt ich mich erst einmal mit der Realitätsklärung zurück.)

P.: »Es wäre doch sehr peinlich, wenn ich zu spät gekommen wäre. Ich musste ja auch in meinem Beruf immer pünktlich sein. Vor allem, wenn ich das erste Mal komme. Ich würde ja einen schlechten Ersteindruck hinterlassen. So was setzt mich immer unter Druck.«

T.: »Auch jetzt?«

P.: »Ja, schon. Ich kenne Sie ja nicht.«

T.: »Was spüren Sie denn im Moment.«

P.: »Ein mulmiges Gefühl in der Magengegend.«

T.: »Sie scheinen aufgeregt zu sein.« (Ich stelle mir die Frage nach der Alexithymie der Patientin.)

P.: »Ja, das stimmt. Es ist sowas wie Lampenfieber oder Angst.« (Ich bin beruhigt, dass Frau Z. Affekte differenzieren kann.)

T.: »Das ist ja verständlich. Aber vielleicht können Sie mir mitteilen, weshalb Sie zu mir gekommen sind.

P.: »Einige ziehen sich von mir zurück, das heißt Sohn und Tochter.«

T.: »Haben Sie eine Idee, warum?« (Versuch die Mentalisierung anzustoßen – jedoch etwas ungeschickt, da Kausalfragen oft dazu führen, dass die Patienten die Lösung an den Therapeuten delegieren wollen)

P.: »Vermutlich, weil ich so schlechte Stimmung habe und so klagsam bin. Mir geht alles auf die Nerven. Ich sehe das ja selbst, das hat nach dem Tod meines Mannes zugenommen.«

T.: »Hm.«

P.: »Ja, mit dem konnte ich alles, was so vorfiel, besprechen. Im Grunde hat er mich beruhigt. Manchmal reagiere ich über und schütte das Kind mit dem Bad aus, dann tut es mir leid, aber ich ärgere mich auch schnell.«

T.: »Über was denn hauptsächlich?«

P.: »Ja, manchmal über Nebensächliches. Ich habe mich zum Beispiel an einer öffentlichen Behindertentoilette über ein Schild, auf dem »defekt« stand, geärgert. So eine Geschmacklosigkeit, da hat sich keiner Gedanken gemacht.«

T.: »Gedanken worüber?« (Versuch, ihre Ansprüche zu erfahren)

P.: »Die Gedankenlosigkeit von Beamten und Technikern zum Beispiel. Das kann man doch nicht mit Behinderten machen, einfach »defekt« draufkleben. Die könnten ja denken, sie selbst seien gemeint. Das ist diskriminierend.«

T.: »Ja, so kann das wirken. Könnte es auch anders sein?« (Anregung, sich in andere hineinzuversetzen)

P.: »Hm …« (längere Schweigepause) »Da fällt mir jetzt nichts zu ein, aber vielleicht … Vielleicht war der Arbeiter, der die Toilette abgesperrt hat, ein Ausländer, der kein Deutsch kann oder dem diese feinen Nuancen gar nicht aufgefallen sind. Der weiß vielleicht gar nicht, was er gemacht hat.«

T.: »Ja, es kann immer mehrere Erklärungen geben.« (Ich versuche, obwohl ich sie noch nicht kenne, einen zweiten Anlauf wegen des Fahrkartenautomaten.) »Kann das auch bei dem Automaten so sein?«

P.: »Ach, das haben Sie mitgekriegt. Sie hören aber genau zu. Sie meinen, ich hätte das überspitzt gesehen?«

T.: »Die Klage gegen die Bahn …« (Ich will mich nicht in eine Aussage drängen lassen – eine Tendenz meinerseits zur Konfliktvermeidung, da ich den Abbruch des Dialoges vermeiden möchte. Ich stecke schon in der Sohnesübertragung.)

P.: »Ja, die Bahn ist unpünktlich, die Bahnhöfe oft verwahrlost, aber in diesem speziellen Fall haben sie sich ja gekümmert, sonst wäre kein Techniker da gewesen.«

T.: »Kümmern, Fürsorge …«

P.: »Ja, das ist tatsächlich ein Problem. Mein Mann und mein Sohn haben mich oft sehr geduldig darauf aufmerksam gemacht, dass ich schnell irgendwelche Missstände sehe und die dann auf mich beziehe.«

T.: (Übertragungsangebot: Ehemann, Sohn. Vermutlich geht es mit weiblichen Personen schlechter. Ich überlege eine Intervention zur Biografie.) »Geht es Ihnen denn oft so?«

P.: »Sie meinen in Bezug auf Missstände und Vernachlässigung?«

T.: »Ja, zum Beispiel …«

P.: »Zum Beispiel meine Mutter. Die war schwer nierenkrank, die konnte oder wollte sich um nichts kümmern. Das blieb dann an mit hängen. Manchmal hab ich gedacht, der ging alles am Arsch vorbei, ist das wirklich immer nur die Krankheit? Mein Mann, der war immer aufmerksam.«

T.: »Der fehlt jetzt …«

P.: »Ja, das ist ganz klar. Meine Kinder und Enkel haben natürlich eigene Probleme, das weiß ich. Wenn mein Sohn und besonders meine Tochter und die Schwiegertochter mich entnervt anschauen, dann ziehe ich mich lieber zurück. Die drehen sich ja sowieso um den eigenen Hintern. Aber dann kann das ja auch daran liegen, dass die viele Dinge noch nicht in trockenen Tüchern haben. Ich habe Angst, denen auf die Nerven zu fallen, zumal ich mir da bei der Schwiegertochter sehr unsicher bin. Mit der habe ich zwar keinen Streit, aber ich spüre so eine latente Ablehnung. Vielleicht sollte ich das mal ansprechen. Die eine hatte eine Mutter – die ist schon lange tot –, die hat gesoffen ... Vielleicht denkt die ähnlich von mir. Manchmal fehlt mir mein Mann, der auch mäßigend auf mich einwirken konnte. Seit er tot ist, habe ich natürlich diese Stimmungsschwankungen oder Übelkeit.« (Hier fängt die Patientin an zu mentalisieren, indem sie einen Zusammenhang zwischen ihrer Enttäuschung über den Verlust des Mannes als Bezugsperson und ihren Beschwerden herstellt. Ferner stellt sie Überlegungen an, wie sie auf die Schwiegertochter wirkt und weshalb diese distanziert reagieren könnte.) »Was meinen Sie?«

T.: »Ja, das kann sein. Ich weiß das natürlich auch nicht genau.« (Es könnte die Gefahr bestehen eine zu frühe Deutung zu geben oder voreilig psychodynamische Plausibilitäten zu formulieren – etwa, dass sich die Enttäuschung an der Mutter im Sinne des Wiederholungszwanges jetzt bei der Schwiegertochter wiederholt. Das würde dann die eigne Reflexion der Patientin hemmen. Die tatsächliche eigene Unsicherheit als Therapeut zu zeigen ist insofern aber authentischer, als ich damit weiteres Mentalisieren fördern könnte. Es ist vielleicht hilfreich zu fragen nach der Modalität, also Fragen nach dem Wie oder Was zu stellen.)

P.: »Sollten Sie aber als Experte wissen!« (etwas aggressiverer Ton)

T.: »Mal eine kurze Zwischenfrage: Was fühlen Sie jetzt?« (Die Gefahr wäre jetzt trotzig oder pikiert zu reagieren, mich macht die Patientin auch ärgerlich. Wichtiger ist mir aber ihre Affektlage zu klären und aggressives Gegenübertragungsagieren zu unterlassen.)

P.: »Ich bin enttäuscht ... Ach so ... Sie könnten meinen ... hier wiederholt sich was?«

T.: »Das ist möglich. Ich fände es sehr wichtig, die Vielzahl von Fragen gemeinsam zu klären.«

P.: »Das dauert wahrscheinlich. Ich brauche mal wieder Geduld.«

T.: »Ja, das dauert, aber es lohnt sich, den Weg zu gehen!«

Im weiteren Verlauf entwickelte sich eine gute therapeutische Beziehung. Der erste Eindruck einer mentalisierungsunfähigen, nur klagenden Patientin konnte überwunden werden. Seitdem es ihr zunehmend möglich war, sich parallel zur eigenen Befindlichkeit in die Lage anderer zu versetzen, besserten sich auch ihre Beschwerden.

Strukturbezogene Psychotherapie im Alter

Peters (2014; 2017) bezieht die strukturbezogene Psychotherapie von Rudolf (2006) auf Ältere und geht damit von der These der sekundären Strukturdefizite aus. Er bezieht sich hauptsächlich auf Reduzierungen des psychischen Binnenraums, die zu Mentalisierungsdefiziten im Kontakt mit innerer und äußerer Welt führen. Das klinische Bild ähnelt Persönlichkeitsstörungen vor allem in den Folgen der sozialen Desintegration (Heuft, 2001). Er legt einen Schwerpunkt darauf, dass altersbedingte oder im Alter aufgetretene Traumata einen bedeutsamen desintegrierenden Einfluss auf die psychische Integrität hätten. In Anlehnung an Rudolf (2006) geht er davon aus, dass es so zu Funktionseinbußen in der Affektivität komme mit dem Risiko der Verzweiflung, Verwirrtheit, Enttäuschung und Kränkbarkeit. Damit gehen eine Labilisierung des Selbstwertgefühls, Einschränkungen im realistischem Objekterleben mit Kontaktverlusten und Steigerung negativer Beziehungserwartung einher sowie die Zunahme unausgesprochener passiver Erwartungen. Wenn diese nicht erfüllt werden, komme es zu entsprechenden Enttäuschungsreaktionen, zu Kontaktvermeidung und Rückzug. Das Fallbeispiel im vorigen Kapitel mag dafür typisch sein. Sicherlich ist es sinnvoll, bei Strukturdefiziten nicht einseitig in der Kindheit anzusetzen. Das Prinzip des Aktualkonfliktes oder des Aktualtraumas von Heuft (1994) geht in die gleiche Richtung, nicht bei allem den repetitiven Charakter zwanghaft sehen zu wollen. Kommen hirnorganische Erkrankungen und andere erst später durchschlagende Krankheitsformen hinzu, greift der Wiederholungszwang als Deutungsmuster für jegliche Auffälligkeiten ohnehin zu kurz. Gleichwohl, wenn auch für eine seriöse Therapie nötig, lässt sich, je älter die Menschen werden, nicht alles trennscharf erkennen. Das sollte jedoch nicht zu diagnostischem und therapeutischem Nihilismus führen, der verhindert, dass man sich mit dem alternden Individuum eingehend beschäftigt. Je deutlicher ein Ineinandergreifen verschiedener Einflussfaktoren wird – selbst je unentwirrbarer sie in einem

Symptomkonglomerat zu sein scheinen –, desto differenzierter kann man zu pragmatischen Therapieansätzen kommen. Als Interventionsstrategien in der strukturbezogenen Psychotherapie werden (Peters & Lindner, 2019, S. 203f.) in Anlehnung an Rudolf (2006) drei Positionen hervorgehoben:

- sich hinter den Patienten stellen, das heißt identifikatorisch seine Sicht teilen, Containing- und Hilfsich-Funktionen anbieten, Sorge und Unterstützung signalisieren. Die Nähe zu älteren psychoanalytischen Konzepten mit supportiven Elementen (Heigl-Evers & Heigl, 1988; Heigl-Evers & Nitzschke, 1995; Heigl-Evers et al., 1995) auch mit Betonung des Prinzips Antwort und aktiverem hilfreichen Eingreifen ist unübersehbar.
- sich neben den Patienten stellen mit geteilter Aufmerksamkeit für dessen Situation und sich im Sinne der hilfreichen Spiegelung dem Patienten gegenüberstellen. Das hilft im Dienste der Unterscheidung und der Konfrontation mit der Realität den Patienten anzuregen andere Standpunkte zu reflektieren.
- schließlich dem Patienten motivierend vorangehen bei Regressionstendenzen.

Es ist sicherlich hilfreich, diese verschiedenen Therapieelemente zu unterscheiden und besonders hervorzuheben. Das hilft Therapeuten, bewusst gegen Resignation und bekannte Ablehnung von Psychotherapie im Alter hinwegzukommen. Unter diesem Aspekt ist es sinnvoll, eins mit dem anderen zu verbinden: Eine strukturbezogene Psychotherapie, ob sie sich nun auf aktuelle oder frühere Strukturdefizite bezieht, sollte immer eine mentalisierende Haltung des Therapeuten in der Arbeit an den Konflikten der Patienten sein und dabei die supportiven Elemente, die Verortung in der Alltagsrealität und die Vernetzung mit anderen Berufsgruppen nicht vernachlässigen.

Schlussbemerkung und Ausblick

Es ist schwierig, ein objektives Bild der Behandlungsrealität Älterer heute zu entwerfen, zu unterschiedlich sind auch regionale Versorgungsstrukturen. Ein Dauerthema ist nach wie vor, dass bei Behandlungsbedarf und Versorgungsrealität Ideal und Realität, selbst in Großstädten, auseinanderklaffen. Es besteht auch heute noch ein hoher psychotherapeutischer Behandlungsbedarf bei älteren Patienten. Schon vor über 20 Jahren ging Hirsch (1999) davon aus, dass zehn Prozent der Älteren behandlungsbedürftig seien. Untersuchungen seit 1989 (Heuft et al., 2000, S. 220f.) belegen, dass in den Praxen wie stationär in psychosomatischen Kliniken über 60-Jährige nur noch in geringem Umfang und über 70-Jährige fast nicht mehr behandelt werden. Noch immer beklagen sich an Psychotherapie interessierte Ältere, dass auch in gut versorgten Gebieten Behandlungsplätze bei Psychotherapeuten fehlen. Imai et al. (2008) stellten fest, dass nur 5,6 Prozent aller ambulanten Richtlinienpsychotherapien mit über 60-Jährigen durchgeführt wurden. Überweisenden Ärzten, meist Allgemeinmedizinern und Internisten, fehlen oft Kenntnisse über psychotherapeutische Behandlungsmöglichkeiten. Dieses Defizit resultiert auch aus fehlenden Angeboten im Studium. Bei Wünschen Älterer nach Psychotherapie reagieren Hausärzte oft nicht und noch immer werden Alterskonflikte bagatellisiert, so etwa Ehekonflikte über 80-Jähriger. Dabei fällt auf, dass viele Hausärzte depressive Syndrome nicht erkennen. Selbst wenn, wie in der Kasseler Hausarztstudie festgestellt, in 71 Prozent der Fälle bei einer vorgelegten Kasuistik zutreffend eine Depression diagnostiziert wurde (Aksari et al., 1997), fehlen oft systematische, pharmakologische und psychotherapeutische Behandlungsvorstellungen. Neuffer und Rauscher (2017) betonen die wichtige Rolle des Hausarztes bei depressiven älteren Patienten und weisen zugleich auf erhebliche Defizite hin. Auch nach Alltagserfahrungen aus vielen psychotherapeutischen Praxen und Kliniken kann bei psychosomatischen Störungen von einem hohen Anteil rein somatisch durchgeführter Behandlung und Mitbehandlung durch unterschiedliche Fachärzte ausgegangen werden. Leider ist es nicht so selten, dass ein Patient eher in ein Schlaflabor oder zu einem Schmerztherapeuten überwiesen wird. An das orientierende psychosomatische Gespräch durch den Hausarzt oder an die Überweisung zum Psychotherapeuten wird oft nicht gedacht. Polypragmasie und unreflektierte Medikation mit Antidepressiva und Benzodiazepinen sowie Depotmedikation zum Beispiel mit Imap künden von defizitärer Versorgung.

Anderseits klagen in Qualitätszirkeln Hausärzte auch zu Recht über Schwierigkeiten, älteren Patienten einen Therapieplatz zu vermitteln. Äußere Schwierigkeiten liegen auch aufseiten der Psychotherapeuten vor. Oft liegt es daran, dass Ältere in der Kontaktanbahnungsphase als fremdmotivierte Patienten auftreten und daher bei Psychoanalytikern oft zu Unrecht als wenig therapiemotiviert oder eher als Fall für die Gerontopsychiatrie gesehen werden. Ich selbst kenne nicht wenige Patienten, die in gerontopsychiatrischen Tagesklinken fehlplatziert waren. Den Satz »Herr Doktor, ich habe einige Probleme, aber ich bin nicht dement!« habe ich bei älteren Patienten als Gesprächseröffnung öfter gehört.

Schuldzuweisungen und Polarisierungen sind nicht zielführend für eine Verbesserung. Geeigneter als Schuldzuweisungen ist immer noch eine nachhaltige, wiederholte Information über Möglichkeiten psychotherapeutischer Behandlungen Älterer von medizinisch, psychiatrisch, psychosomatisch, psychotherapeutisch, geriatrisch, psychosozial und pflegerisch tätigen Berufsgruppen. Zugangswege zu verschiedenen Behandlungsmöglichkeiten müssen regional transparenter und übersichtlicher gestaltet werden. Für niedergelassene Psychotherapeuten haben Qualitätszirkel mit Vertretern verschiedener Fachgruppen einen nicht zu unterschätzenden Multiplikatoreneffekt. Welche Gründe sind noch für diese anhaltend ungenügende Situation verantwortlich? Es gibt inzwischen eine größere Anzahl niedergelassener ärztlicher und psychologischer Psychotherapeuten sowie Ärzte für Psychiatrie und Psychotherapie und Psychosomatische Medizin. Es ist vor allem anzumerken, dass bei den Krankenkassen noch nicht einmal bei der Beantragung einer analytischen Psychotherapie Altersbegrenzungen bestehen. Trotz einzelner gutachterlicher Negativäußerungen über mangelnde Umstellungsfähigkeit, chronische Behandlungswiderstände und angeblich fehlende Reflexions- und Mentalisierungsfähigkeit bei Älteren gibt es keine administrativ verankerten Widerstände.

Der gegenwärtige Zustand ist keineswegs ideal, aber es darf vor allem im Blick auf den Mikrokosmos meiner Praxis auch nicht übersehen werden, dass der derzeitige Versorgungszustand durchaus bedroht ist. Die Berentung der Babyboomer ist bereits im Gange. In den kommenden 15 Jahren gehen fast zwölf Millionen Menschen in Rente. Die jüngeren Generationen reichen zahlenmäßig nicht an die geburtenstarken Jahrgänge heran. Die mir bekannten Kliniken haben alle Personalprobleme, auch die fachärztliche oder fachpsychotherapeutische Behandlung wird sich auf eine Verknappung der Ressourcen einstellen müssen. Analytisches Denken hat sich im klinischen Alltag als hilfreich erwiesen. Dennoch fehlt es in vielen Bereichen an erfahrungsnahen, alltäglich handhabbaren Konzepten auch da, wo nicht unbedingt eine klassische Psychoanalyse angesagt ist. Sind hier die Psychoanalytiker umstellungsfähig genug, und können sie die Angst vor dem eigenen Alter überwinden? Ein Weiter-so wie bisher und ein Verschließen vor der Aufgabe einer künftigen Versorgungsgestaltung darf es nicht geben. Somit wird bei aller Zufriedenheit für das bisher Erreichte die normative Kraft des Faktischen für die psychodynamische Psychotherapie Älterer in vielen Bereichen ein Umdenken erzwingen.

Der demografische Wandel war schon vor 30 Jahren absehbar. Viele Menschen werden immer älter und bleiben auch länger gesund. Demzufolge hat die traditionelle Gleichsetzung von Alter und Krankheit abgenommen, und trotz hartnäckiger Klischees gibt es mittlerweile modernere Altersbilder, die Alter nicht mit Regression, Passivität, Langeweile, Krankheit und geistigem Abbau gleichsetzen. So gibt es für die Lebensphase des Alters durchaus Möglichkeiten der Aufwertung und Mobilisierung. Meist trifft dies jedoch auf das dritte Lebensalter, das frühe Alter, zu. Hierbei werden entsprechende Autonomieideale zelebriert, die vor allem in der bürgerlichen Mittelschicht anzutreffen sind: Flexibilität (Sennett), Wandlungsfähigkeit, Mobilität und Kreativität. Das Klischee vom aktiven Alten hat vordergründig das des alten Weisen und defizitorientierte Altersbilder abgelöst. Je mehr diese in Wirtschaft und Politik gefragten Fähigkeiten in neuere nützlichkeits- und produktivitätsfördernde Altersbilder münden, desto mehr konzentrieren sich auf das vierte Lebensalter sämtliche negative Altersklischees, die somit etwa 20 Jahre in die Zukunft verschoben werden. Es ist zu erwarten, dass zukünftig, trotz kurzfristiger Rückschläge durch die Corona-Pandemie, die Lebenserwartung steigt, sodass Hundertjährige und Ältere keine Seltenheit mehr sein werden. Es bleibt damit das Gespenst der Gebrechlichkeit. Dies ist für viele Ältere, die noch aktiv sind, vielleicht sogar ein verstärktes Horrorszenario für die unmittelbare Zukunft. Hier könnte für Ältere die Selbstbestimmungs- und Autonomiefalle zuschlagen. Dementsprechend ist es eminent wichtig, sich in Zukunft gerade dieser letzten Lebensphase zuzuwenden und sehr kritisch eine Auseinandersetzung mit Vorstellungen von sozialer Nützlichkeit und Effizienz zu führen. Auch wenn es in einen Tabubereich zu fallen scheint, ist eine ethisch-moralische Diskussion um Lebenswert, Sterbehilfe und Euthanasie bereits im Gange. Gerade deshalb sollte vor dem Hintergrund zunehmender sozialer Ungleichheit sehr konkret überlegt werden, wie man angesichts der zunehmenden Anzahl von pflegebedürftigen Älteren diesen noch eine halbwegs selbstbestimmte Lebensführung ermöglichen kann.

Für die Psychotherapie im Alter werden deshalb die aufsuchende Therapie und die bereits in der Coronapandemie vermehrt angewendete IT-gestützte Therapie wichtiger. Die Auswirkungen künstlicher Intelligenz auf Interaktionen mit Älteren sind bisher nur in Umrissen wahrnehmbar, werden aber vermutlich in der Pflege sehr bald konkretere Formen annehmen und auch Einfluss auf Therapiesituationen nehmen. Hier sollte sachlich und wissenschaftlich begleitet ein Umdenken beginnen, wobei konservative Therapiedogmen (Hardt, 2012) kritisch zu hinterfragen sind.

Trotz des Aufbruchs in den 1980er Jahren ist die Verbreitung entsprechender therapeutischer Angebote für Ältere noch nicht flächendeckend. Es besteht noch immer ein erheblicher Aufklärungsbedarf nicht nur bei der Bevölkerung, sondern auch bei den Psychotherapeuten und vielen anderen mit Älteren beschäftigten Berufsgruppen. Für die Psychotherapie im Alter ist die zunehmende Diversität des Alters von großer Bedeutung:

Die um 1940 geborenen, von der 68er-Bewegung beeinflussten Menschen rücken allmählich ins vierte Lebensalter auf. In ihrer Jugend stellten viele die damals herrschende gesellschaftliche Ordnung infrage. Eine Bearbeitung der Auswirkungen der Emanzipations- und Befreiungsentwicklung in den 1960er Jahren, der Bader-Meinhof-Ära, steht noch aus.

Wenngleich Holocaust-Überlebende und Kriegskinder immer weniger werden, ist ihr psychohistorisches Vermächtnis in Bezug auf transgenerationale Traumaweitergabe und Kriegsfolgen im Alter gerade angesichts neuer politischer Entwicklungen in der letzten Zeit hochaktuell.

Schon jetzt sind die um 1950 geborenen jungen Alten im Rentenalter. Sie erlebten die Frühphase des Wirtschaftswunders, aber auch noch die Auswirkungen des Zweiten Weltkrieges. Diese Generation ist einerseits geprägt durch größere wirtschaftliche Möglichkeiten, andererseits aber auch oft Adressat transgenerationeller Delegationen.

Die Welle der Babyboomer und Kriegsenkel als kommende Alte rollt auf die Gesellschaft zu. Gleichzeitig ist diese vielfältiger und multikultureller geworden. Deutschland ist, auch wenn von Ewiggestrigen bestritten, seit Ende der 1950er Jahre ein Einwanderungsland. Dementsprechend wird es in Zukunft mehr Ältere mit Migrationshintergrund geben und Menschen, die auch im Alter um ihre Identität ringen.

Man kann also bei der Betrachtung des älteren Bewölkungsteils in Deutschland davon ausgehen, dass man es alle zehn Jahre mit anderen Generationen und ihren soziokulturellen Themen zu tun hat. Gleichzeitig steigt die Lebenserwartung, sodass auch dem vierten Lebensalter mehr Aufmerksamkeit geschenkt werden sollte. Auf all diese Entwicklungen muss sich die moderne Psychoanalyse dynamisch einstellen, um auch in Zukunft Impulse bei der psychotherapeutischen Behandlung Älterer geben zu können.

Wie können Psychoanalyse und psychodynamische Therapieverfahren hinsichtlich ihrer praktischen Anwendbarkeit in Zukunft aussehen? Theoretische Diskussionen, bestimmte Altersphasen und Entwicklungen nach verschiedenen Schulen durchzudeklinieren, sind sicherlich notwendig, um den Versuch einer theoretischen und therapeutisch-praktischen Standortbestimmung einer etwa 30 Jahre alten Weiterentwicklung psychoanalytischen Denkens, das sich von Beschränkungen der Gründergeneration emanzipiert hat, zu würdigen. So gesehen sind Psychoanalyse und psychodynamische Psychotherapie des Alters auch eine Auseinandersetzung mit Haltungen der Vorfahren. Engt man Psychoanalyse und psychodynamisches Denken auf das Standartverfahren ein und erhebt die vier- oder fünfstündige Analyse zum Ideal, wobei Deutung das oberste Prinzip bleibt, erreicht man nur einen kleinen Teil älterer Menschen. Eine implizite Hierarchie der Deutung ist vielleicht vom Kopf auf die Füße zu stellen: Bei alten Menschen sind oft psychohistorische und genetische Deutungen hilfreicher als Übertragungsdeutungen. Das Konzept des Körpers als Organisator (Heuft, 1994) zwingt die Psychoanalyse psychosomatischer zu werden: Körperprozesse, Körpererfahrungen lassen Körperrepräsentanzen älterer Menschen neu überdenken. Schließlich erhöht sich nach einer Studie von Peters (2014) die therapeutische Nähe zu älteren Menschen, was eine Neudefinition von Abstinenz und Neutralität erforderlich macht. Hierbei helfen neuere psychoanalytische Konzepte wie das Mentalisierungskonzept, die strukturbezogene Therapie und die aufsuchende Therapie.

Es gilt, angesichts vieler neuer und noch unausgereifter Konzepte eine

Haltung für die Therapie Älterer zu entwickeln, »das Spektrum der verschiedenen Möglichkeiten der analytischen Erkenntnishaltung und des Intervenierens flexibel und patientenadaptiert auszuschöpfen« (Mertens, 2011, S. 826). Pragmatismus ist hier sicherlich kein wilder Methodeneklektizismus, sondern eine individuumszentrierte Haltung. Deshalb ist eine Berücksichtigung bestimmter Schwerpunkte integrierbar: Eine gute mentalisierungsbasierete Therapie integriert ganz automatisch Struktur und Konflikt, ist doch der Konfliktbewältigungsmodus gerade im Alter von der Persönlichkeitsstruktur mitbestimmt, worauf die sich Alternstherapeuten empathisch einstellen müssen. Wenn wir als Psychoanalytiker in Zukunft ernst genommen werden wollen, müssen wir in Bezug auf Ältere mutig dieses Neuland betreten und uns einer sich abzeichnenden Veränderung der Versorgungsrealität aktiv und kreativ stellen.

Literatur

Abraham, K. (1919). Zur Prognose psychoanalytischer Behandlungen in vorgeschrittenem Lebensalter. *Intern Z Psychoanal, 6*(5), 113–117.

Abraham, K. (1924). Versuch einer Entwicklungsgeschichte der Libido auf Grund der Psychoanalyse seelischer Störungen. *Neue Arbeiten zur ärztlichen Psychoanalyse, 11*(2), 1–96.

Abrams, R.C. (2000). Persönlichkeitsstörungen im Alter: Zusammenhänge zwischen Cluster-B-Störungen und Depression. In O. Kernberg, B. Dulz & U. Sachse (Hrsg.), *Handbuch der Borderline-Störungen* (S. 803–809). Stuttgart: Schattauer.

Adler, A. (1977 [1907]). Studie über Minderwertigkeit von Organen. Frankfurt a.M.: Fischer.

Adler, R. (1990). Schmerz. In T. von Uexküll (Hrsg.), *Lehrbuch der Psychosomatischen Medizin* (S. 537–548). 4. Aufl. München: Urban & Schwarzenberg.

Aigner, J.C. (2001). *Der ferne Vater. Zur Psychoanalyse von Vatererfahrung, männlicher Entwicklung und negativem Ödipuskomplex.* Gießen: Psychosozial-Verlag.

Aksari, P., Sandholzer H., Muder, C., Duwe, H. & Stoppe, G. (1997). Pharmakotherapie von Depressionen im Alter – Ergebnisse einer Umfrage in Kassel. In H. Radebold (Hrsg.), *Depressionen im Alter* (S. 153–155. Darmstadt: Steinkopff.

Andreas, S., Schulz, H., Volkert, J., Sehner, S., Suling, A., Ausin, B., Canuto, A., Crawford, M., Da Ronch, C., Grassi, C., Hershkowitz, Y., Munoz, M., Quirk, A., Rotenstein, O., Bélem Santos-Olmo, A., Shalev, A., Stehle, J., Weber, K., Wegschneider, K. Wittchen, H.-U. & Härter, M. (2016). Prevalence of mental disorders in elderly peoples: the European Mint Dis ICF 65+ study. *British Journal of Psychiatry, 210*(2), 125–131.

Argelander, H. (1970). Die szenische Funktion des Ichs und ihr Anteil an der Symptom- und Charakterbildung. *Psyche, 24*(5), 325–345.

Asen, E. & Fonagy, P. (2012). Mentalization-based family therapy. In A.W. Bateman & P. Fonagy (Hrsg.), Handbook of mentalizing in mental health practice (S. 107–128). Washington, D.C. u. London: American Psychiatric Publishing.

Badura, B., Ducki, A., Klose, J., Meyer, S. & Schröder, H. (2012). *Fehlzeiten-Report 2012. Gesundheit in der flexiblen Arbeitswelt: Chancen nutzen – Risiken minimieren.* Heidelberg: Springer.

Baethge, M. (1994). Arbeit und Identität. In U. Beck & E. Beck-Gernsheim (Hrsg.), *Riskante Freiheiten* (S. 245–265). Frankfurt a.M.: Suhrkamp.

Baltes, P.B. (2004). Das hohe Alter – mehr Bürde als Würde? *Das Wissenschaftsmagazin der Freien Universität Berlin, 1/2004*, 10–17.

Baltes, P.B. & Baltes, M.M. (1994). Gerontologie: Begriff, Herausforderung und Brennpunkte. In P.B. Baltes, J. Mittelstraß & U. Staudinger (Hrsg.), *Alter und Altern* (S. 1–34). Berlin: de Gruyter.

Baltes, P.B. & Staudinger U.M. (2000). Wisdom: A metaheuristic (pragmatic) to orchestrate mind and virtue towards excellence. *American Psychologist, 55*(1), 122–136.

Banck, C. (2006). *Auf den Spuren der Wikinger und Slawen*. Stuttgart: Theiss.

Barocka, A., Seehuber, D. & Schone, D. (2004). Die Wohnung als Müllhalde. *MMW – Fortschritte der Medizin, 146*(45), 903–906.

Bateman, U. & Fonagy, P. (2004). Mentalization-based treatment of BPS. *J Personal Disord, 18*(1), 36–51.

Bauer, J., Häfner S., Kächele, H., Wirsching, M. & Dahlbender, R. (2003). Burn-out und Wiedergewinnung seelischer Gesundheit am Arbeitsplatz. *Psychotherapie, Psychosomatische Medizin, 53*(5), 213–222.

Bäuerle, P., Radebold, H., Hirsch, R.D., Studer, K., Schmid-Furstoss, U. & Stuwe, B. (Hrsg.). (2000). *Klinische Psychotherapie mit älteren Menschen*. Bern: Hans Huber.

Bechtler, H. (2000). *Gruppentherapie mit älteren Menschen*. München u. Basel: Reinhardt.

Bellmann, L., Kistler, E. & Wahse, J. (2003). Betriebliche Sicht- und Verhaltensweisen gegenüber älteren Arbeitnehmern. *Aus Politik und Zeitgeschehen, 30*(20), 26–34.

Benedek, T. (1950). Climacterium. A developmental phase. *Psychoanalytic Quarterely, 19*(1), 55–62.

Benedetti, G. (1983). *Psychosentherapie*. Stuttgart: Hippokrates.

Berrios, G.E. & Morley, S.J. (1984). Koro-like symptom in a non-Chinese subject. *Br J Psychiatry, 145*(3), 331–334.

Bettelheim, B. (1982 [1954]). *Die symbolischen Wunden. Pubertätsriten und der Neid des Mannes*. Frankfurt a.M.: Fischer.

Beutel, M., Kayser, E., Kehde, S., Dommer, T., Bleichner, F., Schlüter, K. & Baumann, J. (2000). Berufliche Belastungen, psychosomatische Beschwerden und Lebenszufriedenheit in der zweiten Hälfte des Berufslebens. *Psychotherapeut, 45*(4), 72–81.

Bibring, G.L. (1969). Das hohe Alter: Passiva und Aktiva. *Psyche, 23*(4), 262–279.

Binswanger, L. (1945). Der Wahnsinn als Lebensgeschichte, Phänomen und als Geisteskrankheit. *Monatsschr Psychiatr Neurol, 110*(3–4), 129–144.

Bion, W. (1961). *Erfahrungen in Gruppen*. Frankfurt a.M.: Fischer.

Bion, W. (1990). *Lernen durch Erfahrung*. Frankfurt a.M.: Suhrkamp.

Blos, P. (2001). *Adoleszenz*. Stuttgart: Klett-Cotta.

BMFSFJ – Bundesministerium für Familie, Senioren, Frauen und Jugend (2010). Sechster Bericht zur Lage der älteren Generation in der Bundesrepublik Deutschland. Altersbilder in der Gesellschaft. Berlin.

Bohleber, W. (1997). Trauma, Identifizierung und historischer Kontext. Über die Notwendigkeit, die NS-Vergangenheit in den psychoanalytischen Deutungsprozess einzubeziehen. *Psyche, 51*(9/10), 958–995.

Bohleber, W. (2003). Erinnerung und Vergangenheit in der Psyche. *Psyche, 57*(9), 783–788.

Bohulskyy, Y., Erlinghagen, M. & Scheller, F. (2011). *Arbeitszufriedenheit in Deutschland sinkt langfristig. Aktuelle Forschungsergebnisse aus dem Institut Arbeit und Qualifikation*. Universität Duisburg-Essen.

Bonsang, E. & Klein, T.J. (2011). *Retirement and Subjective Well-Being*. Bonn: Forschungsinstitut zur Zukunft der Arbeit.

Bouman, W.P. & Arcelus, J. (2001). Are psychiatrists guilty af »ageism« when it comes to taking a sexual history? *Int J Geriatric Psychiatry, 16*(1), 27–31.

Bowlby, J. (1976). *Trennung, psychische Schäden als Folge der Trennung von Mutter und Kind.* München: Kindler.

Bowlby, J. (1983). *Verlust, Trauer und Depression.* Frankfurt a.M.: Fischer.

Bräutigam, W. (1978). *Reaktionen – Neurosen – Abnorme Persönlichkeiten.* Stuttgart: Thieme.

Brewer, E. & Shapard, L. (2004). Employee Burnout: A Meta-Analysis of the Relationship between Age or Years of Experience. *Human Resource Development Review, 3*(2), 102–123.

Britton, R., Feldman, M. & Steiner, J. (1997). Groll und Rache in der ödipalen Situation. In C. Frank & H. Weiß (Hrsg.), *Perspektiven kleinianischer Psychoanalyse, Bd. 1* (S. 1–155). Tübingen: Edition Diskord.

Bronfen, E. (1998). Sigmund Freuds Hysterie, Karl Jaspers' Nostalgie. Ausdrucksformen des Versehrtseins. In C. Rohde-Dachser (Hrsg.), *Verknüpfungen. Psychoanalyse im interdisziplinären Gespräch* (S. 69–98). Göttingen: Vandenhoeck & Ruprecht.

Brooks Brenneis, C. (1998). Gedächtnissysteme und der psychoanalytische Abruf von Trauma-Erinnerungen. *Psyche, 52*(9/10), 801–823.

Bruns, G.J. (2014). Realitätsprüfung, Realitätsprinzip. In W. Mertens (Hrsg.), *Handbuch Psychoanalytischer Grundbegriffe* (S. 798–803). Stuttgart: Kohlhammer.

Bückers, R. & Kriebel, R. (2001). Der geschickte Patient in der psychosomatischen Rehabilitation. *Rehabilitation, 40*(2), 65–71.

Calamari, J., Faber, S., Hiltsman, B. & Poppe, C. (1994). Treatment of obsessive compulsive disorder in the elderly: A review and case example. *J Behav Ther Exp Psychiatry, 25*(2), 95–104.

Casement, P. (1989). *Vom Patienten lernen.* Stuttgart: Klett-Cotta.

Conrad, K. (1947). Strukturanalysen hirnpathologischer Fälle. Über Struktur und Gestaltenwandel. *Dtsch. Z. Nervenheilk., 158*(3–4), 344–371.

Conrad, K. (1993 [1958]). *Die beginnende Schizophrenie.* 6. Aufl. Stuttgart u. New York: Thieme.

Cremerius, J. (1984). Die psychoanalytische Abstinenzregel. Vom regelhaften zum operationalen Gebrauch. *Psyche, 38*(9), 769–800.

Curtis, J., Geller, C. & Stockes, E. (1989). Characteristics, diagnosis and treatment of alcoholism in elderly patients. *Alcohol Clin Exp Res, 13*(2), 196–201.

Denniger, T., van Dyk, S. & Richter, A. (2014). *Leben im Ruhestand. Zur Neuverhandlung des Alters in der Aktivgesellschaft.* Bielefeld: transcript Verlag.

Dettmering, P. & Pastenaci, R. (2001). *Das Vermüllungssyndrom. Theorie und Praxis.* Eschborn bei Frankfurt a.M.: Klotz.

Deutsch, F. (1922). Psychoanalyse und Organkrankheiten. *Intern. Zschr. f. Psychoanal., 8*(3), 291–306.

Deutsch, F. (1945). *Die Psychologie der Frau. Bd. II.* Bern: Hans Huber.

Dornes, M. (2004). Mentalisierung, psychische Realität und die Genese des Affektverständnisses in der frühen Kindheit. In C. Rohde-Dachser & F. Wellendorf (Hrsg.), *Inszenierungen des Unmöglichen* (S. 297–338). Stuttgart: Klett-Cotta.

Dyk, S. & Lessenich, S. (Hrsg.). (2009). *Die Jungen Alten. Analyse einer neuen Sozialfigur.* Frankfurt a.M. u. New York: Campus.

Eckstaedt, A. (1999). Ein Vertriebenenschicksal in der dritten Generation. In A.M. Schlösser & K. Höhfeld, *Trennungen* (S. 137–153). Gießen: Psychosozial-Verlag.

Egle, T.U., Kissinger, D. & Schwab, R. (1991). Eltern-Kind-Beziehung als Prädisposition für ein psychogenes Schmerzsyndrom im Erwachsenenalter. *Psychosom. Ed. Psychol., 41*(7), 247–256.

Euler, S. & Schultz-Venrath, U. (2014). Theorie und Praxis der mentalisierungsbasierten Therapie (MBT) bei der Borderline-Persönlichkeitsstörung. *PSYCH up2date, 8*(6), 393–407.

Ehrenberg, A. (2004). *Das erschöpfte Selbst. Depression und Gesellschaft in der Gegenwart.* Frankfurt a.M.: Campus.

Eickmann, M. (2004). Das Gegenübertragungssymptom. In A. Schlösser & A. Gerlach (Hrsg.), *Kreativität und Scheitern* (S. 429–449). Gießen: Psychosozial-Verlag.

EKD – Evangelische Kirche in Deutschland (2009). *Die Evangelische Kirche und die älteren Menschen. Ergebnisse einer Studie über Altersbilder von Pastorinnen und Pastoren in Deutschland.* Hannover: Sozialwissenschaftliches Institut der Evangelischen Kirche.

Elias, N. (1982). *Über die Einsamkeit der Sterbenden in unseren Tagen.* Berlin: Suhrkamp.

Engelhardt, U.B. (2022). Mobbingerleben. *Ärztliche Psychotherapie, 17*(2), 103–108.

Engels, G.I., Duisens, I.J., Haringsma, R. & van Putten, C.M. (2003). Personality disorders in the elderly compared to four younger age groups: a cross-sectional study of community residents and mental health patients. *J Personal Disorders, 17*(5), 447–459.

Engstler, H. (2006). Erwerbsbeteiligung in der zweiten Lebenshälfte und der Übergang in den Ruhestand. In C. Tesch-Römer, H. Engstler & S. Wurm (Hrsg.), *Altwerden in Deutschland* (S. 85–155). Wiesbaden. VS Verlag für Sozialwissenschaften.

Epstein, E.E., Fischer-Elber, K. & Al-Otaiba, Z. (2007). Women, aging and alcohol use disorders. *J. Women Aging, 19*(1–2), 31–48.

Erikson, E.H. (1950). *Kindheit und Gesellschaft.* Stuttgart: Klett.

Erikson, E.H. (1973). *Identität und Lebenszyklus.* Frankfurt a.M.: Suhrkamp.

Erikson, E.H. (1982). *The life circle completed.* New York u. London: Norton.

Erim-Frodermann, Y. (1999). Psychotherapie mit Migranten. In W. Senf & W. Broda (Hrsg.), *Praxis der Psychotherapie, ein integratives Lehrbuch der Psychotherapie* (S. 634–639). Thieme: Stuttgart.

Ermann, M. (2004). Wir Kriegskinder. *Forum der Psychoanalyse, 20*(2), 226–239.

Fabregat, M. (2004). Metaphors in psychotherapy from affect to mental presentations. Dissertation an der Universität des Saarlandes. http//scidoc.sulb.uni-saarland.de/Volltexte/2004/417/

Fabregat, M. & Krause, R. (2008). Metaphern und Affekt: Zusammenwirken im therapeutischen Prozess. *Z. Psychosom Med Psychother, 54*(1), 77–88.

Fairbairn, W.R.D. (1952 [1940]). Schizoid factors in the personality. In ders., *Psychoanalytic studies in the personality* (S. 3–27). London: Routledge & Kegan Paul.

Fenichel, O. (1997). *Psychoanalytische Neurosenlehre. Bd. 1.* Gießen: Psychosozial-Verlag.

Ferenczi, S. (1912). Über passagere Symptombildung während der Analyse. In ders. (1984), *Bausteine der Psychoanalyse, Bd. II* (S. 9–25). Bern, Stuttgart u. Toronto: Huber.

Ferenczi, S. (1939 [1921/1922]). Beiträge zum Verständnis der Psychoneurosen des

Rückbildungsalters. In ders., *Bausteine zur Psychoanalyse Bd. 3* (S. 180–188). Bern, Stuttgart u. Toronto: Hans Huber.

Fiedler, P. (1995). *Persönlichkeitsstörungen.* Weinheim: Psychologie-Verlags-Union.

Fillipp, S.H. & Mayer, A. (1999). *Bilder des Alters. Altersstereotype und die Beziehungen zwischen den Generationen.* Stuttgart: Kohlhammer.

Fischer, G. & Riedesser, P. (1999). *Lehrbuch der Psychotraumatologie.* München u. Basel: Reinhardt.

Flick, S. (2017). Das würde mich schon auch als Therapeutin langweilen: Deutungen und Umdeutungen von Erwerbsarbeit in der Psychotherapie. In N. Alsdorf, U. Engelbach, S. Flick, R. Haubl & S. Voswinkel (Hrsg.), *Psychische Erkrankungen in der Arbeitswelt: Analysen und Ansätze zur therapeutischen und betrieblichen Bewältigung* (S. 215–237). Bielefeld: transcript.

Flick, S. (2022). Strukturelle Kompetenz als neue Handlungsdimension ärztlicher Psychotherapie? *Ärztliche Psychotherapie, 17*(2), 121–124.

Fonagy, P. (2003). *Bindungstheorie und Psychoanalyse.* Stuttgart: Klett-Cotta.

Fonagy, P. (2004). Das Versagen der Mentalisierung und die Arbeit des Negativen. In C. Rohde-Dachser & F. Wellendorf (Hrsg.), *Inszenierungen des Unmöglichen* (S. 163–186). Stuttgart: Klett-Cotta.

Fonagy, P. (2015). The effectiveness of psychodnamic psychotherapies. *World Psychiatry, 14*(2), 137–150.

Fonagy, P., Gergely, G., Jurist, E.L. & Target, M. (2004). *Affektregulierung, Mentalisierung und Entwicklung des Selbst.* Stuttgart: Klett-Cotta.

Fonagy, P. & Target, M. (2003). Gedächtnis und therapeutische Wirkung. *Psyche, 57*(9–10), 841–856.

Fooken, I. (1999). Geschlechterverhältnisse im Lebenslauf. In B. Jansen, F. Karl & H. Radebold (Hrsg.), *Soziale Gerontologie* (S. 441–452). Weinheim u. Basel: Beltz.

Franz, M. (2013). Elterliche Trennung und Scheidung – Folgen und Risiken für die Kinder. In M. Franz & A. Karger (Hrsg.), *Scheiden tut weh* (S. 80–121). Göttingen: Vandenhoeck & Ruprecht.

Franz, M., Lieberz, K., Schmitz, M. & Schepank, H. (1999). Wenn der Vater fehlt. Epidemiologische Befunde zur Bedeutung der frühen Abwesenheit des Vaters für die psychische Gesundheit im späteren Leben. *Z Psychsom Med, 45*(3), 260–278.

Franz, M., Schellberg, D. & Schepank, H. (1995). Indikationen und Einflussfaktoren des Langzeitspontanverlaufs psychogener Erkrankungen – Ein Extremgruppenvergleich. *Psychoter. Psychol, 45*(1), 41–51.

Freiberger, E. (2014). Instabilität. In J. Pantel, J. Schröder, C. Bollheimer, C. Sieber & A. Kruse (Hrsg.), *Praxishandbuch Altersmedizin. Geriatrie – Gerontopsychiatrie – Gerontologie* (S. 186–198). Stuttgart: Kohlhammer.

Freud, S. (1893a). Über den psychischen Mechanismus hysterischer Phänomene. Zusammen mit der Krankengeschichte Breuers »Frl. Anna O …«. In A. Richards & I. Grubrich-Simitis (Hrsg.). (1987), *Gesammelte Werke, Nachtragsband* (S. 183–195). Frankfurt a.M.: Fischer.

Freud, S. (1895d). *Studien über Hysterie.* In *GW I*, S. 75–312.

Freud, S. (1904a). Die Freudsche psychoanalytische Methode. *GW V*, S. 3–10.

Freud, S. (1905e). Bruchstücke einer Hysterieanalyse. In *GW V*, S. 1–119.

Freud, S. (1907b). Zwangshandlungen und Religionsausübungen. In *GW VII*, S. 129–139.

Freud, S. (1909c). Der Familienroman der Neurotiker. In *GW VII*, S. 225–231.

Freud, S. (1910k). Über »wilde« Psychoanalyse. In *GW VIII*, S. 118–125.
Freud, S. (1911c). Psychoanalytische Bemerkungen über einen autobiographisch beschriebenen Fall von Dementia paranoides. *GW VIII*, S. 239–316.
Freud, S. (1914c). Zur Einführung des Narzissmus. In *GW X*, S. 137–170.
Freud, S. (1914g). Erinnern, Widerholen und Durcharbeiten. In *GW X*, S. 126–136.
Freud, S. (1915c). Triebe und Triebschicksale. In *GW X*, S. 210–232.
Freud, S. (1915b). Zeitgemäßes über Krieg und Tod. In *GW X*, S. 172–201.
Freud, S. (1916a). Vergänglichkeit. In *GW X*, S. 358–361.
Freud, S. (1916–1917g). Trauer und Melancholie. In *GW X*, S. 428–446.
Freud, S. (1918). Das Tabu der Virginität. In *Studienausgabe Bd. V* (S. 211–223). Frankfurt a.M.: Fischer.
Freud, S. (1919a). Wege der psychoanalytischen Therapie. In *GW XII*, S. 183–194.
Freud, S. (1920g). *Jenseits des Lustprinzips.* In *GW XIII*, S. 1–89.
Freud, S. (1921c). *Massenpsychologie und Ich-Analyse.* In *GW XIII*, S. 71–161.
Freud, S. (1923b). *Das Ich und das Es.* In *GW XIII*, S. 237–289.
Freud, S. (1924b). Der Realitätsverlust bei Neurose und Psychose. In *GW XIII*, S. 361–368.
Freud, S. (1926e). *Die Frage der Laienanalyse.* In *GW XIV*. S. 207–296.
Freud, S. (1927c). *Die Zukunft einer Illusion.* In *GW XIV*, S. 325–380.
Freud, S. (1937c). Die endliche und die unendliche Analyse. In *GW XVI*, S. 59–99.
Freudenmann, R.R. & Schönfeld-Leucona, C. (2005). Koro-ähnliche Symptome bei rezidivierender depressiver Störung. Deutsche Gesellschaft für Psychiatrie, Psychotherapie, Nervenheilkunde, Kongress 2003 Berlin. *Nervenarzt, 7*(76), 883–887.
Fuchs, B. (2000). Religiosität und psychische Gesundheit im Alter. In P. Bäurle, H. Radebold, R.D. Hirsch, K. Struder, U. Schmid-Fustoss & B. Struwe (Hrsg.), *Klinische Psychotherapie mit älteren Menschen. Grundlagen und Praxis* (S. 236–243). Bern: Hans Huber.
Gabbard, G.O. (2010). *Psychodynamische Psychiatrie. Ein Lehrbuch* (S. 429–452). Gießen: Psychosozial-Verlag.
Gampel, Y. (1994). Identifizierung, Identität und generationsübergreifender Transmission. *Z.f.psychoanal. Theorie und Praxis, 9*(3), 301–319.
Garlipp, P. & Machleidt, W. (2003). Koro – Erörterung eines transkulturell psychopathologischen Phänomens. *Fortschr. Neurol. Psychiatr., 71*(2), 103–107.
Gergely, G. (2000). Ein neuer Zugang zu Margret Mahler: Normaler Autismus, Symbiose und libidinöse Objektkonstanz aus der Perspektive der kognitiven Entwicklungstheorie. *Psyche, 56*(9/10), 809–839.
Gergely, G. (2002). The development of understanding self and others In U. Goswami (Hrsg.), *Handbook of Childhood Cognitive Development* (S. 26–46). London: Blackwell.
Gerlach, A. (2002). Kastration. In W. Mertens & B. Waldvogel (Hrsg.), *Handbuch psychoanalytischer Grundbegriffe* (S. 471–475). Berlin u. Stuttgart: Kohlhammer.
Gillespie, G.W. (1963). Some Regressive Phenomena in Old Age. *Brit J Med Psychol, 36*(3), 203–209.
Gitelson, M. (1948). The Emotional Problems of Elderly People. *Geriatrics, 3*(3), 135–150.
Goldfarb, G.A. (1956). Psychotherapy of Aged Persons. *Psa Review, 43*(1), 68–81.
Goodman, W., Price, L., Rasmussen, S., Mazure, C., Fleischmann, R., Hill, C., Henninger, G. & Charney, D. (1989). Yale-Brown Obsessive- Compulsive Scale. *Arch Gen Psychiatry, 46*(11), 1006–1011.

Green, A. (1969). *The Tragic Effect*. Cambridge, UK: Cambridge University Press.

Greenberg, J.R. (1986). Theoretical models and the analyst's neutrality. *Contemporary Psychoanalysis, 22*(1), 87–106.

Greenberg, J. & Cropanzano, R. *Advances in organizational justice*. Stanford: University Press.

Greenfield, S.F., Lawson, K. & Brady, K.T (2010). Substance abuse in women. *Psychiatr. Clin. North Am., 33*(2), 339–355.

Grinberg, L. (1996). Projektive Gegenidentifikation. *Forum der Psychoanalyse, 12*(3), 259–270.

Grinberg, L. & Grinberg, R. (1990). *Psychoanalyse der Migration und des Exils*. Stuttgart: Verlag Internationale Psychoanalyse.

Grotjahn, G.A. (1955). Analytic Psychotherapy with the Elderly. *Psa Review, 42*(4), 410–227.

Grube, A. & Hertel, G. (2008). Altersbedingte Unterschiede in Arbeitsmotivation, Arbeitszufriedenheit und emotionalem Erleben während der Arbeit. *Wirtschaftspsychologie, 18*(3), 18–29.

Grunberger, B. (1976 [1971]). *Vom Narzissmus zum Objekt*. Frankfurt a.M.: Suhrkamp.

Güc, F. (1991). Ein familientherapeutisches Konzept in der Arbeit mit Immigrantenfamilien. *Familiendynamik, 16*(1), 3–23.

Gündel, H. & Agerer, P. (2022). Zusammenarbeit der Fächer Psychosomatische Medizin und Arbeitsmedizin. *Ärztliche Psychotherapie, 17*(2), 91–96.

Haarer, J. (1987 [1940]). *Die deutsche Mutter und ihr erstes Kind*. München: Lehmanns.

Hardt, J. (2012). Psychoanalyse in der virtuellen Welt. In A. Springer, B. Janta & K. Münch (Hrsg.), *Nutzt Psychoanalyse?!* (S. 111–130). Gießen: Psychosozial-Verlag.

Haubl, R. (2015). Ruhestand in der Arbeitsgesellschaft. *Psychotherapie im Alter, 12*(2), 295–307.

Havemann-Reinecke, U., Weyerer, S. & Fleischmann, H. (Hrsg.). (1998). *Alkohol und Medikamente, Missbrauch und Abhängigkeit im Alter*. Freiburg: Lambertus.

Heigl-Evers, A. & Heigl, F. (1988). Zum Prinzip »Antwort« in der psychoanalytischen Therapie. In R. Klussman, W. Mertens & F. Schwarz (Hrsg.), *Aktuelle Themen der Psychoanalyse* (S. 85–97). Berlin: Springer.

Heigl-Evers, A. & Nitzschke, B. (1995). Das analytische Prinzip »Deutung« und das interaktionelle Prinzip »Antwort«. In A. Heigl-Evers & J. Ott (Hrsg.), *Die psychoanalytisch interaktionelle Methode* (S. 55–112). Göttingen, Zürich: Vandenhoeck & Ruprecht.

Heigl-Evers, A., Rosin, U. & Heigl, F. (1995). Psychoanalytisch interaktionelle Annäherung an Patienten mit strukturellen Störungen. In A. Heigl-Evers & J. Ott (Hrsg.), *Die psychoanalytisch interaktionelle Methode* (S. 170–210). Göttingen u. Zürich: Vandenhoeck & Ruprecht.

Hellwig, A. (1997). Der ältere Psychotherapeut. In F. Wenglein (Hrsg.), *Das dritte Lebensalter. Psychodynamik und Psychotherapie bei älteren Menschen*. Göttingen: Vandenhoeck & Ruprecht.

Helmchen, H., Baltes, M., Geiselmann, B., Kanowski, S., Linden, M., Reichies, F.M., Wagner, M. & Wils, K.U. (1994). Psychische Erkrankungen im Alter. In K.U. Mayer & P.B. Baltes (Hrsg.), *Die Berliner Altersstudie* (S. 185–221). Berlin: Akademie-Verlag.

Herbig, B., Dragano, N. & Angerer, P. (2013). Health in the long-term unemployed. *Dtsch Ärztebl Int, 110*(23/24), 413–419.

Hes, J.P. & Nasi, G. (1977). Koro in a Yemenite and Georgian Jewish Immigrant. *Confin. Psychiatr., 20*(2–3), 180–184.

Heuft, G. (1990). Bedarf es eines Konzeptes der Eigenübertragung? *Forum Psychoanal., 6*(4), 299–315.

Heuft, G. (1993). Psychoanalytische Gerontopsychosomatik – Zur Genese und differentiellen Therapieindikation akuter funktioneller Somatisierungen im Alter. *Psychotherapie, Psychosomatik, Medizinische Psychologie, 43*(1), 46–54.

Heuft, G. (1994). Persönlichkeitsentwicklung im Alter – ein psychologisches Entwicklungsparadigma. *Z. Gerontol., 27*(2), 116–121.

Heuft, G. (1997). Auf dem Weg zu einem empirisch gestützten psychoanalytischen Entwicklungsmodell der zweiten Lebenshälfte des Erwachsenenalters. In H. Radebold (Hrsg.), *Altern und Psychoanalyse. Psychoanalytische Blätter, Band 6* (S. 41–45). Göttingen: Vandenhoeck & Ruprecht.

Heuft, G. (2001). Persönlichkeit und Persönlichkeitsstörungen im Alter. *PTT – Persönlichkeitsstörungen Theorie und Praxis, 5*(1), 49–55.

Heuft, G., Haag, V.G. & Bayen, U.J. (2000). Alte Menschen. Psychoanalytische Psychotherapie und Verhaltenstherapie. In W. Senf & M. Broda (Hrsg.), *Praxis der Psychotherapie* (S. 625–633). Stuttgart: Thieme.

Heuft, G., Hoffmann, S.O., Mans, E., Mentzos, S. & Schüßler, G. (1997). Das Konzept des Aktualkonfliktes und seine Bedeutung für die Therapie. *Z. für Psychosomatische Medizin und Psychotherapie, 43*(1), 1–14.

Heuft, G. & Hucklenbroich, K. (2014). Psychotherapie und Psychotraumatologie. In I. Fooken & G. Heuft (Hrsg.), *Das späte Echo von Kriegskindheiten* (S. 291–303). Göttingen: Vandenhoeck & Ruprecht.

Heuft, G., Kruse, A. & Radebold, H. (2006). *Lehrbuch der Gerontopsychosomatik und Alterspsychotherapie.* München u. Basel: Reinhardt.

Heuft, G. & Schneider, G. (1996). Alter und Sexualität. *Gynäkologe, 29*(3), 375–381.

Hinze, E. (1987). Übertragung und Gegenübertragung in der psychoanalytischen Behandlung älterer Patienten. *Psyche, 41*(3), 238–253.

Hinze, E. (Hrsg.). (1996). Männliche Identität und Altern. *Psychosozial, 19*(4), 1–73.

Hinze, E. (2021). Im Harnisch sterben. *Psychotherapie im Alter, 18*(2), 191–201.

Hirsch, M. (1987). *Realer Inzest.* Berlin, Heidelberg u. New York: Springer.

Hirsch, M. (1989a). Psychogener Schmerz. In M. Hirsch (Hrsg.), *Der eigene Körper als Objekt. Zur Psychodynamik selbstdestruktiven Körperagierens* (S. 278–306). Berlin, Heidelberg u. New York: Springer.

Hirsch, M. (1989b). *Der eigene Körper als Objekt.* In M. Hirsch (Hrsg.), *Der eigene Körper als Objekt. Zur Psychodynamik selbstdestruktiven Körperagierens* (S. 1–8). Berlin, Heidelberg u. New York: Springer.

Hirsch, M. (1989c). Der eigene Körper als Übergangsobjekt. In M. Hirsch (Hrsg.), *Der eigene Körper als Objekt. Zur Psychodynamik selbstdestruktiven Körperagierens* (S. 9–32). Berlin, Heidelberg u. New York: Springer.

Hirsch, M. (1992). Mütter und Söhne – Formen von Männlichkeit im Licht der Mutter-Sohn-Beziehung. In P.M. Plüger (Hrsg.), *Der Mann im Umbruch* (S. 145–173). Olten u. Freiburg i.Br.: Walter.

Hirsch, M. (1999). Die Wirkung schwerer Verluste auf die zweite Generation am Beispiel des Überlebensschuldgefühls und des »Ersatzkindes«. In A.M. Schlösser & K. Höhfeld. *Trennungen* (S. 125–136). Gießen: Psychosozial-Verlag.

Hirsch, R. D. (1999). *Gewalt gegen pflegebedürftige Menschen. Gegen das Schweigen von Betroffenen.* Bonn: HsM – Bonner gegen Gewalt im Alter.

Hirsch, R. D. (2008). Psychodynamische Therapie bei alten Menschen. *Psychotherapie im Dialog, 9*(1), 13–19.

Hirsch, R. D. & Hespos, M. (2000). *Autogenes Training bis ins hohe Alter. Basistherapeutikum und Gesundheitsförderung.* München u. Basel: Reinhardt.

Hoffmann, S. O. (1979). *Charakter und Neurose.* Frankfurt a. M.: Suhrkamp.

Hoffmann, S. O., Hochapfel, G., Eckard-Henn, A. & Heuft, G. (1999). *Neurosenlehre. Psychotherapeutische und psychosomatische Medizin.* 6. Aufl. Stuttgart u. New York: Schattauer.

Hohage, R. (2000). Zur Psychoanalyse des Arbeitens und der Arbeitsstörungen. In M. Hirsch (Hrsg.), *Psychoanalyse und Arbeit. Psychoanalytische Blätter, Bd. 14.* Göttingen: Vandenhoeck & Ruprecht.

Hollstein, B. & Rosa, H. (2022). Perspektive – Betriebliche Verantwortung und Unverfügbarkeit. In B. Badura, A. Ducki, M. Meyer & H. Schröder (Hrsg.), *Fehlzeiten-Report 2022. Verantwortung und Gesundheit* (S. 69–81). Berlin: Springer.

Holzbach, R. (2012). Die Problematik des Benzodiazepin-Langzeitgebrauchs bei älteren Menschen. *Psychotherapie im Alter, 9*(2), 229–242.

Hummert, M. L. (1994). Stereotypes of the elderly and patronizing speech. In M. L. Hummert, J. M. Wiemann & J. S. Nussbaum (Hrsg.), *Interpersonal communication in older adulthood: Interdisciplinary theory and Research* (S. 162–184). Newbury Park: Sage.

Hummert, M. L., Wiemann, J. M. & Nussbaum, J. S. (Hrsg.), *Interpersonal communication in older adulthood: Interdisciplinary theory and Research* Newbury Park: Sage.

Imai, T., Telger, K., Wolter, D. & Heuft, G. (2008). Versorgungssituation alter Menschen hinsichtlich ambulanter Richtlinien-Psychotherapie. *Z. Gerontol. Geriatr., 41*(6), 486–496.

Irle, H. (2011). Die psychosomatische Rehabilitation älterer Arbeitnehmer. Aufgaben und Ziele aus Sicht der Deutschen Rentenversicherung Bund. In J. Lindner & M. Peters (Hrsg.), *Psychische Gesundheit im Alter* (S. 66–79). Frankfurt a. M.: VAS.

Irle, H. & Winnefeld, M. (2004). Wandel in Demographie und Arbeitswelt – Künftige Herausforderung an die Rehabilitation. *Die Angestellten-Versicherung, 51*(4), 188–196.

Jannermann, O. (2000). *Slawische Orts-. Und Gewässernamen in Deutschland.* Norderstedt: BOD.

Janzarik, W. (1957). Zur Problematik schizophrener Psychosen im höheren Lebensalter. *Nervenarzt, 28*(12), 535–542.

Janzarik, W. (1973). Über das Kontaktparanoid des höheren Alters und den Symptomcharakter des schizophrenen Krankseins. *Nervenarzt, 44*(10), 515–526.

Janzarik, W. (1989). Die nosologische Differenzierung der idiopathische Psychosyndrome – ein psychiatrischer Sisyphos-Mythos. *Nervenarzt, 60*(10), 86–89.

Jenicke, M. (1991). Geriatric obsessive-compulsive disorder. *J Geritr Psychiatry Neurol, 4*(1), 34–39.

Jung, A., Köhn, F. M., Haidl, G. & Schill, W. B. (1995). Der Alterungsprozess des Mannes aus andrologischer Sicht. In G. Heuft, A. Kruse, H. G. Hehen & H. Radebold (Hrsg.), *Interdisziplinäre Gerontopsychosomatik* (S. 107–119). München: MMV Medizin-Verlag.

Kapfhammer, H. P. (1985). *Psychoanalytische Psychosomatik.* Berlin, Heidelberg u. New York: Springer.

Karasek, R. A. & Theorell, T. (1990). *Healthwork.* New York: Basic Books.

Karger, A. (2001). Die Borderline-Störung. Ein geeignetes Konzept für Gerontopsychiatrie und Psychotherapie? *PTT – Persönlichkeitsstörungen Theorie und Praxis, 5*(1), 56–65.

Kaufmann M.R. (1937). Psychoanalysis in Late-Life Depression. *Psychoanalytic Quarterly, 6*(3), 308–355.

Kernberg, O.F. (1975). *Borderline-Störung und pathologischer Narzißmus*. Frankfurt a.M.: Suhrkamp.

Kernberg, O.F. (1988). *Schwere Persönlichkeitsstörungen – Theorie, Diagnose, Behandlung.* Stuttgart: Klett-Cotta.

Kernberg, O.F. (1989). Eine ich-psychologische Objektbeziehungstheorie der Struktur und Behandlung des pathologischen Narzissmus – ein Überblick. In ders. (Hrsg.). (1996), *Narzißtische Persönlichkeitsstörungen* (S. 248–254). Stuttgart: Schattauer.

Kernberg, O.F. (1992). Aggression und Liebe in Zweierbeziehungen. *Psyche, 46*(9), 797–820.

Kernberg, O.F. (1993). Convergences and divergences in contemporary psychoanalytic technique. *Journal of Psycho-Analysis, 74*(4), 659–673.

Kernberg, O.F. (2000). Einige Überlegungen zum Verhältnis von Psychoanalyse und Religion. In M. Baseler (Hrsg.), *Psychoanalyse und Religion. Versuch einer Vermittlung* (S. 107–134). Stuttgart, Berlin u. Köln: Kohlhammer.

Kessemeier, F. & Rothermund, E. (2022). Arbeitsbezogene Psychotherapie im Dialog. *Ärztliche Psychotherapie, 17*(2), 77–83.

Kessler, E.M. (2012). Veränderung von Altersbildern. In C. Tesch-Römer, H.W. Wahl & J.P. Ziegelmann (Hrsg.), *Angewandte Gerontologie. Interventionen für ein gutes Altern in 100 Schlüsselbegriffen*. Stuttgart: Kohlhammer.

Kessler, E.M. (2013). Altersbilder in Therapie und Betreuung. *Psychotherapie im Alter, 10*(2), 241–254.

Kennedy, R. (2003). Die Wiedereinführung der Geschichte in die Psychoanalyse. *Psyche, 57*(9–10), 874–888.

Keupp, H. (2004). Globalisierung und soziale Arbeit. Vortrag. Tutzing: Evangelische Akademie.

Khan, M. (1963). The concept of cumulative trauma. *Psychoanal. Study Child, 18*(1), 286–306.

Khan, M. (1983). Die Wiedergutmachung am Selbst als idolisiertem inneren Objekt. In ders. (Hrsg.), *Entfremdung bei Perversionen* (S. 9–18). Frankfurt a.M.: Suhrkamp.

King, P.H. (1980). The life cycle as indicated by the transference in the psychoanalysis of the middle-aged and elderly. *Int J Psychoanal, 61*(2), 153–160.

Kirsch, H. (2014). Grundlagen des Mentalisierens. In ders. (Hrsg.), *Das Mentalisierungskonzept in der sozialen Arbeit.* Göttingen: Vandenhoeck & Ruprecht.

Kipp, J. (2004). Angst im Alter. Diagnose und Therapie. *Psychotherapie im Alter, 2*(1), 9–22.

Kipp, J. (2005a). Zur Polarität von Ordnung und Vermüllung – Psychodynamik des Sammelzwanges im Alter. *Psychotherapie im Alter, 2*(2), 73–88.

Kipp, J. (2005b). Zwangsstörungen im Alter – eine Übersicht. *Psychotherapie im Alter, 2*(2), 73–88.

Kipp, J. & Jüngling, G. (2000). *Einführung in die praktische Gerontopsychiatrie. Zum verstehenden Umgang mit alten Menschen*. München: Ernst Reinhardt.

Kipp, J. & von der Stein, B. (2009). Grundlagen der Psychosomatik im Alter. *Psychotherapie im Alter, 3*(6), 247–263.

Kleemann, F., Matuschek, I. & Voß, G. G. (2002). Subjektivierung von Arbeit – Ein Überblick zum Stand der Diskussion. In M. Moldaschl & G. G. Voß (Hrsg.), *Subjektivierung von Arbeit* (S. 57–115). München: Hampp-Verlag.

Klein, M. (1940). Die Trauer und ihre Beziehung zu manisch-depressiven Zuständen. In M. Klein (1989), *Das Seelenleben des Kleinkindes und andere Beiträge zur Psychoanalyse* (S. 95–130). Reinbek: Rowohlt.

Klein, M. (1946). Bemerkungen über einige schizoide Mechanismen. In dies. (1989), *Das Seelenleben des Kleinkindes und andere Beiträge zur Psychoanalyse* (S. 131–163). Reinbek: Rowohlt.

Klemann, M. (1995). Abstinenz oder: Von der »Not zur Tugend«. Historischer Kontext und aktuelle Bedeutung eines behandlungstechnischen Konzeptes. *Forum der Psychoanalyse, 11*(3), 221–238.

Klose, B. (2015). »Und dann arbeite ich allmählich weniger …!«. *Psychotherapie im Alter, 12*(3), 369–379.

Klosterkötter, J. (1992). Die Idee der Einheitspsychose im Zeitalter der biologischen Psychiatrie. In C. Mundt & H. Saß (Hrsg.), *Für und wider die Einheitspsychose* (S. 91–98). Stuttgart: Thieme.

Klüwer, R. (1983). Agieren und Mitagieren. *Psyche, 37*(9), 828–840.

Klüwer, R. (1995). Agieren und Mitagieren – zehn Jahre später. *Zeitschrift für psychoanalytische Theorie und Praxis, 10*(1), 45–70.

Köllner, V. (2022). Lässt sich der Begriff Burnout sinnvoll in der Psychotherapie einsetzen? *Ärztliche Psychotherapie, 17*(2), 109–113.

Koenig, H. G. & Larson, D. B. (2001). Religion and mental health: evidence for an association. *Int. Rev. Psychiatry, 13*(2), 76–78.

König, K. (1993). *Kleine psychoanalytische Charakterkunde.* Göttingen: Vandenhoeck & Ruprecht.

König, K. (1995). *Charakter und Verhalten im Alltag.* Göttingen: Vandenhoeck & Ruprecht.

König, K. (2010). *Gegenübertragung und Persönlichkeit des Psychotherapeuten.* Frankfurt a. M.: Fischer.

Körner, J. (1998). Einfühlung: Über Empathie. *Forum der Psychoanalyse, 14*(1), 1–17.

Kogan, I. (2003). On being a dead, beloved child. *Psychoanalytic Quarterly, 72*(3), 727–767.

Kogan, I. (2006). Die Durchlässigkeit der Grenzen in Holocaust-Überlebenden und ihren Nachkommen. Vortrag am 15.5.2006 beim 3. Workshop der Studiengruppe »Kinder des 2. Weltkrieges« Essen: Kulturwissenschaftlichen Institut des Wissenschaftszentrums des Landes Nordrheinwestfalen.

Kohn, R., Westlake, R. J., Rasmussen, S. A., Marsland, R. T. & Norman, W. T. (1997). Clinical features of obsessive-compulsive disorder in elderly patients. *Am J Geriatr Psychiatry, 5*(3), 211–215.

Kohut, H. (1976). *Narzißmus.* Frankfurt a. M.: Suhrkamp.

Kohut, H. (1977). *Introspektion, Empathie und Psychoanalyse. Aufsätze zur psychoanalytischen Theorie, zur Pädagogik und Forschung und zur Psychologie der Kunst.* Frankfurt a. M.: Suhrkamp.

Kossow, K. D. (2014). Arzt oder Dealer. *Allgemeinarzt, 36*(4), 84.

Kraft, H. (2001). Sich voran scheitern – Zur Dialektik von Scheitern und Größenphantasien im kreativen Prozess. In A. M. Schlösser & A. Gerlach (Hrsg.), *Kreativität und Scheitern* (S. 149–159). Gießen: Psychosozial-Verlag.

Kraft, H. (2004). *Tabu. Magie und soziale Wirklichkeit*. Zürich: Walter.

Krause, R. (1996). Emotion als Mittler zwischen Individuum und Umwelt. In T. von Uexküll (Hrsg.), *Lehrbuch der Psychosomatischen Medizin* (S. 252–261). 5. Aufl. München: Urban & Schwarzenberg.

Kriebel, R. (2015). Wunsch nach längerer Lebensarbeitszeit oder nach vorzeitigem Ruhestand. Optionen im Alter. *Psychotherapie im Alter, 12*(2), 341–356.

Kruse, A. (1997). Psychosoziale Einflussfaktoren depressiver Symptome im Alter. In H. Radebold, R. Hirsch, J. Kipp, R. Stoppe, G. Struwe, B. Wächter (Hrsg.), *Depressionen im Alter* (S. 18–32). Darmstadt: Steinkopf.

Kruse, A. (2005). Biographische Aspekte des Alter(n)s. Lebensgeschichte und Diachronizität. In U. Staudinger & S. H. Phlipp (Hrsg.), *Enzyklopädie der Psychologie* (S. 1–38). Göttingen: Hogrefe.

Kruse, A. (2011). Strategien zur Erhaltung der Arbeitsfähigkeit aus der Sicht der Altersforschung. In Deutsche Rentenversicherung (Hrsg.), *Fit für die Arbeitswelt – die Rentenversicherung als Partner* (S. 69–89). Berlin.

Kruse, A., Hinner, J., Ding-Greiner, C. & Karklina, Z. (2010). Erhaltung der beruflichen Leistungskapazität und Motivation älterer Arbeitnehmerinnen und Arbeitnehmer. Projektbericht des Instituts für Gerontologie der Universität Heidelberg.

Kruse, A., Knappe, E., Schulz-Nieswandt, F., Schwartz, F. W. & Wilbers, J. (2003). *Kostenentwicklung im Gesundheitswesen: Verursachen ältere Menschen höhere Gesundheitskosten?* Expertise erstellt im Auftrag der AOK Baden-Württemberg.

Kruse, A. & Schmitt, E. (2005). Zur Veränderung des Altersbildes in Deutschland. *APuZ, 49–50*, 9–17.

Küchenhoff, J. (1991). Eine Krypta im Ich. Zur Identifikation mit früh verstorbenen Angehörigen. *Forum der Psychoanalyse, 7*(1), 31–46.

Küchenhoff, J. (2012). *Psychose*. Gießen: Psychosozial-Verlag.

Küng, H. (1987). *Freud und die Zukunft der Religion*. Müpchen: Piper.

Kütemeyer, M. & Schultz-U. (1990). Neurologie. In T. von Uexküll (Hrsg.), *Lehrbuch der Psychosomatischen Medizin* (S. 975–999). 4. Aufl. München: Urban & Schwarzenberg.

Kumar, H. V. (1987). Koro in an Israeli man. *Br. J. Psychiatry, 150*(2), 133.

Kuntze, S. (2012). *Altern wie ein Gentleman*. München: dtb.

Lackinger-Karger, L. (2009). Übers Altern spricht man nicht. Von der Herausforderung als Frau zu altern. *Psychotherapie im Alter, 6*(3), 303–312.

Lang, H. (2000). Zwang – Psychoanalytische Therapie. In W. Senf & M. Broda (Hrsg.), *Praxis der Psychotherapie* (S. 356–362). Stuttgart u. New York: Thieme.

La Pierre, Y. D. (1972). Koro in a French Canadian. *Can Psychiatr Assoc J, 17*(4), 333–34.

Lehr, U. (1977). *Psychologie des Alterns*. Heidelberg: UTB & Meier.

Lehr, U. (1980). Alterszustand und Alternsprozess – biographische Determinanten. *Zeitschrift für Gerontologie, 13*(5), 442–457.

Lehr, U. (2000). *Psychologie des Alterns*. Wiesbaden: Quell & Meyer.

Lesmeister, R. (2018). Unendlichkeit in der Beziehung zum Anderen. Ein Beitrag zur Ethik in der psychoanalytischen Haltung im Anschluss an Emanuel Lévinas. In B. Unruh, S. Moeslein-Teising & S. Walz-Pawlita (Hrsg.), *Rebellion gegen die Endlichkeit* (S. 19–32). Gießen: Psychosozial-Verlag.

Lessenich, S. (2008). *Die Neuerfindung des Sozialen*. Bielefeld: transcript.

Leupold-Löwenthal, H. (1988). Das Problem der Realität in der Psychoanalyse. In

P. Kutter, R. Páramo-Ortega & P. Zagermann (Hrsg.), *Die psychoanalytische Haltung* (S. 279–301). München u. Wien: Verlag Internationale Psychoanalyse.
Levin, S. (1963). Depressions in the Aged. A Study of the Salient External Factgors. *Geriatrics, 18*(4), 302–307.
Lewin, B. D. (1989). Der Körper als Phallus. *Psyche, 43*(2), 150–170.
Lichtenberg, J. D., Lachmann, F. M. & Fosshage, J. (1992). *Das Selbst und die motivationalen Systeme.* Frankfurt a. M.: Brandes & Apsel.
Lidz, T. (1974 [1968]). *Das menschliche Leben. Bd. 1 und 2.* Frankfurt a. M.: Suhrkamp.
Lifton, R. J. (1979). *The broken connection. On death and the continuity of life.* New York: American Psychiatric Association Publishing.
Lindner, J., Günther, U., Dechert, B. & Benker, H. (2007). Modifizierte psychodynamische Gruppentherapie in der stationären psychosomatischen Rehabilitation. In J. Lindner, G. Angenendt & V. Tschuschke (Hrsg.), *Gruppentherapie in der psychosomatischen Rehabilitation* (S. 109–137). Gießen: Psychosozial-Verlag.
Lindner, J. & Peters, M. (2011). *Psychische Gesundheit im Alter.* Frankfurt a. M.: VAS.
Lindner, R. (2014). Erste Erfahrungen in der aufsuchenden Psychotherapie mit Hochaltrigen. *Psychotherapie im Alter, 11*(2), 199–211.
Lindner, R. (2015). Der suizidale Sterbende. Eine Kasuistik aus Palliativmedizin, Geriatrie und Psychosomatik. *Nervenheilkunde, 34*(6), 441–445.
Lindner, R. (2017). »Wir können nicht vergessen«. Klinische Überlegungen zur Psychotherapie der Demenz. *Psychotherapie im Alter, 14*(3), 329–342.
Lindner, R. (2022). Suizidalität und Sterben. In J. Küchenhoff & M. Teising (Hrsg.), *Sich selbst töten mit Hilfe Anderer* (S. 159–175). Gießen: Psychosozial-Verlag.
Lindner, R., Förster, R. & von Renteln-Kruse, W. (2014). Physical distress and relationship problems. Exploring the psychosocial and intrapsychic world of suicidal geriatric patients. *Z Gerontol Geriat, 47*(6), 502–507.
Lindner, R. & Sandner, M. (2015). Psychotherapie auf der Couch des Patienten. Aufsuchende psychodynamische Psychotherapie bei Hochbetagten. *Psychother Psych Med, 65*(6), 204–212.
Lindner, R. & Vogel, J. (2012). Ich kann nicht sagen »Es geht mir schlecht«. Der Sterbende und die Suizidalität. Eine Kasuistik. *Suizidprophylaxe, 39*(1), 19–23.
Lorenzer, A. (1970). *Sprachzerstörung und Rekonstruktion.* Frankfurt a. M.: Suhrkamp.
Luborsky, L. (1996). *The Symptom-context-method, Symptoms as opportunities in psychotherapy.* Washington, D. C.: American Psychological Association.
Luborsky, L., Docherty, J., Todd, T., Knapp, P., Mirsky, A. & Gottschalk, L. (1975). A context analysis of psychological states prior to petit mal seizures. *J Nerv Ment Dis, 160*(4), 282–298.
Lützenkirchen, A. (2010). *Sucht im Alter. Soziale Arbeit mit alkoholabhängigen Menschen über 60 Jahre.* Lage: Jakobs Verlag.
Luft, H. (2003). Psychoanalyse in reiferen Jahren. *Psyche, 57*(7), 585–611.
Luft, H. (2011). *Gutes Altern.* Frankfurt a. M.: Brandes & Apsel.
Luft, H. (2013). Höheres Alter – Bedrängnisse und kreative Antworten. *Psyche, 67*(7), 597–622.
Maerker, A. (2002). *Alterspsychotherapie und klinische Gerontopsychologie.* Berlin: Springer.
Marggraf, W. (2004). Die Pervertierung des psychoanalytischen Prozesses als Widerstand

gegen Veränderungen. In C. Rohde-Dachser & F. Wellendorf (Hrsg.), *Inszenierungen des Unmöglichen*. Stuttgart: Klett-Cotta.

Martin, M. & Kliegel, M. (2010). *Psychologische Grundlagen der Gerontologie*. 2. Aufl. Stuttgart: Kohlhammer.

Mentzos, S. (1980). *Hysterie*. München: Kindler.

Mertens, W. (2011). Entwicklungsorientierung in der Psychoanalyse. *Psyche, 65*(9/10), 808–831.

Mitric, B. (2006). Ein junger deutscher Therapeut serbischer Abstammung im intergenerationellen Spannungsfeld – die Vergangenheit der Eltern kehrt zurück. *Psychotherapie im Alter, 3*(1), 31–36.

Mitscherlich, A. (1963). *Auf dem Weg zur vaterlosen Gesellschaft*. München: Piper.

Mitscherlich, A. & Mitscherlich, M. (1967). *Die Unfähigkeit zu trauern*. München: Piper.

Mitscherlich, M. (2010). *Die Radikalität des Alters. Einsichten einer Psychoanalytikerin*. Frankfurt a.M.: Fischer.

Modai, I., Munitz, H. & Aizdenberg, D. (1986). Koro in a israeli male. *Br. J. Psychiatry, 149*(4), 503–505.

Modini, M., Joyce, S., Mykletun, A., Christensen, H., Bryant, R.A., Mitchell, P.R. & Harvey, S.B. (2016). The mental health benefits of employment. Results of a systematic meta-review. *Australasian Psychiatry, 24*(4), 331–336.

Mörl, G. (2008). *Die Deutschen – ein slawisches Volk. Die verdrängten Wurzeln einer europäischen Nation*. Norderstedt: Books on Demand.

Mulia, C. (2011). *Kirchliche Altenbildung*. Stuttgart: Kohlhammer.

Muschalla, B. & Linden, M. (2013). *Arbeitsplatzbezogene Ängste und Arbeitsplatzphobie. Phänomenologie, Diagnostik, Behandlung, Sozialmedizin*. Stuttgart: Kohlhammer.

Nave-Herz, R. (1997). Still in the nest. The family and young adults in Germany. *Journal of Family Issues, 18*(6), 671–689.

Neuffer, N. & Rauscher, C. (2017). Depression im Alter: Zentrale Rolle des Hausarztes. *Der Allgemeinarzt, 39*(21), 24–29.

Newton, N.A., Brauer, D., Gutman, D. & Grunes, J. (1991). Psychodynamic therapy with the Aged. In T.L. Brink (Hrsg.), *Clinical Gerontology* (S. 205–229). New York: Routledge.

Noth, I. (Hrsg.). (2014). *Sigmund Freud – Oskar Pfister. Briefwechsel 1909–1939*. Zürich: Theologischer Verlag.

Nyhus, E. & Pons, E. (2005). The effects of personality on earnings. *Journal of Economic Psychology, 26*(3), 363–384.

Ogden, T. (1988). Die projektive Identifikation. *Forum der Psychoanalyse, 4*(1), 1–21.

Ohlmeier, D. (1994). Nazifaschistische Züge in der Sprache heutiger Psychoanalysen. In W. Bohleber & J. Drews (Hrsg.), *»Gift, das du unbewusst eintrinkst ...«. Der Nationalsozialismus und die deutsche Sprache*. Bielefeld: Aisthesis Verlag.

Olivier, C. (1987). *Jokastes Kinder. Die Psyche der Frau im Schatten der Mutter*. Düsseldorf: Claasen.

Ornstein, H.P. & Ornstein, A. (1997). Selbstbehauptung, Ärger, Wut und zerstörerische Aggression:Perspektiven des Behandlungsprozesses. *Psyche, 51*(4), 289–310.

Osgood, C. (1980). The cognitive dynamics of synesthesia and metaphor. In R.P. Honeck & R.R. Hofmann (Hrsg.), *Cognition and figurative language*. (S. 203–238). Hillsdale, NJ: Lawrence Erlbaum Associates.

Paar, G., Bückers, R. & Kriebel, R. (2015a). Sozialmedizin. In G. Schmidt-Ott, S. Wiegandt-

Grefe, C. Jacobi, G. Paar, R. Meermann & F. Lamprecht (Hrsg.), *Rehabilitation in der Psychosomatik* (S. 407–440). 2. Aufl. Stuttgart: Schattauer.

Paar, G., Grohmann, S. & Kriebel, R. (2015b). Medizinische Rehabilitation. In G. Schmidt-Ott, S. Wiegandt-Grefe, C. Jacobi, G. Paar, R. Meermann & F. Lamprecht (Hrsg.), *Rehabilitation in der Psychosomatik* (S. 47–60). 2. Aufl. Stuttgart: Schattauer.

Peters, M. (2004). *Klinische Entwicklungspsychologie des Alters*. Göttingen: Vandenhoeck & Ruprecht.

Peters, M. (2006). *Psychosoziale Beratung und Psychotherapie im Alter*. Göttingen: Vandenhoeck & Ruprecht.

Peters, M. (2007). Narzisstische Persönlichkeitsstörungen im Alter. *Psychotherapie im Alter, 4*(1), 79–85.

Peters, M. (2012). Männer im Übergang in nachberufliche Zeit – Klinische Probleme und therapeutische Möglichkeiten. *Psychotherapie im Alter, 9*(1), 69–85.

Peters, M. (2014). Strukturbezogene Psychotherapie mit hochaltrigen Patienten. *Psychotherapie im Alter, 11*(2), 163–177.

Peters, M. (2015). Ältere Arbeitnehmer in der neuen Arbeitswelt. *Psychotherapie im Alter, 12*(2), 325–339.

Peters, M. (2017). Strukturbezogene Psychotherapie Älterer. Theoretischer Hintergrund und klinische Praxis. *Psychotherapie im Alter, 14*(1), 35–50.

Peters, M. (2019). Bindung im Alter. Entwicklungspsychologische Grundlagen und klinische Anwendung. *Psychodynamische Psychotherapie, 18*(3), 193–211.

Peters, M. (2021). Psychische Erkrankungen bei älteren Patienten. Empirische Befunde zur Theorie sekundärer Strukturdefizite. *Zeitschrift für Psychosomatische Medizin und Psychotherapie, 67*(4), 451–467.

Peters, M. & Lindner, R. (2019). *Psychodynamische Psychotherapie im Alter*. Stuttgart: Kohlhammer.

Piers, G. & Singer, M.B. (1953). *Shame and guilt*. New York: Norton.

Podoll, K., von der Stein, B., Stulmann, W. & Kretzschmar, C. (1992). Übergangsobjekte bei dementen Patienten. *Nervenarzt, 63*(5), 276–280.

Pöldinger, W. (1982). Erkennung und Beurteilung der Suizidalität. In C. Reimer (Hrsg.), *Suizid – Ergebnisse und Therapie* (S. 13–23). Berlin u. Heidelberg: Springer.

Quint, H. (1998). *Die Zwangsneurose aus psychoanalytischer Sicht*. Berlin u. Heidelberg: Springer.

Radebold, H. (1973). Regressive Phänomene im Alter und ihre Bedeutung für die Genese depressiver Erscheinungen. *Z Gerontol, 6*, 409–419.

Radebold, H. (1992). *Psychosomatik und Psychotherapie Älterer*. Berlin, Heidelberg u. New York: Springer.

Radebold, H. (1994). Möglichkeiten und Grenzen. In H. Radebold & R.D. Hirsch (Hrsg.), *Altern und Psychotherapie* (S. 27–34). Bern u.a.: Huber.

Radebold, H. (1995). Eine Psychoanalyse zwischen dem 64. und 69. Lebensjahr. *Psychosozial, 60*(2), 71–78.

Radebold, H. (1997). Altern und Psychoanalyse. *Psychoanalytische Blätter. Bd. 6*. Göttingen u. Zürich: Vandenhoeck & Ruprecht.

Radebold, H. (2000). *Abwesende Väter*. Göttingen: Vandenhoeck & Ruprecht.

Radebold, H. (2001). *Abwesende Väter: Folgen der Kriegskindheit in Psychoanalysen*. Unter Mitarbeit von Hildegard Radebold. Stuttgart: Klett-Cotta.

Radebold, H. (2003). Kriegsbeschädigte Kindheiten der Geburtsjahrgänge 1930–32 bis 1945–48. *Psychosozial, 26*(2), 9–15.

Radebold, H. (2010). Können und sollen Psychoanalytikerinnen und Psychoanalytiker lebenslang behandeln? *Psyche, 64*(2), 97–121.

Radebold, H. (2018). »Endlich« und »Unendlich« – wichtige persönliche und professionelle Sichtweisen? In B. Unruh, S. Moeslein-Teising & S. Walz-Pawlita (Hrsg.), *Rebellion gegen die Endlichkeit* (S. 63–71). Gießen: Psychosozial-Verlag.

Radebold, H. & Schweizer, R. (2001). *Der mühselige Aufbruch – Über Psychoanalyse im Alter*. 2. Aufl. München u. Basel: Reinhardt.

Rauchfleisch, U. (1999). *Außenseiter der Gesellschaft*. Göttingen: Vandenhoeck & Ruprecht.

Rauschenbach, C., Göritz, A. & Hertel, G. (2012). Age Stereotypes about Emotional Resilience at Work. *Educational Gerontologie, 38*(8), 511–519.

Regus (2011). *A global research report amongst businesses assessing take up and attitudes towards flexible working*. Forschungsbericht. Luxemburg: Regus.

Reimer, C. (1981). Zur Problematik der Helfer-Suizidant-Beziehung. In H. Henseler & C. Reimer (Hrsg.), *Selbstmordgefährdung* (S. 1–27). Stuttgart: frommann-holzboog.

Riemann, F. (1961). *Grundformen der Angst. Eine tiefenpsychologische Studie*. München u. Basel: Reinhardt.

Riemann, F. (1964). Die Struktur des Analytikers und ihr Einfluss auf den Behandlungsverlauf. In K.H. Mandel (Hrsg.), *Grundformen helfender Partnerschaft* (S. 121–145). München: Pfeiffer.

Rohde-Dachser, C. (1986). Ringen um Empathie. Ein Interpretationsversuch masochistischer Inszenierungen. *Forum Psychoanal, 2*(1), 44–58.

Rosa, H. (2005). *Beschleunigung. Die Veränderung der Zeitstrukturen in der Moderne*. Frankfurt a.M.: Suhrkamp.

Rosenbach, F. & Richter, M. (2013). Depression als gesellschaftliche Erkrankung. *Psychotherapie im Dialog, 13*(3), 85–88.

Rosenthal, M., Stelian, J., Wagner, J. & Berkman, P. (1999). Diogenes Syndrome and hoarding in the elderly: case reports. *Isr J. Psychiatry Relat Sci, 36*(1), 29–34.

Rothermund, E., von Wietersheim, J. & Balint, E.M. (2018). Selbst-Etikett Burnout? – Das diagnostische Spektrum dahinter. *PiD – Psychotherapie im Dialog, 19*(3), 34–37.

Rothermund, K. & Mayer, A.K. (2009). *Altersdiskriminierung*. Stuttgart: Kohlhammer.

Rudolf, G. (2006). *Strukturbezogene Psychotherapie*. Stuttgart: Schattauer.

Ruff, W. (2017). *Perspektivwechsel in Psychoanalyse und Religion. Reflexionen über ethische Fragen und Weltanschauungen*. Gießen: Psychosozial-Verlag.

Ruprecht-Schampera, U. (1997). Das Konzept der »frühen Triangulierung« als Schlüssel zu einem einheitlichen Modell der Hysterie. *Psyche, 51*(7), 637–664.

Sachse, U. (1995). Die Psychodynamik der Borderlinepersönlichkeitsstörung als Traumafolge. *Forum der Psychoanalyse, 11*(1), 50–61.

Samuels, J.F., Eaton, W.W., Bienvenu, O.J., Brown, C.H., Costa, P.T. & Nestadt, G. (2002). Prevalence and correlates of personality disorders in a community sample. *British J of Personality, 1*(80), 536–542.

Sandler, J. (1976). Gegenübertragung und Bereitschaft zur Rollenübernahme. *Psyche, 30*(4), 297–305.

Schachter, J.S. & Hugh, T.B. (1968). Transference und Countertransference in interracial analyses. *J Am Psychoanal Asscoc, 16*(4), 792–808.

Schachtner, C. (1988). *Störfall Alter*. Frankfurt a.M.: Fischer.

Schaub, R.T. & Linden, M. (2000). Epidemiologische Befunde zu Angst im Altern In C. Kretzschmar (Hrsg.), *Angst – Sucht – Anpassungsstörungen im Alter* (S. 24–41). Düsseldorf: Schriftenreihe der DGGPP.

Schepank, H. (1987). *Psychogene Erkrankungen in der Stadtbevölkerung. Eine epidemiologisch-tiefenpsychologische Feldstudie in Mannheim*. Berlin, Heidelberg u. New York: Springer.

Schief, S. (2004). *Beschäftigungsquoten, Arbeitszeiten und Arbeitsvolumina in der Europäischen Union, der Schweiz und Norwegen*. Berlin: Bundesministerium für Familie, Senioren Frauen und Jugend.

Schilder, P. (1935). *The image and appearance of the human body*. London: Keagan.

Schirrmacher, F. (2004). *Das Methusalem-Komplott*. München: Karl Blessing Verlag.

Schlesinger-Kipp, G. (2012). *Kindheit im Krieg und Nationalsozialismus*. Gießen: Psychosozial-Verlag.

Schmidt, M.G. (2003). Inszenieren, Erinnern, Erzählen – Zur Abfolge der therapeutischen Veränderung. *Psyche, 57*(9/10), 889–901.

Schmidtbauer, W. (1992 [1977]). *Die hilflosen Helfer*. 22. Aufl. Reinbek bei Hamburg: Rowohlt.

Schmidt-Koddenberg, A. (1989). *Akkulturation von Migrantinnen*. Opladen: Leske + Budrich.

Schmitt, E. (2013). Altersbilder als Determinanten für Selbstwahrnehmung und Verhalten älterer Menschen. *Psychotherapie im Alter, 10*(2), 267–278.

Schneider, K. (1943). *Die psychopatischen Persönlichkeiten*. Wien: Deuticke.

Schneider, K. (2007 [1938]). *Klinische Psychopathologie*. 15. Aufl. Stuttgart: Thieme.

Schönknecht, P., Pantel, J. & Tränkner, A. (2021). Depression. In J. Pantel, C. Bollheimer, A. Kruse, J. Schröder, C. Sieber & V.A. Tesky (Hrsg.), *Praxishandbuch Altersmedizin. Geriatrie – Gerontopsychiatrie – Gerontologie* (S. 370–391). Stuttgart: Kohlhammer.

Schrader, C. (2017). Warum ist die MBT für Psychotherapie im Alter besonders interessant? *Psychotherapie im Alter, 14*(1), 51–64.

Schultz-Venrath, U. (2013). *Lehrbuch Mentalisieren*. Stuttgart: Klett-Cotta.

Schur, M. (1973). *Sigmund Freud: Leben und Sterben*. Frankfurt a.M.: Suhrkamp.

Schwaber, E. (1981). Empathy: a mode of listening. *Psychoanalytivc Inquiry, 1*, 357–392.

Seneca (2006). *Von der Kürze des Lebens*. München: dtv, C.H.Beck.

Sennett, R. (1998). *Der flexible Mensch*. Berlin: Siedler.

Shaked, J. (1999). Die Zeit in Übertragung und Gegenübertragung. *Werkblatt, 43*(2), 3–24.

Shaked, J. (2011). *Ein Leben im Zeichen der Psychoanalyse*. Gießen: Psychosozial-Verlag.

Shapiro, D. (1991). *Neurotische Stile*. Göttingen: Vandenhoeck & Ruprecht.

Siegrist, J. (1996). Adverse Health Effects of High-Effort/Low-Reward Conditions. *Journal of Occupational Health Psychology, 1*(1), 27–41.

Siegrist, J. (2014). Stress am Arbeitsplatz – Einflussfaktoren, Auswirkungen und Modelle. In R. Pieper & K.H. Lang (Hrsg.), *Sicherheitswissenschaftliches Kolloquium Bd. 9* (S. 73–79). Wuppertal: ASER-Forschungsbericht Eigenverlag.

Siegrist, J. & Siegrist, K. (2014). Stresstheoretische Modelle arbeitsbedingter Erkrankungen. In P. Angerer, J. Glaser, D. Letzel, H. Nowak, P. Gündel, C. Henningsen & C. Lahmann (Hrsg.), *Psychische und psychosomatische Gesundheit in der Arbeit* (S. 64–73). Landsberg: Ecomed. Medizin.

Sies, C. & Nestler, V. (1992). Soll und Haben. Die Wechseljahre zwischen Illusion und Wirklichkeit. *Psyche, 47*(4), 366–387.

Soeder, M. (1989). Abhängigkeit und Sucht. In D. Platt (Hrsg.), *Handbuch der Gerontologie Bd. 5: Neurologie, Psychiatrie.* Stuttgart: Fischer.

Speckens, A.E.M., Heeren, T.J. & Roijmanns, H.G.M. (1991). Alcohol abuse amoung elderly patients in a general hospital as identified by the Munich Alcoholism Test. *Acta Psychiatrica Scandinavia, 83*(6), 460–462.

Spiegel, D. & Cardena, E. (1991). Desintegrated experience: the dissociative Disorder revisited. *J. Abnorm. Psychol., 100*(3), 366–378.

Spitz, R.E. (1965). *The first year of life.* New York: International Universities Press.

Sterba, R. (1934). The fate of the ego in the analytic therapy. *International Journal of Psycho-Analysis, 15*(1), 117–126.

Stettes, O. (2009). Altersbilder in deutschen Industrieunternehmen und Personalpolitik für ältere Beschäftigte. *IW-Trends, 4,* 31–46.

Stolorow, R.J. (1975). Die narzisstische Funktion des Masochismus (und Sadismus). In H. Grünert (Hrsg.). (1981), *Leiden am Selbst. Zum Phänomen des des Masochismus* (S. 94–111). München: Kindler.

Subkowski, P. (2009). Perversion und Suchtentwicklung In K.W. Bilitza (Hrsg.), *Psychodynamik der Sucht* (S. 91–102). Göttingen: Vandenhoeck & Ruprecht.

Sverke, M., Hellgern, J. & Näswall, B. (2002). No security: A meta-analysis and review of job insecurity and it consequences. *Journal of Occupational Health Psychology, 7*(3), 242–264.

Teising, M. (1992). *Alt und lebensmüde.* München u. Basel: Reinhardt.

Teising, M. (1994). Psychoanalytische Überlegungen zur Suizidalität im höherem Lebensalter. *Suizidprophylaxe, 42*(1), 34–38.

Teising, M. (2018). Illusion der Unendlichkeit und Anerkennung der »Restlaufzeit«. In B. Unruh, S. Moeslein-Teising & S. Walz-Pawlita (Hrsg.), *Rebellion gegen die Endlichkeit* (S. 187–198). Gießen: Psychosozial-Verlag.

Theweleit, K. (1985). *Männerphantasien Bd. 1 und Bd. 2.* Basel u. Frankfurt a.M.: Stroemfeld Verlag Roter Stern.

Thimm, C. (2000). *Alter – Sprache – Geschlecht. Sprach- und kommunikationswissenschaftliche Perspektiven auf das höhere Lebensalter.* Frankfurt a.M.: Campus.

Thomae, H. (1987a). Gerontologische Langzeitstudien. Ziele – Möglichkeiten – Grenzen. In U. Lehr & H. Thomae (Hrsg.), *Formen des seelischen Alterns* (S. 1–6). Stuttgart: Enke.

Thomae, H. (1987b). Altersformen. Wege zu ihrer methodologischen und begrifflichen Erfassung. In U. Lehr & H. Thomae (Hrsg.), *Formen seelischen Alterns* (S. 173–195). Stuttgart: Enke.

Thomae, H. (1996). *Das Individuum und seine Welt.* Göttingen: Hogrefe.

Thomae, H. (1998). Probleme der Konzeptualisierung von Altersformen. In A. Kruse (Hrsg.), *Psychosoziale Gerontologie Bd. I: Grundlagen* (S. 35–50). Göttingen: Hogrefe.

Thomä, H. & Kächele, H. (1985). *Lehrbuch der psychoanalytischen Therapie. Bd. 1.: Grundlagen.* Berlin: Springer.

Tomkins, S. (1980). Affect as amplification. Some modifications in theory. In R. Plutchik & H. Kellerman (Hrsg.), *Emotion: Theory research and experience. Vol. I Theories of emotion* (S. 141–164). New York: Academic Press.

Tress, W. (1986). Die positive frühkindliche Bezugsperson. Der Schutz vor psychogenen Erkrankungen. *Psychother. Psychosom. Med. Psychol., 36*(2), 51–57.

Trilling, A. & Peters, M. (2005). Gruppenangebote für ältere Menschen. *Psychotherapie im Alter, 2*(1), 45–57.

Tschuschke, V. (2004). Gruppenpsychotherapie. Die unbekannte und benachteiligte psychotherapeutische Behandlungsform. *Psychotherapeut, 49*(2), 101–109.

Tüschen, R. & Gruber, P. (2007). Vater Rhein sollte sie erlösen – Suizidale Phantasien als Schlüssel zur Persönlichkeit. *Psychotherapie im Alter, 1*(4), 69–78.

Tyrer, P. (1988). *Personality disorders: Diagnosis, Management and Course.* London: Wright.

Ullrich, P. (2011). *Alte Psychoanalytiker/innen. Berufstätigkeit und Berufsausstieg von Therapeut/innen im Alter. Qualitative und Quantitative Zugänge.* Dissertation zur Erlangung des medizinischen Grades Dr. med. an der Medizinischen Fakultät der Universität Leipzig.

van Asche, L., Luyten, P., Brussaerts, R., Persoons, P., van de Ven, L. & Vandenbulcke, M. (2013). Attachement in old age: Theoretical assumptions, empirical findings, and implications for clinical practice. *Clincal Psychology Review, 33*(1), 67–81.

van Bero, P.C.J. (1897). Koro: eine eigentümliche Zwangsvorstellung. *Alg. Z. Psychiat, 53*(2), 569–573.

van de Pol, W.H. (1967). *Das Ende des konventionellen Christentums.* Wien, Freiburg u. Basel: Herder.

Vandieken, R. (2005). Zur Psychosomatik und Psychotherapie von Störungen im Alterungsprozess. *Neurogeriatrie, 2*(4), 185–190.

Verwoerdt, A., Pfeiffer, E. & Wang, H.S. (1969). Sexual behavior in senescence II. Changes in sexual activity and interest of aging men and women. *J Geriatrics, 24*(2), 137–154.

Volkan, V. (2000). Gruppenidentität und auserwähltes Trauma. *Psyche, 54*(9–10), 931–951.

Volkan, V. (2002). Nach der Vertreibung. In A.M. Schlösser & A. Gerlach (Hrsg.), *Gewalt und Zivilisation. Erklärungsversuche und Deutungen* (S. 183–212). Gießen: Psychosozial-Verlag.

von der Stein, B. (2003). Charakteristische Abwehrformen bei Kindern von Flüchtlingen aus den ehemaligen deutschen Ostgebieten. *Psychosozial, 26*(2), 67–72.

von der Stein, B. (2005). Analytisch orientierte Gruppentherapie bei älteren Patienten multikultureller Herkunft. *Psychotherapie im Alter, 2*(1), 71–88.

von der Stein, B. (2007). Aggressive alte Männer – Zwischen Persönlichkeitsstörung, Naziideologie, Narzißmus und Identitätsdiffusion. *Psychotherapie im Alter, 1*(4), 55–68.

von der Stein, B. (2008). Paranoid-schizoide Aspekte von Spiritualität bei gläubigen Christen. *Psychotherapie im Alter, 1*(5), 47–60.

von der Stein, B. (2014). Dann lass ich uns eine Polin kommen. In I. Fooken & G. Heuft (Hrsg.), *Das späte Echo von Kriegskindheiten.* Göttingen: Vandenhoeck & Ruprecht.

von der Stein, B. (2015). Wenn aus Funktionslust Funktionslast wird. *Psychotherapie im Alter, 12*(2), 357–366.

von der Stein, B. (2017). Geschichtsvergessenheit. Ein Fallstrick in der Therapie mit Älteren. *Psychotherapie im Alter, 14*(3), 303–315.

von der Stein, B. (2021a). Der Charakter des genügend guten psychodynamischen Psychotherapeuten für Ältere. *Psychotherapie im Alter, 18*(2), 179–190.

von der Stein, B. (2021b). Facetten des Erbens. *Psychotherapie im Alter, 18*(4), 385–388.

von der Stein, B. (2022). Ceausescu lässt grüßen. Irrungen und Wirrungen bei professionellen Helfern und bei einer Patientin mit passager psychotischer Krankheitsverarbeitung einer Chorea-Huntington. *Psychotherapie im Alter, 19*(3), 329–347.

von der Stein, B. & Kipp, J. (2008). Maria hat geholfen. Rückfall ins Mittelalter oder Therapiechance? *Psychotherapie im Alter, 1*(5), 61–72.

von der Stein, B. & Kipp, J. (2011). Der Tod kommt sicher und ist doch unbestimmt. *Psychotherapie im Alter, 8*(4), 515–525.

Voß, G.G. (2011). Strukturwandel der Arbeit. In R. Haubl & G.G. Voß (Hrsg.), *Riskante Arbeitswelt im Spiegel der Supervision* (S. 51–57). Göttingen: Vandenhoeck & Ruprecht.

Wallraff, G. (2014). *Die Lastenträger. Arbeit im freien Fall – flexibel schuften ohne Perspektive*. Köln: Kiepenheuer & Witsch.

Warsitz, R. (2014). Psychose. In W. Mertens (Hrsg.), *Handbuch psychoanalytischer Grundbegriffe* (S. 775–781). Stuttgart: Kohlhammer.

Wedler, H. (2012). Selbstbestimmtes Sterben nur eine Utopie? *Psychotherapie im Alter, 11*(1), 11–26.

Wegner, G. (2013). Von der Mortalität zur Natalität. Religiöse Altersbilder unter Veränderungsdruck. *Psychotherapie im Alter, 10*(2), 203–217.

Weik, S. (2002). Auszug aus dem Elternhaus, Heirat und Elternschaft werden zunehmend aufgeschoben. *Informationsdienst Soziale Indikatoren, 27*(1), 11–24.

Weiß, H. (2003). Zeiterfahrung und depressive Position. *Psyche, 57*(9/10), 857–873.

Weiß, H. (2004). Pathologische Hoffnung und allwissende Verzweiflung – Zur Rolle von Zeitlosigkeit in Borderline-Glaubenssystemen. In A. Gerlach, A.M. Schlösser & A. Springer (Hrsg.), *Psychoanalyse des Glaubens* (S. 159–174). Gießen: Psychosozial-Verlag.

Weizsäcker, V. von (1933). Körpergeschehen und Neurose. Analytische Studie über somatische Symptombildung. In ders. (1986), *Gesammelte Schriften, Bd. 6* (S. 119–138). Frankfurt a.M.: Suhrkamp.

Wellendorf, F. (2000). Die Zeit der Psychoanalyse und die Psychoanalyse der Zeit. *Forum der Psychoanalyse 16*(3), 189–203.

Wenglein, F. (Hrsg.). (1997). *Das dritte Lebensalter. Psychodynamik und Psychotherapie bei älteren Menschen.* Göttingen: Vandenhoeck & Ruprecht.

Williams, A. & Giles, H. (1996). Intergenerational conversation: Young adults' retrospective accounts. *Human Communication Research, 23*(2), 220–250.

Windel, K. (2004). Schuldfragen und Schuldzuschreibungen mit Bezug zur Jugend im Dritten Reich. In H. Radebold (Hrsg.), *Kindheiten im II. Weltkrieg und ihre Folgen.* Gießen: Psychosozial-Verlag.

Winnicott, D.W. (1953). Transitional objects and transitional phenomena. *Int J Psychoanal,* 34, 89–97. [Dt. 1969: Übergangsobjekte und Übergangsphänomene. *Psyche, 23*(9), 666–682.]

Winnicott, D.W. (1971). *Vom Spiel zur Kreativität*. Stuttgart: Klett.

Winnicott, D.W. (1984 [1958]). Die Fähigkeit zum Alleinsein. In ders., *Reifungsprozesse und fördernde Umwelt* (S. 36–46). 3. Aufl. Gießen: Psychosozial-Verlag.

Wolf, E.S. (1996). *Theorie und Praxis der psychoanalytischen Selbstpsychologie.* Frankfurt a.M.: Suhrkamp.

Wolter, D.K. (2011). *Sucht im Alter – Altern und Sucht.* Stuttgart: Kohlhammer.

Wolter, D.K. (2012). Sucht im Alter. *Psychotherapie im Alter, 9*(2), 161–180.

Wurmser, L. (2005). »Das Auge ist's, was Taten verwandelt. Das neugeborene Auge verwandelt die alte Tat«. Einige Überlegungen zum Thema psychoanalytische Identität und Zeit. *Forum der Psychoanalyse, 16*, 130–141.

Yalom, I.D. (1996). *Theorie und Praxis in der Gruppenpsychotherapie.* München: Pfeiffer.

Yalom, I.D. (2008). *In die Sonne sehen. Wie man die Angst vor dem Tod überwindet.* München: dtb.

Yap, P.M. (1965). Koro in a Briton. *Br J Psychiatry, 111*(477), 774–775.

Zwiebel, R. (1992). *Der Schlaf des Analytikers.* Stuttgart: Verlag internationale Analyse.

Zwierzanska, M.M. (2011). Alter und generatives Verhalten am Arbeitsplatz. In J. Lindner & M. Peters (Hrsg.), *Psychische Gesundheit im Alter* (S. 115–135). Frankfurt a.M.: VAS.

Hariet Kirschner, Simon Forstmeier, Bernhard Strauß

Das Lebensrückblickgespräch

Hintergründe, Wirkungsweise und praktische Anleitung

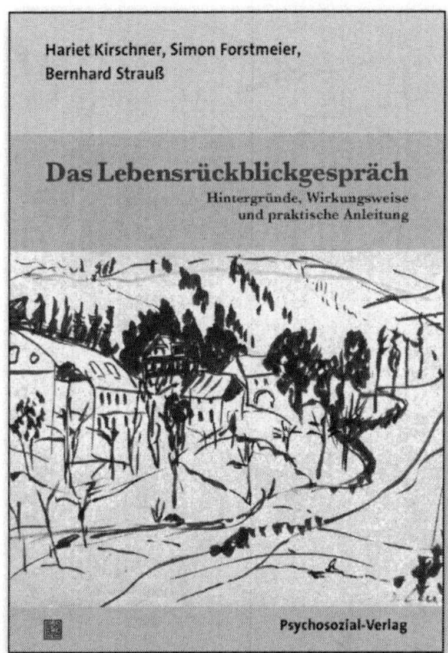

2022 · 145 Seiten · Broschur
ISBN 978-3-8379-3195-2

Lebensrückblickinterventionen führen nachweislich zur Verbesserung psychischer und physischer Gesundheit. Die Autor*innen geben einen Einblick in die unterschiedlichen Formen lebensgeschichtlichen Erzählens und stellen das Erinnern und Erzählen in seinen Funktionen als hilfreich und wirkungsvoll für die psychosoziale Entwicklungsaufgabe im Alter vor. Die wirksamkeitsgeprüfte Methode des Lebensrückblicks lässt sich schnell erlernen und mithilfe eines Gesprächsleitfadens im Alltag oder in der Arbeit mit älteren und alten Menschen konkret anwenden. Die Autor*innen stellen begleitend Studienergebnisse vor und zeigen mögliche Anwendungsfelder der Lebensrückblickintervention auf.

Marie-Luise Hermann

War das schon alles?

Babyboomer jenseits der Lebensmitte

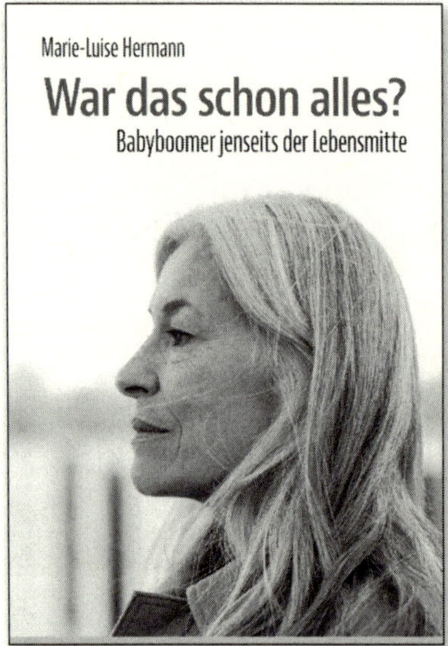

2022 · 172 Seiten · Broschur
ISBN 978-3-8379-3221-8

Mit hohen Erwartungen gestartet und oft auf enttäuschende Realitäten gestoßen: Die Babyboomer stehen mitten im Leben vor tausend Fragen, anspruchsvollen Mehrfachaufgaben und von allen Seiten unter Druck. Als ältere Arbeitnehmende oder frisch in Rente sowie in Ablösung von alten Eltern und erwachsenen Kindern beschäftigen sie nicht nur die Krisen des Alterns. Ihre Lebensentwürfe sind von Brüchen, Neuanfängen und Patchwork geprägt.

Obwohl die Generation der Babyboomer quantitativ so stark vertreten ist, wurde ihre Befindlichkeit bisher weder sozialpsychologisch noch psychotherapeutisch fundiert beleuchtet. Auch die psychoanalytische Entwicklungspsychologie geht unausgesprochen nur von *einem* Erwachsenenalter aus. Die therapeutische Erfahrung zeigt allerdings etwas anderes. Bereits ab der Lebensmitte kündigen sich die Entwicklungsaufgaben des Älterwerdens deutlich an. Sie führen häufig zu Sinn- und Lebenskrisen, in denen bisherige Bewältigungsmechanismen nicht mehr funktionieren.

Marie-Luise Hermann hat sich diesen Lebensmitte-Themen gestellt. Sie zeigt Wege der Selbstreflexion im »Mittendrin« auf, um die zweite Lebenshälfte als Chance zu erkennen und die Kraft verschütteter Wünsche freizusetzen.